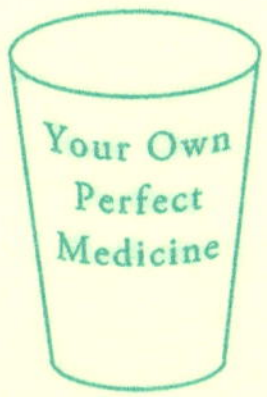

あなた自身がつくりだす究極の良薬

尿療法バイブル

マーサ・クリスティ　佐藤雅彦❖訳

論創社

目次

凡　例

一、原則として、原文中のボールド体（太字）はすべてゴシック体で表わした。
二、＊つきの注は訳注を示す。
三、本書で引用されている文献等については本文中に出典を記したものもあるが、（　）で脚注番号をつけ、巻末の「参考・引用文献」で原タイトル・出典を確認できるようにした。
四、巻末に補足解説「ホメオパシーとは何か」を付した。

尿療法革命——あなた自身がつくりだす究極の良薬

第一章　告白——我が難病の半生と、尿療法で命びろいするまで

これから素晴らしい治療力をそなえた天然の良薬のお話をしたいと思います。実はそれは、私たちが自分で知らぬうちにつくりだしているものです。しかしすでにそれは、「人類がこれまでに出会ったなかで、最も強力な天然薬物のひとつ」であると現代医学でも証明されているのです。

天然の生薬（しょうやく）を使った治療法は世間にいろいろと出まわっていますが、その多くは、お金がかかったり、専門医の処方が必要だったり、なかなか手に入らなかったり、利用できる時期が限られていたりと、やっかいな問題がつきまとっています。でも、これから紹介する「あなたの（そして私の）内なる究極の良薬」は、これらの問題とはまったく無縁です。つまり、タダで手に入り、医者いらずで、いつでも無尽蔵に利用でき、なおかつ効果は抜群という、素晴らしい生薬なのです。

この〝天然の良薬〟の効き目について広範な医学的研究が行なわれ、数多くの知見が現われてきましたが、一般の人々に対して、これまでそうした知識がまとまった形で発表されたことは一度もありませんでした。けれども運良くこの療法のことを耳にして、それを実際に試した人は、みんな次のような事実を実感することになったのでした。つまりこの〝天然の良薬〟が、たいていは驚くほどの治療効果を発揮し、**さまざまな治療がすべて失敗して絶望的な状況におちいった病気にも効き目がある**、という事実を……。

本書は、この素晴らしい天然療法を試み、その結果、膨大な種類の〝ありふれた病気〟と、そればかりか最も悲惨な難病をも治すことができた、二〇世紀の医者と医学研究者と何百人もの患者たちの実践の記録です。「自家製の完全な薬（パーフェクト・メディシン）」と呼ぶほかない天然のヒーリング物質についての、語られざる秘密を世に出すのが本書の目的なのです。

＊

実は私自身、子供のころから数々の慢性病で苦しんできました。それをどうにか治したいとあらゆる努力を重ねてきた末に、ほとんど知られていないこの天然療法に出会い、救われた経験者なのです。私と同じ苦しみを今もかかえて生きている人は、世の中に数知れずいると思います。慢性であるがゆえに、苦しみがいつまでもだらだらと続き、しかも月日がたつにつれて徐々に身体が蝕（むしば）まれ、心まで荒（すさ）んでいくという恐るべき病苦。なのに従来の治療法では全然効き目がなく、私から仕事をする力をうばい、人生を楽しむことすら不可能にしてしまった病苦。そうしたものが次から次へと私を襲い、打ちのめしてきたのです。

幼いころの私は、ごくふつうの子供だったと思います。麻疹（はしか）、流行性耳下腺炎（おたふくかぜ）、水痘、風邪など人なみの病気はいちおう経験しましたし、よく遊び、そしてよく学び、「もうちょっと大きくなってお姉さんになったら、恋もしたいしスポーツもがんばるぞ」と、ほんとうに人なみの希望を抱いていたのです。結局これは、ただの〝夢〟で終わってしまったのですが……。

悲劇は一二歳の時に始まりました。緑がまぶしい七月の朝、私は奇妙な感じにおどろいて目が覚めました。見わたすと、まわりは血だらけで、私は文字どおり、マットレスのど真ん中にできた〝血の海〟に深々と漬かっていたのです。ぎょっとしてはね起きベッドから飛びだしたのですが、お腹全体が痛くて思わず身をよじり、凄惨な現場を見ながらぶるぶると震えていました。

私の悲鳴を聞いて母が血相を変えて駆けつけてきました。が、それがどういう状況なのかすぐ理解して、私に言いました。「大丈夫、心配することはないの。これは女の子にとって、当たり前のことなのよ」。そう、出血と腹痛の正体は、初潮でした。でも、これは「当たり前」の初潮ではありませんでした。女の子が大人の女になっていく際に必ず通過せねばならない関門、そして月に一度の〝月経（メンス）〟の最初の訪れとしての初潮……。「当たり前」の初潮とは、そういうものでしょう。でも私が経験したのは、その後三〇年ちかくも続いていくことになる悪夢の前ぶれだったのです。母も私も、この〝出血事件〟がそういう悲惨な人生の到来を告げる〝前奏曲〟だったなんて、この時には想像すらできなかったのです。

その後の私のメンスは、毎度例外なく悲惨をきわめました。かかりつけの診療所のベッドの中か、大病院の緊急処置室で、大量の真っ赤な血と黒い血の塊をとめどなく垂れ流しながら、あまりの痛さに泣き叫ぶ事態が、月に一度かならず訪れてくることになったのです。

月に一度の〝地獄の季節〟が訪れるようになって、何か月かのあいだは、母が私を町じゅうの医者に連れていったものでした。でも治療なんて到底おぼつかず、結局かかりつけの医者に毎度「デメロール」や「ダルボン」といった鎮痛剤を注射してもらい、阿片が原料の鎮痛催眠薬「コデイン」（肉体的・精神的な依存性＝麻薬中毒の副作用がある）を一瓶まるごと渡されて、これを家に持って帰って八日から一〇日間も無頓着に飲み続け、そのうち再び次の〝地獄（メンス）〟がやってくる、というのが、習慣となりました。こうした麻薬まがいの鎮痛剤に頼る生活が、月経と同様に規則正しく、その後二〇年間ほど続きました。

一〇代の頃は、毎日ただ寝起きするだけで精一杯でした。学校に行くなんて私にとっては一大事件で、行けば行ったで完全に消耗してしまうのが関の山だったのです。私の青春時代はまったく生気のないもので、家族や友だちとは全然ちがう生き方を強いられたわけでした。体力がなかったために年がら年じゅう風邪をひき、体の底から寒気がして、いつも震えていたものでした。夏まっさかりの暑いさなかも……。

一四歳のころには慢性の激しい痛みと猛烈な疲労感に完全にうちのめされて、ふつうの生活なんて到底できなくなっていました。虚脱状態のなかで入院を余儀なくされ、何か月も休学する羽目になったのです。こうして入院先であらゆる医学検査を受け、さまざまな医者や専門家の診察を受けたのですが、誰ひとり私の病気の正体を突きとめることはできませんでした。

何週間も入院静養したのち、私は復学しました。ハイスクール生活は、かかりつけの医者が好んで出しつづけた大量の「コデイン」その他の鎮痛剤の助けをかりて、なんとか終えることができました。でも親元から離れてカレッジに通うようになると、出血と極度の疲労と痛みと胃腸の不具合がますます悪化して、外出することも学生としての日課をこなすこともできなくなったのです。

その後は何年も「デメロール」注射と「コデイン」の服用、それに医者が私の月経困難のために特別にアレンジした数々の〝新顔〟の鎮痛剤や医薬品で、日々の苦しさをごまかす生活が続きました。

一八歳から三〇歳までのあいだに私が罹(かか)った病気をならべ挙げると、まるで〝難病博物館〟みたいになってしまいます。でもとにかく、医者がこの時期に下した診断名を列挙しておきましょう――「骨盤炎」「潰瘍性大腸炎」「クローン病」（下痢・発熱・痙攣(けいれん)性の腹痛・体重減少を伴う原因不明の亜急性慢性腸炎）「慢性疲労症候群」（ＣＦＳ）「橋本病」（甲状腺を侵す自己免疫病の一種）「単核細胞症」等々……。

それだけではありません。腎臓に重症の慢性感染症をわずらっていましたし、二回も流産を繰り返しました。それに慢性の膀胱(ぼうこう)炎に加え、副腎機能の低下にともなって皮膚や口内は重症のカンジダ症でやられ、何年にもわたって抗生物質を処方されたせいで重症の中耳炎と副鼻腔(びくう)炎にも罹っていました。おまけに食物アレルギーと化学物質アレルギーにもひどく悩まされるようになり、極度の食物アレルギーでほとんど何も食べられなくなったほどです。なんとか体重だけは減らさないよう努力したのですが、これは裏目にでて、体が重くなったぶんだけ、さまざまな健康障害による苦しみも増したのです。

当時私が服用していたクスリの瓶(びん)を一か所に積み上げたら、きっと小さな埋め立て地が誕生していたでしょう。それぐらい大量に、まさに浴びるほどクスリを飲んだのに、私を苦しめていた数多(あまた)の病気や健康障害は、どれひとつとして解決しませんでした。それどころか病苦はますます増長していったのです。もはや私は、単なる〝病気の歩く展示場〃になりさがってしまった……。最悪だったのは、どんなにたくさんのクスリを試してもことごとく失敗に終わり、医者に通うたびに病気がますますひどくなるという、まさに処置なしの状況におちいったことでした。

問題はそれだけじゃない。クスリの副作用が大変でした。医者は「副作用がでている」と診断すると、それを打ち消すために別のクスリを処方する。そんなことばかりがくり返され、そのたびごとに私に新しいクスリが当てがわれる。私はあっちのクスリからこっちのクスリへと次々に打ち飛ばされるピンポン玉みたいなものだったのです。

しかし三〇歳を迎えるころには、幸いにも自然療法を求めていくという社会運動が世間に広まりだしていました。私は藁をも縋る思いで、知りえた自然療法をかたっぱしから試しはじめたのです。アデル・デイヴィス式の栄養療法、メガビタミン療法、鍼灸、カイロプラクティック、ありとあらゆるハーブ製品、クスリを使わぬ自然療法、等々……。

それから二年ほどのあいだに、長年続いてきた慢性膀胱炎はすっかり解消し、月経時のものすごい痛みと出血も激減しました。潰瘍性大腸炎にも改善が見られ、副鼻腔炎も解消したのです。私は体の底から感じていました。少しずつ着実に体力と健康をとりもどしはじめていると……。人なみの「元気」というものが確実に回復してきている。それもクスリをまったく使わずに……。そして三四歳で妊娠。それまではすべて流産だったのですが、今回は、最も危険な最初の三か月を無事に〝通過〟することができ、「やった！　最後の難関を突破したわ」と、すっかり安心していたのです。

私は有頂天になっていた。体がまだ本調子になっていないことは、ちょっと考えればわかったはずなのに……。そういう状態で妊娠すれば一体どうなるかを見落としていたのです。慎重のうえに慎重を重ねて、出産を準備しました。でもそれは、緊急手術が必要となるほどの命がけの大難産となったのです。

私は長年続いてきた猛烈な病苦を乗りこえて、ようやく出産までこぎつけた。でも出産してから思い知ったのです。それまでの苦しみは〝子供の遊び〟みたいなものだったと……。難産ののち重い合併症が私を襲ったのです。一難去ってまた一難。私は再び凄まじい病苦の〝地獄〟に投げ込まれたのです。

子供を産んでからも、数か月間は、産婦人科の先生を悩ませることになりました。お腹の激痛とひどい膀胱炎が絶え間なく続き、月経痛も再び途方もないものに一変してしまったのです。自然療法は一時的な効果を上げたにすぎなかった……。妊娠前には効き目があったし、その効果は持続していた。なのに、妊娠によってどういうわけか、それまでの自然療法は力を失ってしまったようなのです。

私はもう必死になって、思いつくかぎりの医学検査を受けました。が、結果はすべて「異常なし」。ところが体調はますます悪くなるばかり。懇意の医者は、私が診療所に〝出現〟するたびに尻ごみしてしまい、「痛みに関して思い当たるふしは見当たりません。あなたの思い込みによるものですから大丈夫。ご安心なさい」と気休めを言って私を追い返すだけ。結局、町じゅうのどの医者も、私の訴えに適切な対応をすることがまったくできなかった……。それで仕方なく〝泣き寝入り〟を決めこんだわけですが、出産からほぼ二年後の、ある暑い夏の日、ついにそれさえも不可能になってしまったのです。

その日、突然すさまじい激痛が私を襲ってきました。私は居間で息子と遊んでいたのですが、痛さのあまり、悲鳴を上げて倒れこんでしまった。二歳になったばかりの赤ん坊にとって、これは恐ろしい光景だったでしょう。息子はおびえていました。私は文字どおり、電話のところまでどうにか這(は)っていき、夫を呼び出し、夫の車に乗せられて、猛スピードでかかりつけの医院に運びこまれたのです。ところが何たることか。我が医者は舌うちしながら、非難めいた口調でこう言ったのです。「そんなに悪いはず、ないんですけどねぇ。このあいだの検査でも〝合格〟だったわけですし……」。そういって私をなだめようとするばかり……。

彼はお決まりの「コデイン」――あの阿片由来の痛みどめ！――を処方して私を追い返した。で、その四八時間後には、私は救急車で病院の手術室（オペ）に運びこまれていた。お腹を開けてみたら、子宮にいくつも腫瘍（しゅよう）ができていて、それが破裂していた……。

数日後、あの医者が、おぼつかぬ足どりで私の病室にやってきました。私をなだめようと無理やりに笑顔を作っているのですが、それがガチガチにこわばっている……。「あ〜」と勿体（もったい）をつけて、彼は切り出しました。「こんなことになるなんて、実に我々は、予想だにできなかったことでして……、あなたの卵巣はものすごい状態に……グレープフルーツほどの大きさにまで腫れ上がっていました。だから痛いのはごもっとものことでした。私どもがお役に立てぬままでいたことは、誠に遺憾（いかん）であります。でも、検査で何も見つからなかったのは事実なのですから……。ああ、それから、病理学者の調査で、あなたの右側の卵巣に若干の子宮内膜症が見つかったことを、お伝えしておきます。」

子宮内膜症は治療不能の婦人病です。この病気はそもそも、子宮の組織が何らかの理由により子宮本体から剥（は）がれて体内の他の部位に転移し、子宮以外の臓器や組織にくっついてしまうのが原因になっています。本来とは違う場所に生着した子宮組織はホルモンの影響を受けて自発的に出血するので、それが内出血となり、瘢痕（はんこん）をつくり、たいていは耐えがたい痛みをともなうので、その痛みのために患者はまともな生活ができなくなってしまうのです。子宮内膜症は女性のありふれた病気です。しかし少なくとも従来の医学では治療不能なのです。

私の「若干の」子宮内膜症は、トーキョーを襲うＳＦ映画の怪生物みたいに不気味な増殖を続けていきました。あの手術が「成功」して三か月後、私は再び病院の超音波検査室で、自分のお腹のなかに〝怪物〟が再出現したのを眺めることになったのです。この時はすでに、お決まりの耐えがたい骨盤の痛みと、内出血と、便秘と、出血性の膀胱炎と、急激な体力の消耗に襲われていました。

超音波診断で子宮内膜症の〝復活〟がはっきりと確認されたので、私は「子宮内膜症の専門医」を紹介してもらいました。「専門医」の忠告はこうでした。「あなたの慢性的な健康不振は、まだ発見されていない深刻な子宮内膜症が体内に潜んでいて、しかも甲状腺のはたらきが低下しているせいで起きている。だからすぐに子宮を摘出したほうがいい。」私は同意し、子宮は抉(えぐ)りとられた……。翌日、彼は自信満々にやってきて、同情するかのようなしぐさで、私にこう囁(ささや)きかけました。「さあ、これであなたは、子宮内膜症で悩むことは、もう二度となくなりましたよ。」……ところがこれは大はずれだったのです。

それから二〇か月後にまた腫瘍がいくつも見つかって、手術を受ける羽目になり、さらに三か月後には激痛と腫瘍と内出血が再発。医者はまたも手術を勧めました。それに同意すれば、五年間に六回も手術を受けることになる……。もはや私は「ＯＫ」と言うわけにはいかなかったのです。

大量のビタミンと生(なま)の細胞を静脈注射で体内にじかに注入するという荒っぽい代替医療(オルタナティブ)を実践している病院がメキシコにあると知り、私はもう「どうにでもなれ」という気持ちで国を出ました。その集中治療コース、なんと一万五〇〇〇ドルもするんです。でも、「これで治るかもしれない」という気持ちもあって、賭けてみることにしました。その病院で私は何週間ものあいだ、口と血管から生薬や栄養剤を注入しつづけるという猛烈な自然療法を受けました。そこには癌の患者さんがたくさん入院していましたが、彼らと同様、私もこの治療で快方に向かっているような感じがしました。たしかにこれは効きました。たったの二か月しかもたなかったけど……。

そんなこんなで、四〇歳の誕生日はベッドのなかで迎える羽目になりました。あまりの苦痛で、生きる望みなど全然見いだせぬままに、私は一年間、寝たっきりの状態だったのです。数々のクスリや手術も、メキシコでの集中療法も、すべて失敗に終わった……。薬草療法(ハーブ)と同種療法(ホメオパシー)（「毒を以て毒を制す」の発想にもとづき、健康人にはある種の症状をもたらす〝毒物〟を、その症状で苦しむ病人にごく微量だけ投与して治癒に導くという、西洋の代表的な代替療法）は毎日続けていましたが、苦痛を一時的に弱める効果はあっても、病気そのものはほとんど癒されていないことが実感できたのです。私は健康保険の適用を受けていたのですが、それでもこのころまでに、夫からの出費もふくめ一〇万ドル以上を治療に費やしていたでしょう。なのに結果は、寝たきり生活だったのです。

その後、もう一度だけ手術を受けました。大きく腫れあがり出血を起こしていた腫瘍を抉りとったのです。退院して家にもどり、体重を計ってみたらたったの四〇キロ。しかも術後感染症にかかり、何種類もの抗生物質を使う羽目になりました。ところが今度は、抗生物質の副作用で、極度に重いカンジダ症にかかってしまったのです。手から腕にかけて、一面にカビが生え、すさまじい痒さに襲われたのです。これはもう何をやっても収まらず、私は完全に消耗して、猛烈な苦痛にさいなまれながら相変わらずの寝たきり生活を続ける羽目になったのです。

おまけに手術のせいで更年期障害が早くやってきました。それは並はずれて重いもので、熱性潮紅（ほてり）や情緒不安定や水腫（むくみ）や抑鬱状態に悩まされることになりました。これは女性ホルモン補充療法で軽減することができるのです。しかし主治医は私に言いました。「エストロゲンを使えば、今あなたを苦しめているひどい更年期障害は治療できるでしょう。しかし……。」しかしエストロゲンを使えば子宮内膜症を再燃させる恐れがある。だから「エストロゲン補充療法は差し控えたほうがいい」と言うのです。なるほどこれには一理ある。私は忠告に従いました。

なのに……手術からわずか一、二か月のうちに、おなじみの子宮内膜症の症状が再び私を打ちのめしたのです。主治医の答えはこうでした。「いや、今度はもう大丈夫でしょう。」けれども病院にカルテの開示を求め、それを見るなり愕然となったのです。この医者は、私には「大丈夫」と言っていたのに、カルテにはこう記していた……。「子宮内膜症の摘出のために、出来ることはすべて行なった。だが外科的療法での完治は無理である。この患者には今後も外科的・内科的治療が必要であろう。」私も夫もこれを読んで途方に暮れ、虚脱状態におちいりました。これじゃ、まるで敗北宣言だ。

私はもう一度勇気をだして、別の産婦人科医に相談してみました。医者の見立てはこうでした。「あなたの場合は症状があまりにもひどいから、実際のところ、生涯にわたって手術を続けるしかないと思いますが。」当時は最悪の健康状態でしたから、この「生涯にわたって」という言葉を、私は「あと数年」と受けとめました。すさまじい痛みと闘病生活のあまりの悲惨さに、もう心はぼろぼろで、体も数年以内にいよいよ破綻をきたすだろうと感じていたのです。

「私の人生は、ほとんど寝たきりの生涯だったなあ。今の気力は、風前の灯みたいなものなんだろうなあ。もうダメかもしれない。生きていてもしょうがないのかな……」——当時の私は、本気でそう思いつめていたのです。医者はクスリや手術を次から次へと試し、そのたびごとに私に約束した。「今度こそ大丈夫。これでもう子宮内膜症もその他の障害も治りますから。これであなたは普通の生活ができるようになりますから。」でもそれらがすべて間違いだったことが、すっかり立証されてしまったのですから……。

失意のどん底に突き落とされて何週間か経ったころ、悲しい知らせが届きました。メキシコの代替療法専門病院で知り合った〝闘病生活の戦友〟が死亡したとのことでした。彼は癌と闘っていましたが、就眠中に死が訪れたそうです。御家族にはお気の毒なことでした。でも私は彼がうらやましかった。彼はついに病苦から解放されて、天に召されたのだから……。「なんて幸せな人だ。私も死ねたらいいのに……」——そんなふうに思ったほどです。当時の私にとって死は〝天の恵み〟に思えました。だって私が死ねば、家族のものたちは、私を看病しつづけるという〝無間地獄〟から解放されて、自分の生活を歩みはじめることができるのだから……。

しかし、死とは正反対の、全然ちがう〝天の恵み〟が実は存在していました。夢も希望も失って死ぬことばかりを考えながら日々を送っていたあのころに、それは突然やってきたのです。

ある朝のことでした。私が読書をしていると夫がやってきました。ふと見ると、すごく嬉しそうな表情をしています。「いい話を仕入れてきたぞ。きみも試してみるといい。」聞くところによれば、重症で治療不能の腎臓病に長年苦しめられてきた女性が、ある〝途方もない〟療法を試してみたところ、すっかりそれが治ってしまったとのこと……。夫はその女性から、この〝途方もない〟療法の実践方法（ノウハウ）を教わってきたというのです。「ええっ？」正直言って、彼の話を聴くなり、私はそう叫んでいたのです。「それって、本当の話なのかしら。」私には到底信じられなかった。だからそんな話は無視し、すぐに読書にもどったのでした。

しかし数日後、再び凄まじい痛みに襲われて、クスリに頼らざるを得ない羽目に追いこまれたのです。夫は私に一冊の小さな本を差し出して言いました。「試してごらんよ。」私はしぶしぶと、それを読みはじめました。

小さな地味な本でした。でも、そこには、あの誰も知らないような奇妙な自然療法で、最悪の難病さえも治してしまった多くの人々の体験談が満載されていたのです。この療法は、信じられないほど効くようだ。でもちょっと私にはできないなあ……。最初はそんなふうに思っていたのですが、読みすすむうちにぐいぐい引き込まれていく。しかもこの療法はあまりにも明快である……。突然ぱっと視界が開けました。奇妙だとか不合理だとかいう思い込みがふっとび、気の迷いが晴れたのです。そしてこの瞬間、私の新たな、生気に満ちた人生が始まった……。どうせ私は何をやろうが、もう失うものは何もない。これは最高の強みでもある。私はさっそく実践してみることにしました。

驚くなかれ。この療法を始めたその日から、それまで治療不可能だった便秘と水腫が、ほぼ完ぺきに収まったではないですか。それは瞬間的な効果といってもよいものでした。信じられないことですが、一週間も経たぬうちに、お腹と骨盤の激しい痛みもなくなりました。それに、慢性膀胱炎とカンジダ症も――後者は口内も皮膚も両方とも――まもなく解消し、食物アレルギーや極度の疲弊や消化不良もいっせいに治りはじめたのです。

これまで手術の後には必ず現われ、ついに慢性化して私を始終苦しめてきた風邪や喉の痛み、それにウイルス感染症のさまざまな症状も、この療法を始めてたったの一、二か月でほとんど消え去りました。五度目の手術のあとに頭の毛がごっそりと抜けたのですが、ツヤのある毛髪が再び元気よく生えてきました。体重も正常に戻り、気力も体力も著しく充実してきて、少女時代のように活発に動きまわることさえ可能になったのです。

そしてついに昨年の夏にはグランドキャニオンにハイキングに出かけ、六キロ以上もの道のりを歩き通すことができたのです。それどころか、もう何十年ぶりかで泳いだり、馬に乗ったり、何時間もマウンテンバイクに乗っていることができるようになった……。どれもこれも、かつては想像すらできなかった夢のような話です。家族はもちろん、私自身も驚いているのですが、働くこともできるようになり、三〇年間もほとんど絶え間なく病魔に苦しめられてきた過去がまるでウソだったと感じられるほどに、今では豊かで充実した人生を〝生き直して〟います。……これもすべて、信じられないくらいに簡単で効果的な、この自然療法のおかげです。もっとも、その存在すら、世間の大部分の人はいまだに知らずにいるわけですが……。

この自然療法は私に「健康」という名の素晴らしい贈物を与えてくれました。すでに多くの人々がこの方法で健康を取り戻したことは、あの本を読んで知っていたわけだけれども、私もそうした〝先駆者〟たちと同じ喜びを享受することができたわけです。これまで私が試してきた自然療法や人為的療法のなかで、この療法ほど素早く劇的に効き目を示したものはなかったし、他のもろもろの治療手段は不充分な効果しか発揮できず悲惨な副作用をのこして私を何十年も苦しめてきたわけだけれども、この療法だけは本当に完ぺきに効いたし、副作用もなかった。だから私は病魔にとりつかれた半生に、この方法で終止符を打つことができた。苦難の前半生は、まさに奇跡的なハッピーエンドを迎えることができたのです。

我が人生を大転換させた七月のある朝の「尿療法」との出会い。——あれからもう何年にもなるわけですが、この療法に出会い、半信半疑で試してみて、その奇跡的な威力に救われて以来、私はこの簡単な方法と、ホメオパシーやハーブの利用、それに良質の栄養と休息を合わせて実行することで、ずっと、病気とは無縁の生活を続けていますし、あの日以来ますます気分がすぐれ、体力がついてきていることを実感しています。

それに、私とて最初のうちは「尿療法」を奇妙な野蛮行為のように思っていたわけですが、あとでいろいろ調べてみると、驚いたことにすでに医学研究者たちは尿の薬理効果について徹底的な調査を済ませていて、もう何十年も前からこれを「医薬品」として利用していることが判ったのです。

実際、「尿療法」は医学的な治療手段として効果が充分に立証済みなのです。二〇世紀の現代医学の多くの分野で、世界中の医者や研究者が広く治療に用いており、各種各様の疾病を驚異的な威力で治してしまうことが、はっきりと証明されているのです。唯一の問題は、信じられないほど簡単で素晴らしくよく効く自然療法がこうして実在しているというのに、一般の人たちにはほとんどまったく知らされていないという情報遮断（しゃだん）がいまだに続いているということでしょう。

今こそ世の中のすべての人が、「尿療法」の（これまで一般市民には伝えられてこなかった）威力と、現代医学が立証したその効果を知るべきなのです。そのために私はこの本を書きました。

これまでは「尿療法」について誰かが話したり本を書いたりするたびに、頭ごなしに迷信と決めつけられ、笑いものにされるのがおちでした。しかし本書を読んでいただければ、そうした決めつけこそ迷信的で非科学的だったということが理解できるでしょう。なぜなら第一線の医者や医学研究者がもう何十年も前から、「尿療法」の驚くべき効果を、繰り返し、科学的に証明しつづけてきたわけですから。もっとも、彼らはその決定的証拠を一般市民の目には触れさせなかった……。どうしてそういうことになったのか？　そこには医者と医学界のどろどろとした〝政治〟が絡んでいたわけですが、この点も本書で論じていくつもりです。

目下の世間をみると、営利本位の市販医薬品（コマーシャル・ドラッグ）や最先端の外科手術のテクニックが、無責任で物事の上っ面（うわつら）しか見ることができないマスコミにもてはやされ、おべんちゃらを使うことが商売になっている広告屋の甘言によって広められて、世の人々の〝注目〟を引きつけているという情けない状況です。そうした状況下で自然療法がさほど魅力的に見えないのは当然かもしれません。しかし人造の医薬品や外科手術には無理がある。この無理がたたって人々の病苦を本当に救うことができない場合もあるわけです。ところがそうした限界を突破しうる方法が残されていた。それがまさに「尿療法」のような自然療法である。私は、いや私だけでなく多くの人々が、これで救われた。人造の医薬品や外科手術しか医学的選択肢を持たぬ連中には「不治の病」としか思えなかった数々の難病さえ、「尿」という文字どおりの「内なる自然の治癒力」によって、痛みもなく安全に癒(いや)すことができる事実を、我々は自然から繰り返し教わってきたわけです。

〝人間不在の医学〟が幅をきかせている時代です。ハイテク医薬品(ドラッグ)が売りさばかれ、プラスチック製の人体部品が出現し、山積みの電子機器が患者のベッドを取り囲むようになった、テクノロジーばかりが肥大した時代……。そうした時代だからこそ、私は皆さんに、こんなに単純な自然療法が信じがたいほどの治癒力を持っているという事実を、ぜひ知っていただきたい。つまらない偏見から抜け出して、謙虚に現実を見てほしいのです。本書で紹介した情報は、きっと皆さんの知識を豊かにするはずです。「偏見を捨てて、素直な心で物事を学ぼうとする態度」――遠慮なく言わせていただければ、病苦に打ち勝つための〝最善の自然療法〟は、実は何よりもまず、こうした患者自身の心がけではないでしょうか。

第二章　現代医学が解明した（しかし我われには知らされていない）奇跡の良薬

「尿(ユーリン)」——この途方もなく優れた自然の良薬について、二〇世紀の医学研究者が獲得しえた知識と研究成果は、これまでたいていは一般の目には触れないかたちで〝大事に保管〟されてきました。しかしそうした〝情報封鎖〟の状況下でも、この物質の信じがたいほどの治療能力(ヒーリング・パワー)をほとんど偶然に知り、その力を借りて、重い怪我(けが)や病気から回復しえた人々は数多くいるのです。たとえば——

◉ニューヨークのR氏の体験談

私は二年前に、医者から「胸部に腺癌(せんがん)ができており左の肺にも癌が広がっている恐れがある」と宣告されました。この診断を受けてまもなく、肺に組織液がたまって呼吸困難になったため入院したのですが、この肺虚脱の状態がおさまらずに生死の境をさまようような苦しみが続き、しかも極度の便秘になって本当につらい思いをしていました。

でもその後、偶然にこの自然療法(尿療法)のことを知ったのです。自分の尿をごくりと飲みこんでみました。するとすぐに奇跡が起きたのです。腸がたちまち元気よく動きはじめました。そして信じられないくらい快適な便通がありました。しかも肺の組織液も急速に引き、医者はただ驚くばかりです。もはや肺から組織液を吸い出すためのチューブも必要なくなり、引き抜くことができました。医者は私に化学療法か放射線療法か外科手術を同意させようと迫りましたが、私は拒否し、自分の意思で退院しました。

あれから二年。癌告知を受けた当時、医者は両親に「息子さんはあと四か月しか生きられない」と言っていたそうですが、どっこい私はまだこうして生きています。私は以前から浣腸や薬草（ハーブ）などさまざまな養生法の実践（ホリスティック・アプローチ）を行なってきましたが、正直言って、これ（尿）を飲んだり皮膚に塗ったりしたおかげで命びろいできたと実感しています。

◉フロリダのB夫人の体験談

私は二八歳の時に慢性関節リウマチと診断されました。当時、私は、両手のすべての関節が信じられないくらいに腫れ上がり、その痛みに打ちのめされていたのです。それに私は一一歳の時から偏頭痛の〝持主〟だったので、どこに行くにも頭痛薬（エキセドリン）が手ばなせないほどでした。頭痛薬を必ず一瓶持っていなければ、外出もできないくらいだったんです。ついでに言えば、長年、肥満でも悩んでいて、体重はなんと九〇キロちかくもありました。

この奇跡的な自然療法の話を知ったのは本当に偶然でした。そして私にも奇跡が訪れたのです。（尿を）飲みはじめてから四か月半後には、体重は六〇キロを割っていました。なんと三〇キロ以上も減ったんですよ！　関節炎はどこかに消えうせました。頭痛もすっかりなくなって、今では二〇歳（はたち）の時みたいにはつらつとした気分で、日々を送っています。

◉ニューヨークのQ氏の体験談

尿療法のことを初めて聞いた時には馬鹿にして笑ったし、冗談だと思っていました。当時、私は〝真性の後天性免疫不全症候群（フル・ブローウン・エイズ）〟だと診断されたばかりで、口の中にカポジ肉腫ができていたのですが、これが全身に広がるのは確実だと見られていたのです。けれど、ひどい白癬（はくせん）に悩まされていて、実はそれが尿療法に挑戦してみる気になった直接のきっかけでした。で、実際に尿を患部に塗ってみたところ、白癬がきれいさっぱり消えうせたばかりか、一、二週間後には、それまであかぎれでひどい痛みに悩まされていた足の指や足の裏が、ひび割れて死んだようになっていた皮膚から健康な皮膚へとすっかり回復したんです。赤ちゃんのように軟らかい皮膚が新たに生えてきたんですから、あんまりきれいな肌だったんで「これホントに俺の皮膚なんだろうか！」って驚いたくらいでした。

で、今度は飲尿を毎日続けてみることにしたんです。するとカポジ肉腫もだんだんと退縮していき、七か月後には、なんと完全に消えてしまいました！　それまでずっと私を苦しめてきた口内の潰瘍と性器ヘルペスも解消し、以後は二度と現われなくなりました。こんなにすがすがしい気分は、ほんとに、生まれて初めてです。

しかし、この注目すべき物質を治療に使ったのは、一般の人たちばかりではなかったのです。尿とその成分が、ウイルスや細菌のような病原体を殺し、癌や腫瘍を解消し、心臓発作の原因となる危険な血栓を溶かし、潰瘍や糖尿病、喘息（ぜんそく）、枯草熱（こそうねつ）（花粉アレルギー）をはじめとする各種のアレルギー、風邪、消化不良、さらに諸々の疾病や健康障害を治すことは、米国はむろん世界中の医学研究者や医者がすでに立証しているのですから。

それに尿には、人類がこれまで発見したなかで最もよく効き、最も安全な〝利尿剤〟が含まれています。尿を外用薬として使えば、創傷や火傷（やけど）を瘢痕（はんこん）を残さずに治すことができることも証明済みです。しかも尿は天然の皮膚保湿剤として最も優れた物質であることが知られています。

現代医学は一〇〇年の歴史を持っていますが、この一〇〇年は、尿とその成分の秘密を科学的に解明してきた歴史でもありました。ここで近年の（つまり最新の）現代医学はこの物質の医学的・薬理的効用をどう評価しているか、その代表例をざっと挙げてみますと……

◉ニューヨーク市医療センター（「実用化が近づく尿からのＨＩＶ検査」『ベイエリア・リポーター』紙、一九八八年八月八日号）(1)

「エイズと診断された患者の尿には、ＨＩＶウイルスに対する抗体が現われる」。

◉スタニスラフ・ブルジンスキー（「癌治療における〝抗腫瘍物質（ネオプラストン）Ａ〟」『生理学、化学および物理学』誌、第九巻四八五頁、一九七七年）(2)

「尿から得たある種の抽出物を癌患者に投与するという臨床試験を行なった結果、被投与患者の大部分は、この物質の投与からわずか一週間で症状に著しい改善が見られ、投与を継続したところ、危険な副作用をまったくともなわずに、腫瘍ははっきりと縮小し、生化学的な検査数値も正常に戻った」。

◉Ｅ・Ｍ・マッケイ他（「尿の水溶液で確認された（ポリオおよび狂犬病の）ウイルス殺傷効果」『実験生物学会会報』、第三五巻、七四〜七六頁、一九三六年）(3)

「尿の水溶液は驚くほど簡単にこれらのウイルスを殺す。高濃度の溶液では、ポリオや狂犬病のウイルスを弱めるだけではなく、実際に破壊してしまうのである」。

◉ロバート・Ｃ・ノーブル博士（ケンタッキー大学医学部・感染症科）他、（「淋菌（りん）に対する尿の殺菌特性」『性行為感染症』、第一四巻四号、二二一〜二二六頁、一九八七年）(4)

「尿の水溶液は、充分な濃度の場合には、淋菌を殺す」。

◉C・M・W・ウィルソン博士（スコットランド・ロウ病院老人医療部）他、（「ヒトのアレルギー疾患に対する自己免疫療法／生理学的な自己防御因子」『医学の仮説』誌、第一一巻、一四三〜一五八頁、一九八三年）(5)

「尿には、食物や環境条件や化学物質によって起こる広範なアレルギーを抑止する作用がある」。

◉Q・マーヴィック他（「ビタミンC（アスコルビン酸）誘導体の結核抑制特性と、尿の結核菌抑制作用にこの物質が果たしていると思われる役割」『全米結核評論』、第六九巻一〜六月号、一九五四年）(6)

「尿には、結核菌の成長を止めたり、菌そのものを殺す作用がある」。

◉M・ジャヴィッド博士（ウィスコンシン大学医学部・神経外科・准教授）（「尿素／古くから知られた薬理物質の新たな利用」頭部および頸部外科に関するシンポジウム、一九五七年）(7)

「尿素は、これまで知られている物質のなかで、最も安全で実用的な利尿剤である。眼球や脳の内圧亢進や、外科手術が不可能になった脳腫瘍、頭蓋骨骨折、脳挫傷の治療にも、尿素の適用は有効である。さらにこの物質は、慢性緑内症、水頭症、振顫譫妄、月経前の水腫、髄膜炎、癲癇の治療にも有効であることが確認されている」。

◉J・プレッシュ博士（「尿療法」『メディカル・プレス』、一九四七年八月六日号、一二九〜一三三頁）(8)

「尿は効果的で安全な天然のワクチンとして働く。また、慢性および急性の肝炎、百日咳、喘息、枯草熱、蕁麻疹、偏頭痛、腸の機能不全などの広範な疾病に対しての治療効果が実証されている」。

◉N・ダン博士（アイルランド・アレルギー治療研究協会・医学顧問）（「各種アレルギーに対する尿の注射および舌下投

与による適用／中間報告」オックスフォード医学シンポジウム、一九八一年）(9)

「多発性硬化症、大腸炎、高血圧、狼瘡（ろうそう）、慢性関節リウマチ、肝炎、多動症（注意欠陥障害）、膵臓（すいぞう）の機能低下、乾癬（かんせん）、湿疹、糖尿病、帯状疱疹（ヘルペス）、単核細胞症のような、多くの身体的疾患は、尿によって軽減できることが判明した」。

◉A・ヘギエリ他（「ヒト尿からのレチンの調製」『サイエンス』誌、一九六三年一二月二〇日号、一五七一〜一五七二頁）(10)

「尿に含まれている特定の成分が、マウスの悪性腫瘍の増殖を抑制する効果を示した。（中略）少量を投与しただけでも悪性腫瘍の増殖は抑えられ、投与量を増やすと腫瘍は退縮するにいたった」。

◉H・スミス（「オシッコ再考（デ・ウリーナ）」『全米医師会雑誌』、第一五五巻一〇号、八九九〜九〇二頁、一九五四年）(11)

「あらゆる有機物質のなかで、尿素ほど徹底的に研究が行なわれ、たくさんの研究論文を生み出した物質はこれまでなかったであろう」。

かくも素晴らしい効き目を、尿が持っているのなら、その効き目の秘密は何なのだろう？　そして、そんなに効き目があるのなら、我々が誰もそのことを知らずにいるのはどういうわけか？　もしも私たちの体が、こんなに優れた奇跡の薬を自分で作り出しているのなら、そしてそれを、すでに医者や科学者が治療に使っているのなら、ニュース報道も、そうした学者を誉めたたえる大合唱も、コマーシャルもマスコミの馬鹿さわぎも、全然聞こえてこないのは一体どういうわけか？

読者の皆さんも、その答えを知りたいですよね？　だったら、まず大切なのは心を開くこと。「オシッコがクスリになるなんて、ありっこないだろが」――もしもそう思っているのなら、無知ゆえに生じる頑固な思い込みを、捨てる勇気をまず持つことです。そしてこれから本書で開陳される、医学史上もっとも完ぺきに隠蔽(いんぺい)されてきた〝オシッコの偉大な秘密〟を、謙虚に受けとめていただきたいと思います。

医者や医学研究者や多くの患者たちが利用し、すでに奇跡的な効果をあげているのは、なんと〝ヒトのオシッコ〟だった……。

これはショッキングですよね。でも「オレはそんな話は信じるもんか」と叫んで、ここで読書をやめてしまうのは、まだまだ早い。考えてもみてください。我々はみな（もちろんあなたも）記憶があるかどうかは別として、自分のオシッコにどっぷりと漬かり、それを何か月間も大量に飲みつづけていた経験があるのですよ。私が（そしてあなたが）今こうして生きていられるのは、まさに自分のオシッコを何か月も飲んできたおかげなんです。

『ニューヨーク・タイムズ』紙（一九八八年八月一六日付）の医学特集欄(メディカル・セクション)に「子宮内の胎児は外科手術をしても傷跡が残らない」と題する興味深い記事が載っていました。(12)この記事によれば、現代医学の最先端で活躍している科学者たちが、こんなに単純な事実を発見して驚いていたのです。すなわち「ヒトの胎児が漬かっている子宮内の羊水は、主に尿からできている」という事実を……。記事は、こう続いていました。「通常、子宮内の赤ん坊は、空気ではなく、このほとんどがオシッコでできている羊水を〝吸ったりはいたり〟して、平気で肺に入れている。胎児の尿路が詰まってオシッコが出なくなった場合や、子宮がオシッコ入りの羊水で満たされていない場合には、胎児の肺は成長できないのだ。」

この知見そのものは、医学的な情報に詳しい人でなければ、まさにマスコミ報道にでも出会わぬかぎり、知るのはむずかしいかもしれません。しかしこの〝発見〟が意味しているのは、尿を「排泄」することだけではなく、尿という物質そのものも、人体がちゃんと働くためには絶対に不可欠だということに他なりません。そして現に、尿を外用に塗布したり内服することによって、この物質に我々の想像を超えた途方もない治療効果が秘められていることが、実証されているわけです。

尿療法に猛反発したい人は、そうすればいいし、信じられないなら信じなくてもけっこう。でも、本書を終わりまで読めば、医学界がこれまで一般市民に語ってこなかった秘密がすべて明らかとなり、あなたもその事実を確信できるようになるでしょうし、ひたすら隠しつづけてきた医学界の態度にむしろ驚愕（きょうがく）するでしょう。尿療法はかくも優れた自然療法であるし、それを医学界はほぼ完ぺきに隠し通してきたわけですから……。

一般市民が（そして勉強不足の医者や医学者も）「オシッコを使った治療法」と聞いてビックリするのは、たいていはそういう話を聞いた経験がないからです。現代に生きる大多数の人々は、尿のことを、ただの不愉快な〝廃物（カス）〟だと信じこんでいます。身体が活動を続けるために、要らなくなって外に流し出したカスであると……。しかしこれから明らかにしていきますが、尿は「身体が作り出した役に立たない廃棄物」ではなく、むしろ「途方もなく貴重な生理活性物質」なのであり、医学的な利用価値が極めて高いことは医学の歴史を通じてすでに実証されていることなのです。我々一般市民には全然知らされてこなかったことではありますが……。

「尿は、身体が作り出した役に立たない廃棄物である」——この間違った通念を、我々はまずもって改める必要があります。尿は、これまで我々が漫然と信じこんできた「汚物」なんかじゃないのです。では尿の正体は何か？　そして尿は体内で、どういう仕組みで作られているか？　こうした事柄について正確な知識がないから、「尿＝汚物」という迷信を平気で信じていられるのでしょうね。

たいていの人は、こんな通説を信じていますよね。「食物や飲物が腸を通る時に水分が吸収されるが、余分な水分はじゃまだから体外に排泄される。これが尿である」と……。これがオシッコの〝常識〟だということは私も充分に承知しています。「腸に送りこまれた食物や飲物は、人体に必要な栄養分が〝絞りとられ〟、不要な成分は尿になる。尿は身体が廃棄した〝汚水〟なのだから、どういうやり方であれ、それを体内に再びもどすのはとんでもないことである」という〝常識〟をね……。でもこれは間違いなんです。

この通俗的な説明が、世間にどんなに広く浸透していても、間違いはしょせん間違いです。まずもって尿は腸で作られるものではない。尿は腎臓で作られている。これは何を意味するか？　それを理解すれば尿に対する考え方はがらりと変わる。

尿が作られる仕組みを簡単に説明すると、こうなります。

――まず何かを食べる。飲みこんだ食物は消化器で分解されて、最終的にはきわめて小さな分子にまで砕かれます。腸の壁にはきわめて小さな通路があって、腸内で消化された食物の各種の分子は、この腸壁の微小通路を通って腸と接する血管に運ばれ、血流に乗って体内をめぐることになるわけです。血液には、こうして腸から取りこんだ（食物由来の）各種の分子や栄養分のほかにも、赤血球や白血球、抗体、血漿(けっしょう)、きわめて小さな各種の蛋白質、ホルモン、酵素など、体内の各所で生産されたさまざまな物質が含まれています。生命維持に欠かせないこうした各種の物質を、全身にくまなく配送し、全身の細胞に栄養を与えて身体が病気にならないように守るのが、血液の働きにほかならないわけです。

血液は全身をめぐる際に、必ず肝臓を通り抜ける。血液が体内の各所から回収してきた毒物は、肝臓で化学分解され、最終的には固形物となって体外に排出されるわけですが、こうして毒物を取り去ったあとの、純化され〝キレイになった〟血液が、今度は腎臓に向かうのです。

で、腎臓に入った血液は、「腎単位(ネフロン)」と呼ばれる微小な管が集合してできた複雑きわまるフィルター機構を通り抜けることになるのですが、きわめて微小な管を強引に通り抜ける仕組みになっているので、血液には高圧がかかり、まさにその圧力で、強引に漉(こ)されることになる。ただし、腎臓のフィルター機構で漉し取られるのは、血中の余分な（「その時点で身体が必要としていない」という意味で「余分」と見なされたにすぎないのですが）水分および塩分と、他の成分にかぎられていて、「毒物」ではないのです。

こうして腎臓の中で漉し取られた〝血液の余分な成分〟は、すでに毒物は肝臓で分解されているし、雑菌も含んでいないので、化学的にも生物的にも「清潔」な水溶液となっている。これが「尿」の正体なのです。こうして腎臓のフィルターで漉し出された、ほとんど水のようになった〝血液のエッセンス〟（つまり「尿」）は、多くの成分が再びネフロンで吸収されて血液に戻され、再吸収されなかった分だけが腎臓から膀胱へ送り出されて、オシッコとして体外に排泄されるわけです。

「だったら……」と、ここで疑問の声が聞こえてきそうです。「尿がそういう理由で体外に出されることは、わかったけど、だったらなぜ、一回排泄された尿をわざわざ飲みなおさなきゃならないの？」と……。

そう。ここからが重要なんです。**腎臓の役割は、あくまでも血中の各種の成分のバランスをとることなんです。そういうわけで腎臓は、血中の重要な成分も、それが他の成分に比べて過剰に含まれている場合には、身体が勝手にこの「過剰」な成分を「不要」だと判断して排泄してしまう。つまり、尿となって排泄される物質は、身体に有害であるとか有毒であるといった理由ではなく、単に「過剰」と見なされて捨てられたにすぎない。**

しかも医学研究者たちは、決定的な〝発見〟をした。**尿は要するに血液の成分を漉し出して作った液体である。だから尿には血液の各種の成分が含まれているわけですが、そうした成分の多くは、クスリとして途方のない価値を有しており、しかもそうした成分を体内に再び戻してやると、他のどんな手段によっても達成できないやり方で、身体の免疫的防衛機能を増強し、自然治癒能力を増進することが判明したのです。**医学研究者向けの専門書『臨床検査の実践における尿検査』（A・H・フリー他著、一九七五年）には「腎臓の最も重要な機能は、身体が当面必要としていない各種の物質を排泄することである」と説明されていますが[13]、この記述には、そうした意味があるということを知っていただきたい。つまりオシッコの成分は「有毒物質」や「有害物質」や「汚物」ではなく、単に「身体が当面必要としていない物質」だということを……。

たとえば腎臓は、血液から水分とナトリウムを抽出して「尿」を作り出している。ならば水分とナトリウムは毒物でしょうか？　むろん、そんなことはない。両方とも生命維持にとっては不可欠な物質で、これらが欠乏すれば生きていくことはできない。もっとも、水分にせよナトリウムにせよ、血液中の量があまりにも多すぎれば命とりにもなりうるわけですが……。

カリウムやカルシウムやマグネシウムはどうか？　いずれも我々にはおなじみの、毎日、食事やビタミン剤で摂取している栄養素ですが、これらもオシッコの構成物質である。これらの栄養素はいずれも身体にとってきわめて重要な物質であり、「毒物」でもない。だが腎臓はやはりこれらを「尿」のかたちで排泄してしまう。それはなぜか？　理由は簡単。尿となって排泄されるカリウムやカルシウムは、血液が腎臓を通った時点で「当面は必要なし」と判断されて、腎臓で漉し出されたものにほかならないからです。実際、腎臓が血液中の「当面必要ない」栄養素や体内物質を漉し出して、それを「尿」のかたちで排泄するという〝体内物質の所持量を一定にしておく血液成分調節機能〟がうまく働いているからこそ、我々は身体が必要としている以上の物質を食べたり飲んだりできるわけです。ガイズ病院（ロンドン）の腎臓病の専門医、S・キャメロン博士が著した『腎臓病、その正体』（一九八六年）という本には、腎臓の存在意義が、次のようにはっきりと説明されています――「腎臓の主要な機能は、排泄ではなく調節である。（中略）身体が必要としている物質を安易に捨ててしまわぬよう、腎臓がそうした物質の維持保存の仕事をしていることは周知のことである。しかしそれだけではなく、腎臓のおかげで我々は〝過剰摂取の――つまりムダ食いムダ飲みの――自由〟を享受できているのだ。なぜなら、腎臓がうまく働いてくれているおかげで、我々は（たとえば水や食塩などの）飲食物を必要以上に飲み食いしても、不要な分が着実に体外に排泄されるからである[14]」。

話はこれで終わりではありません。「尿」は要するに〝血液をさらに漉し出して作ったエキス〟にほかならないわけですが、そうした事情ゆえに尿中には、血液に含まれているほとんどすべての生命維持物質（各種の栄養素、蛋白質、ホルモン、抗体、免疫物質など）が、いずれもきわめて微量に含まれていることが判明したのです。先述した『臨床検査の実践における尿検査』にも、はっきりと次のように書かれています――「尿は、あらゆる体液のうちで最も複雑な組成を有していると見てよい。尿は、血液に含まれている成分を事実上すべて含んでいるのだ。」

通常の新鮮な尿は「汚物」どころか実際には無菌状態のとても清潔な液体で、しかも人類が知りえたなかでは生命維持に最も必要で医学的に重要ないくつかの物質が抜群に優れた組み合わせで揃っている――我々一般市民とは違い、医学研究者の少なからぬ部分は、尿のこうした正体を先刻承知しているのです。一般人の圧倒的大多数は、この事実を知らぬまま「尿＝有毒の汚物」という迷信のとりこになっている。でも本書を読みすすむうちに、現代医学が到達した尿の重要性についての認識は、実は最新の発見でもなんでもない、昔から知られていた〝生活の知恵〟だったことが理解できるでしょう。

われわれ一般人には、尿は「身体が拒絶した〝望ましからざる廃棄物（ゴミ）〟」のように思える。でも医学研究や製薬の分野では、もうずいぶん前から、まさに尿を「黄金の水」と考えてきたのです。信じられないって？　じゃ、次の記事をお読みいただきたい――

オシッコ産業は今

ミシガン州ユーティカ発――ひょっとすると巨万の富をみすみす下水に捨てているのかもしれない。誕生して間もない冒険心にあふれた企業がこのことに気づき、強力な薬理効果を有する蛋白質をオシッコから取り出す方法を開発した。重要な尿内蛋白質を採集できる特製フィルターを開発したのは、エンザイム・オヴ・アメリカ社。同社の子会社であるポータ・ジョン社が所有している一万台のポータブル便所のすべての男性用小便器に、このフィルターが取り付けられた。

尿には、身体が作り出した各種の蛋白質がごく微量含まれていることが知られている。そうした蛋白質のなかには、成長ホルモンやインシュリンのように医学的に重要なものもある。尿に含まれているこうした有用蛋白質の市場規模は、年間五億ドルにも達する。

エンザイム・オヴ・アメリカ社は、尿から抽出した「ウロキナーゼ」という有用物質を製品化し、今夏にも発売する予定である。ウロキナーゼは血栓を溶解する酵素（エンザイム）で、心臓発作の治療薬として利用されている。すでに同社は、サンド社やメリル・ダウ社をはじめ主要な製薬会社と、オシッコから作ったこの酵素を供給する契約を結んでいる。

実はこの新製品、同社にとっては文字どおり〝災い転じて福となす〟の見本のような経緯で誕生した。それというのも、ポータ・ジョン社の携帯トイレの泣き所であった悪臭の、その元凶だった尿内蛋白質を、どうやって取り除くかという試行錯誤のなかから、オシッコ抽出物の製品化という新事業が生まれたからだ。

ポータ・ジョン社の会長は、便所の悪臭の原因である尿内蛋白質をフィルターで漉（こ）し取ろうと考えた。そこでこのアイディアを科学者たちに打診したところ、意外なことを教えられた。便器にこびりついているのは、汚物どころか〝黄金〟に等しいという事実を。

しかし実は、尿をリサイクル利用するというアイディアは新しいものではない。「わが社でも同じことを考えたことはあるさ」と語るのは、ロサンゼルスのバイオ企業アムジェン社のフィリップ・ホイットカム氏。「でも、それを事業化するには何百万リットルものオシッコを集めてこなきゃならないとわかって、あきらめた」という。

幸いにもポータ・ジョンおよびエンザイム・オヴ・アメリカの企業コンビは、この難関を突破した。ポータ・ジョン社の商売である〝貸し便器〟は、年間に一四〇〇万ガロン（五三〇〇万リットル）のオシッコを同社に運んできてくれる。これだけのオシッコがあれば、ウロキナーゼだけでも約四・五ポンド（二キログラム）

も抽出できる。ウロキナーゼがそれだけあれば、心臓の冠状動脈に血栓症をかかえた患者二六万人を救うことができるという計算になる。
（『ヒポクラテス』誌、一九八八年五／六月号）[15]

しかも尿から抽出できるのはウロキナーゼだけではない。我々にこそ知らされてはいませんが、こうした事実ゆえ、製薬業界はオシッコ再利用のブームに沸いたのです。

一九九三年の八月には、有名経済誌『フォーブス』がファビオ・ベルタレッリというイタリア人実業家の記事を載せました。ベルタレッリ氏は、ジュネーヴに本拠を置き世界最大の排卵誘発剤メーカーとして知られる製薬会社アレス・セロノ・グループのオーナー経営者ですが、同社は妊娠の機会を増やす排卵誘発剤「ペルゴナール」を主力商品にしています。ところでこの「ペルゴナール」というクスリ、原料は何だと思います？

ペルゴナールの生産のために、アレス・セロノ社は、イタリア、スペイン、ブラジルおよびアルゼンチンの一一万人にものぼる閉経後女性のボランティアから尿を採集している。これらの尿は二六か所の採集センターからローマ本部に送られ、そこで同社の技師たちが排卵誘発ホルモンを取り出しているわけだ。
（「子供は人類の父である」『フォーブス』誌、一九九三年八月一六日号、八八〜九二頁）[16]

同誌によれば、アレス・セロノ社はこのオシッコ商法で一九九二年だけでも八億五五〇〇万ドルもの売上げを出したそうです。オシッコで作ったこの排卵誘発ホルモン剤を購入するために、不妊患者は場合によっては一か月に一四〇〇ドルも費やしているというのです。

高いお金をだして手に入れた貴重な薬品が、実はオシッコからの抽出物だった！――そう考えただけで「げぇっ！」と感じる人もいるでしょう。でも、それは無知と（尿は汚物だという）迷信ゆえのとんでもない思い違いだということを、自覚すべきです。

たとえば「尿素」という物質。これは尿の主要成分となっている有機物ですが、昔から（そして今でも）身体が捨て去った〝単なる廃棄物〟だと信じられてきた。それどころか、「有害物質」とか「毒物」とさえ見なされてきた。しかしこれもまた、大間違いである。

体内のあらゆる物質と同様、たしかに尿素も、量が多すぎれば身体に害を及ぼしかねない。しかし尿素は本来、身体が正常な働きをするには絶対に必要な、きわめて重要な物質なのです。生命維持にとって決定的に重要な窒素を全身に供給している物質が、ほかならぬ尿素です。それ以外にも尿素は、蛋白質の体内合成を実質的に助けている。もっと正確にいえば、尿素のおかげで身体が蛋白質を効果的に利用できることが、科学的に解明されています。おまけに尿素はきわめて強力な抗菌・抗ウイルス作用があり、しかも天然の利尿剤としては既知の物質のなかで最も優れていることが判明している。

尿素が発見（分離）されたのは、はるか昔の一七七三年でした。そして現在、さまざまな種類のクスリの形で市場に出回っています。

尿素とその化学合成物であるカルバミン、尿酸、そしてウロキナーゼや排卵誘発ホルモン。これまで尿内の医学的有用成分とその商業化（オシッコ商法）の実情のごく一端を紹介してきましたが、これ以外にも、オシッコを原料にした医薬品が数々発売されている。アメリカの薬局でおなじみのそうした商品の名前を、ついでに若干紹介しておきましょう——
「ユリアフィル」（尿素でつくった利尿剤）
「ウロフォリトロピン」（尿からつくった排卵誘発剤）
「ピュリアスキン」（肌荒れ治療用の尿素クリーム）

「アミノサーヴ」（子宮頸部［サーヴィクス］の炎症治療用の尿素クリーム）
「プレマリン」（尿から抽出したエストロゲンを用いた女性ホルモン補充剤）
「パナフィル」（パパイア果汁から抽出した蛋白質分解酵素パパインと尿素を主成分とする、皮膚の潰瘍や火傷や感染症によるおできを治療するための軟膏）

これ以外の、米国で市販されているオシッコを原料とする薬品については、第四章の効能報告43に商品例を挙げてあります。

尿素のほかにも、オシッコに由来する薬用物質に「カルバミド」と呼ばれるものがあります。「カルバミド」は正確にいえば化学合成でつくりだした尿素のこと。アメリカ人ならお馴染みのアボット社の「ミューリン点耳薬（イヤドロップ）」「ミューリン耳垢とり（イヤワックス）」や「リムーバル・システム」などの製品には、ご存知なかったでしょうが、合成尿素と過酸化水素からつくった過酸化カルバミドが含まれています。

話題を再び尿素にもどしましょう。実は、現代医学で効果が立証されている、この世で最も優れた〝皮膚用の保湿剤〟が、ほかならぬ尿素なのです。皮膚の保湿剤としては、油脂（あぶら）を基剤（ベース）に用いた製品も出まわっていますが、そうした製品は皮膚の表面に油脂が付着して〝湿気を保っている〟ように思わせているだけで、皮膚細胞そのものの保湿性（保水能力）の改善には全然役立っていません（皮膚に弾力がありシワができないのは、皮膚細胞が高い保水能力を保っているおかげなのですが、油性の「保湿剤」では皮膚の保水能力まで改善できないので、肌の張りを回復させたりシワを軽減するのは到底無理なのです）。しかし尿素は、こうした油性の「保湿剤」とは違い、実際に皮膚の保水能力を高めることが、長年にわたる実験で解明ずみなのです。つまり尿素を皮膚に塗ると、皮膚の表層に水素が結合できるような条件がととのい、その結果、乾いた皮膚に水分が引き付けられるというメカニズムで、皮膚が正真正銘、水分で潤（うるお）うというわけ。

世の女性たちは肌のうるおいを求めて、途方もなく高額の化粧品を買わせられている。全世界の女性のそうした出費を合計すれば、まさに天文学的な数字になるでしょう。ところが、高い金を払って手に入れた化粧品の、肝心の保湿性は、ただ同然の尿素の足下にも及ばない。「二重盲検法（ダブルブラインド）」という厳密な手続きを用いた比較実験を行なっても、尿素の圧倒的な優位は明らかなのです（第四章、効能報告42、43を参照）。

実際、尿や尿素をクスリとして用いるという行為は、伝統医学の分野でも、現代医学の分野でも、驚くほどに膨大な実践の蓄積がある。

たとえば一九八〇年の『ニューヨーク州医学雑誌』（第八〇巻七号、一二四九～一二五四頁）にアルバート・アインシュタイン医科大学[17]（ニューヨーク市）泌尿器科の臨床教授であるジョン・R・ハーマン博士が「自己尿療法（オートユーロセラピー）」と題する論文を書いていますが、そこでは尿とその医学的利用をめぐっての世間の誤解がはっきりと批判されているのです――

> 自己尿療法は世界中の多くの地域で普及していたし、今でもさかんに実践されている。（中略）
> 我々医者とて知らない人間が大部分なのだが、自己尿療法には極めて様々なやり方があるし、この療法についての知識の蓄積も膨大なものであり、その結果、この療法はきわめて有効な治療手段となっている。（中略）
> 尿とは、要するに血液からつくりだされた派生物にすぎない。（中略）
> 血液は〝不潔〟と考えるのが間違いだというのなら、尿だって、そう考えるのは間違いなのだ。通常に排泄された尿は、途方もなく多様な成分を含んだ体液にほかならない。（中略）
> 実際、尿の成分を逐一調べてみると、食物に含まれている成分がすべて見いだされる。むろんそれらの成分は、尿と食物とでは含有率に違いが見られるが、しかし尿の成分がヒトの代謝にとって貴重な物質だとい

うことは疑いようがない。（以下略）

ついでに「尿素」が医学辞典にどう記述されているかを確認しておきましょう。『モスビーの医学・看護学辞典』で「尿素（urea）」の項目を引くと、「体液に由来する利尿薬。局所用の皮膚治療薬」と定義されてはいるのが判ります。ちなみに「不用なために体外に捨てられた廃物」などという説明は一言も出てこない。しかも尿素には、この医学辞典に書いてある以外にもクスリとしての効用がある。つまり尿素は医学の現場で、頭蓋内や眼球内の体液の圧力が高まりすぎた場合に、利尿作用を応用してそうした圧力を下げることにも使われているのです。

尿素とならぶ尿の代表的な成分に、尿酸があります。一般社会の〝常識〟に照らせば、尿酸はとかく評判が悪い。それは「身体がつくった老廃物」であり「痛風の元凶」である、という見方が染みついているせいです。しかし、悪玉扱いされがちな尿酸でさえ、ようやく最近になって、途方もない健康増進作用があることが判明し、その医学的応用が考えられるようになってきた。科学雑誌『オムニ』の一九八二年一〇月号に「尿酸は若さの源泉」と題する記事が載ったのですが[18]、そのなかで、カリフォルニア大学バークレイ校の研究者たちの次のような発見が紹介されています――

尿酸は癌や老化を防止しうる。しかも、生体に有害な化学物質であるフリーラジカルを破壊する働きもある。フリーラジカルは食物や水や空気に含まれており、癌や免疫機能の減退を引き起こしていると考えられている。ヒトの寿命が他の哺乳類よりも長いのは、尿酸のおかげでもあると推定される。

尿のなかには決定的に重要な成分が無数に含まれているので、何世紀も前から医学研究者を引きつけてきました。我々一般市民とは違い、彼らは尿のクスリとしての有用性にとっくに気づいていた。だから彼らは尿の〝クスリとしての正体〟の解明に尋常ならざる関心を向けてきた。一九七五年に発行された尿の研究書『臨床検査の実践における尿検査』には、その好奇心がどれほど大きなものかが、同書の冒頭で次のように〝証言〟されています。

> 尿への学術的な関心がどんなに大きいかは、たとえば人尿に含まれている数々の成分のうちの、低分子成分の研究だけを見ても、その最近の盛況ぶりからはっきりと知ることができる。尿中の低分子成分にかぎっても、この一年間に医学ならびに他の学術文献に発表された研究の件数は優に一千件を超えている。（中略）
>
> 今日では、尿は数千種類の化合物を含んでいることが知られている。今後、分析技術が改良されて検出感度がますます向上していけば、現在知られていない尿成分が次々と発見されていくことは確実である。(19)

皆さんはご存知ないかもしれませんが、このように尿は医学の領域できわめて重要な地位を占めており、この点はもはや疑問や反論の余地などまったくありません。最新の診断技術や合成新薬なんぞ、その足下にも到底およばない。それが現実なんです。

具体的な研究事例は第四章で紹介していきますが、二〇世紀が幕開けして以来、現在に到るまで、天然の（つまり化学的な加工を加えていない）尿と尿素の薬効は、世界中の医学研究者によって黙々と確認され続けてきました。つまり、特定の成分だけを尿から分離精製したり、わざわざ複雑な化学的修飾を加えて元の物質とは〝似て非なる〟クスリをでっち上げなくとも、出たばかりのオシッコやそこに含まれている生（なま）の尿素がずば抜けて驚異的な治療効果を示すことが、立証されてきたわけです。

尿はたいていの疾患に対して驚くべき治療効果を発揮する――この事実を示した研究報告の数々をお読みになれば、あなたもさっそく試してみたくなるでしょう。でも「できるだけオシッコとは判らない形に変えてから使いたい」と思うんじゃないでしょうか。「オシッコは汚いものだ」という先入観から抜けきれていないので、なまのオシッコを飲むのはイヤだけれど、たとえば「血栓治療剤」という効能書きが貼られた薬瓶に行儀よく収められ、名の知れた製薬メーカーから高い値段で売り出されている「ウロキナーゼ」のような〝工業製品〟なら、使ってもイイなんて、思っているんじゃないでしょうか。

しかし、これは本書のいたるところで論じられることになりますが、尿は、特定の成分だけを分離精製したり、その成分だけの化学合成物をクスリとして使うよりも、天然の状態でまるごと使ったほうがずっとよい。そう断言せざるを得ない理由がたくさん存在しているのです。

なぜ尿はまるごと生の状態で使ったほうがよいのか？　その最大の理由は、まずもって尿の成分が途方もなく複雑であり、しかも厳密に言えば人それぞれに微妙に違っているためです。他人の尿から抽出した単純な成分や、ましてそれを化学的に真似てつくった人工合成物では、このうえなく複雑で精妙な〝自分自身のオシッコ〟と同等の薬効を持たせるなんて、絶対にできないのです。

この世におなじ人物が二人といないように、尿だってまったく同じ成分のものは二つとして存在していない。あなたの尿に含まれている成分は、あなただけのもの。もしもあなたが何らかの健康問題をかかえていれば、あなたの尿には、まさにその健康問題を解決するための薬効成分が、オーダーメイドのかたちで〝処方〟されているのです（もちろん、その絶妙なる〝処方〟を行なっているのは、あなた自身の身体である。いわばあなたの生命力が――さらに言うなら〝天の恵み〟が――最新の製薬技術でも絶対につくりだせない〝究極のオーダーメイド生薬〟を、オシッコというかたちで、日々当たり前のように生産しているわけです）。

尿はどうして〝究極のオーダーメイド生薬〟なのか？　それは、あなたの尿には、あなたの健康状態に対応するために、あなたの身体が特別につくりだした何百種類もの成分が含まれているから。あなたの身体は、常に休みなく、膨大な種類の抗体、ホルモン、酵素や、それ以外の諸々の天然の〝クスリ〟をつくりだしており、そうした物質を駆使することによって、からだ全体が順調に働くように諸々の機能をととのえたり、病気と闘っている。あなたが知らないうちに、あなたの身体は始終そうした〝自己治癒〟を行なっているのです。

あなたの血液の中には、あなたの健康状態を正確に反映した無数の生理活性物質や栄養素が含まれていますが、それらは最終的に尿となって体外に出される。だから尿は、天然のワクチン、抗菌剤、抗ウイルス剤、抗癌剤、ホルモン調整剤、アレルギー治療剤等々として再利用できる――現代医学の基礎的・臨床的研究の数々は、それを立証したのです（つまり、自分の尿を毎日〝再利用〟していれば、まさに完ぺきな予防医学の実践が、自分で簡単にできるのです！）。

尿療法で肝心なのは、あくまでも自分自身の尿を使うこと。なぜなら尿から一定の成分だけを抽出したり、それを真似て化学合成でつくったクスリは、一人ひとりの微妙に違う健康上の要請に応えるべく体内各所で生み出された、本人ならではの尿成分を、すべて含んでいるわけではないから――言葉にすればごく単純ですが、これこそ〝完ぺきなクスリであるための条件〟にほかならない。それが多くの医学者の研究によって、くり返し立証されてきたわけです。

「尿療法には天然の尿をまるごと使え」と多くの医者が力説してきたのには、これ以外にもうひとつ重大な理由がある。それは、こうした使い方をしているかぎり、尿療法は副作用を起こさないからです。

たとえ尿と関係ある物質であっても、そればかりを極端に純化させて天然とはほど遠い状態に変えてしまったり、まして化学合成でその似非（エセ）商品をでっち上げた場合には、例外なく副作用がつきまとうし、たいていは非常に危険な副作用になる。たとえば尿から抽出精製して得られる「ウロキナーゼ」という酵素。これには血栓溶解作用があるので脳血栓や心筋梗塞のような致命的な病気の治療に使われていますが、あまりに効きすぎて深刻な異常出血という副作用をもたらす。天然の尿だって（これも大量のウロキナーゼを含んでいるのですが）クスリとして用いられてきたのですが、工業生産されている新薬のミリグラム単位といった極微量の投薬と比べれば途方もなく大量の尿を〝経口投与〟しても、「純正ウロキナーゼ」がもたらすような副作用とは無縁です。

　化学合成でつくった医薬品がどれほど広範に、重大な副作用を及ぼしているか……。その現実をご存知ないなら、図書館に行って『内科医療必携』のような医者むけのマニュアル本をごらんになるといい。そこには医者が出すクスリであれ、われわれが薬局で買えるクスリであれ、あらゆるクスリの用途や用法が列挙されていますが、どのクスリにも例外なく、背筋が凍るような恐るべき〝症状〟があれこれと書き連ねてある副作用の一覧表がくっついている……。

　一方、天然の尿や尿素を使ったオシッコ療法では、実験室レベルや臨床レベルでの治療試験のデータがほぼ一〇〇年前から蓄積されてきましたが、絶大な効果は報告されてきたものの、実験を行なった医者や研究者ばかりでなく被験者本人からさえ、有害または有毒な副作用が観察されたり報告された例は皆無であった。

　すでに述べたように、尿素は尿の主成分ですが、化学的に（シアン酸アンモニウム溶液を加熱することによって）合成することもでき、化学合成された尿素（カルバミド）は治療に用いられて、副作用をもたらさずに大きな成果を上げてきている。しかし次章をお読みになればわかるように、そんなに優れた尿素とて、丸ごと全部のオシッコには、治療効果の点では到底かなわない。なぜならオシッコには、尿素ばかりでなく天然の各種の抗体や酵素、ホルモン類など無数の薬用成分が入っていて、そのおかげで数多の疾患を治すことができるからです。ところが尿素はしょせん尿素にすぎず、そうした贅沢（ぜいたく）な薬用成分は混じっていない……。

　尿療法は第一線の医学者たちによる数多の研究によって、その効果と安全性が立証されているし、しかも世界中の無数の人々の古来からの実践によって、数知れぬ〝喜びの記録〟を残してきました。ところが一方、現代医学の〝主流派〟が自分たちの職業的利害のために死守してきた「在来医療」は、慢性病にも急性疾患にも、あるいはもっと漠然とした健康不振にも、すっきりとした解決策を提供できていないのです。現代医学のそうした限界については、今日多くの人が気づいている……。しかしこうした限界を、尿療法はやすやすと突破してきたわけです。

安全でタダで奇跡的によく効く究極の自然療法——医学史上の最大の秘密を、あなたも簡単に獲得できる！

ここまで読みすすめてきて、あなたはきっと、こう思っているでしょう——「オシッコがクスリになるなんて、これはいいことを知ったぞ。でも誰でも自宅でできるのかな？　最初はどうやって始めればいいのかな？　オシッコを飲んだり塗ったりするなんて、ちょっとビビッてしまってできないな……。そこんところ、どうやったら突破できるだろうか？」

さあ、はじめよう！

尿療法は、ほんとに簡単に、まったく苦痛をともなわずに開始できます。尿を〝内用薬〟として用いる——つまり〝オシッコを飲む〟——場合には、ごく少量から始めればいいのです。第四章の研究報告（効能報告33や35）が示しているように、最初はわずか一滴か二滴で充分なのです。もっと少なくても優れた治療効果を発揮できる場合さえあるほどなのですから。あるいは、オシッコを色や風味が判らなくなるくらいに水で薄めて（こうして大幅に希釈してつくった尿の水溶液を「ホメオパシー尿希釈製剤」と呼ぶことができますが）この〝薄めたオシッコ〟を飲んでも、優れた薬効が期待できます。第六章に尿療法の具体的な方法（ノウハウ）をすべて詳しく説明しておいたので、それをお読みになれば「どうやって始めるか」とか「ホメオパシー尿希釈製剤はどうやってつくるか」など、あらゆる疑問が解決できると思いますし、日常生活のなかで尿療法の効果を最大限に活用できる方法も知ることができるはずです。

本書を使いこなす方法

この一冊には有益な情報がぎゅうぎゅう詰めに盛り込まれています。だから最初のうちは、その情報量の多さに圧倒されるかもしれません。なにしろ本書では五〇篇以上の、医者や医学研究者が実施した尿療法についての実証研究の論文と、その概括、そしてそれぞれの論文には広範な疾患に対する尿療法の具体的な実施例と、医師による観察報告や所感が紹介されているのですから。

もしもあなたが何か特定の病気で苦しんでいて「最初から読んでいくなんて、もどかしい。私の病気の治し方をまず知りたい」というのでしたら、巻末の索引で自分の病名を引き、その病気が何頁に載っているかを探しだして、まずそこからお読みになればいい。ただし、実際に尿療法を開始する場合は、やはり第六章をお読みになってからにしてください。

尿の医学的利用は、現実には古来から現代に到るまで広範かつ多様に実践されてきたのですが、近代西洋文明にどっぷりと漬かった我々には、実用知識としてはほとんど伝わってこなかった……。だから、この療法にかんする文献を収集し、読みこなし、系統だてて整理し、こうして一冊の本にまとめるのは、正直言って大変な仕事でした。だから、せめて本書はわかりやすく実用性のある本にしたいと思い、章ごとに、内容をはっきりと分けてあります。

第一章と**第二章**は、いわゆる「序論」「導入編」です。ここでは尿療法や、尿の〝天然の良薬〟としての抜群の優秀性について、私の体験談を中心に、基本的なことを説明し、「尿=有害汚物」という非科学的な迷信に(もしも皆さんがそうした迷信に染まっているのなら)揺さぶりをかけておこうと思います。

第三章では、尿療法は何世紀も前から実践されてきたし現代医学の数多の研究によってもその効力はすでに実証ずみであるのに、なぜ一般の医師や市民には、それが全然知らされてこなかったのか、その理由を考えてみたいと思います。そして尿から特定の成分を抽出してつくった〝純正医薬品〟よりも、尿を天然の状態でまるごと使ったほうが圧倒的に優れている理由も、この章で論じておきました。

第四章では、文字どおり現代医学の拠点になっている世界中の名だたる研究機関で、第一線の医者や研究者たちが実証した尿療法の有効性に関する具体的な研究成果を紹介しておきましょう。これをお読みになれば、二〇世紀の初頭から現在にいたるまで、まさに世界中の学者たちが、尿療法がほとんどあらゆる病気に効くことを立証しつづけてきたことが理解できるはずです。

第五章では、世界各地で古来から尿療法がどのように実践されてきたか、その興味深い歴史を紹介してあります。

第六章には、尿療法を自宅で行なう場合の秘訣や注意事項を記してあります。

第七章は、病気や症例ごとの、尿療法の実践体験記です。

現代は、健康管理や医療について、とかく不安が多い時代でありますが、こういう時代だからこそ、我々はあらためて、次のような認識を持つべきでありましょう——「知は力なり。すなわち知ることこそ最大の強さであり、自分の健康を守る最良の〝保険〟なのだ」。大切なのは、自分の健康状態を自分自身でよく知ること。そして自分の病気や慢性の健康不振を癒すことができる簡単で安全な養生法をマスターすること。こうした知識を身につければ、それだけ健康になれるし、幸せになれるのです。

世界中の〝ふつう〟の人々、医者、そして研究者たちが、これまでに実証してきた尿療法の素晴らしい効果——本書をお読みになれば、そのすべてがわかる。しかし、きっとこの本を読みだせば、あなたもすぐに気がつくでしょう。尿療法こそ人類が発見した最も優れた、最も価値のある〝医学の秘密〟だということを。オシッコは、途方もなく広範多様な疾病や健康障害に、途方もない効き目を示す驚異の生薬である。しかも驚いたことに、その使い方は途方もなく簡単だ。それゆえ尿療法を試せば、誰でも途方もない健康回復・健康増進のパワーを身につけることができる。しかもそれはすべてタダ。それに在来医学の金もうけの道具になってきた合成新薬や冒険的な手術や放射線照射のような無理な危険性とは一切無縁の、我らが内なる自然治癒力を最大限に引き出してくれる、完ぺきな天然療法である。まさに現代の奇跡ともいうべき尿療法の、恩恵にあずかれるかどうかは、あなたの実行あるのみ。

さあ、「知は力」です。現代医学が隠し通してきた最大の〝秘密〟を暴きだしていきましょう。

第三章　誰も知らない尿の威力

——最も医学的研究が進んでいる天然物質なのに
それについて誰もが無知なのはなぜか？

「尿療法がそんなに素晴らしいものなら……それに、多くの研究で尿療法の効き目が証明されているんだったら、どうして医者も世間も尿療法のことを知らないんですか？　それに世間で尿療法が普及してないのもおかしいじゃないですか」――実は、尿療法の話をすると、真っ先にはね返ってくる質問は、たいていこれです。

尿の医学的利用が古来から世界中でよく知られていたのは、歴史的な事実です。実際、（第五章で紹介してありますが）世界の各地で何千年も前から、尿を診て病気かどうかを調べたり、広範多様な病気や創傷、火傷の治療にクスリとして使っていたことが、数多く報告されているのです。

しかも、すでに一〇〇年ちかくも前から、現代医学の権威ある医者や研究者たちが、「尿や尿素は、この世に存在するクスリのなかで、最も簡単で安価でよく効く」という事実をくり返し立証しつづけてきたのです。

なのに今もって、大多数の人々は（残念ながら我々の身近にいる医者たちでさえ）相変わらずこんな迷信のとりこになっている。すなわち「尿は単なる老廃物で、せいぜい尿検査の試料になるのがいいところである」という迷信の……。

たしかに今日、医療サービスの〝消費者〟である我々一般市民は、尿が「尿検査の試料になる」ことくらいは知っている。病院で「オシッコ検査をしますから」と言われて〝採尿コップ〟を渡され、トイレでオシッコを注ぎ入れてそれを看護婦さんに渡した経験は、誰でもあると思います。しかし医者の尿に対する認識だって、医学的用途にかんするかぎりは、我々シロウトと五十歩百歩なのです。

何千年も前から世界中で実践され、おまけに現代医学が一世紀ちかくも立証を積み上げてきた治療法なのですから、医者は尿療法のことを、本来なら知っていて当然でしょう。ところが医者も、まして我々一般市民も、尿療法のことは、とんと知らない。――これは不可解に感じても当然ですね。

尿がクスリとして広範に使われてきたという事実が、今日ほとんど知られていないし、教育啓蒙活動や宣伝や報道によって知らされてもいないのは、いったいなぜか？

その理由を知るには、現代医療の歴史と背景について、もっと詳しく見ていく必要があるのです。

そもそも現代医療が台頭する以前には、人造のクスリなんてほとんどなかったし、ましてそんな得体の知れないモノを患者に与えるアブナイ医者は、皆無に近かった。それに、たいていの人々は、近所に医者が住んでいても、わざわざ金を払って医者に診てもらうなんてことは、ほとんどなかったのです。ならば一般庶民は、病気をどうやって治していたか？　たいていは、神に祈るか、「栄養のあるものを食べ、じゅうぶんに休養し、昔から薬効が知られているさまざまな生薬を用いる」という常識的な養生法を実践していたのでした。そうした生薬として使われていたのは、薬草（ハーブ）や、木の皮や根、鉱物、それにオシッコだったのです。

こうした自然療法は、たしかに誰にでも判る治療効果があったし、それを使いこなして歴史的な人物となった名医もいた。その代表格で「医学の父」とも呼ばれている古代ギリシャのヒポクラテスについては、皆さんも名前ぐらいは耳にしたことがあると思います。ヒポクラテスはこんな教えを残している――「医者のつとめは、患者自身が持っている自然治癒の力を、もっとよく発揮できるように応援することである。病気を治す主役は、あくまでも患者の自然治癒力なのだ」。さらにクスリの使い方についても、「医学の父」と呼ばれるこの古典的名医は、こんな戒めを残した――「医者はどんな時でも、患者の治療にはまずもって効き目が穏やかな自然療法から始めるべきである。患者の状態を無理やり変えてしまうような強引な医術に頼るのは、そのあとにすべきである」。

しかし医療の歴史はヒポクラテスの教えのとおりには進みませんでした。「人間だって知恵をめぐらせれば、母なる自然を恥入らせるような医療テクニックを発明できるはずだ」と信じる〝人造医術派〟が出現してきて、「自然こそ最良の医者である」と信じる〝自然療法派〟を打ち負かそうと努め、いつの時代も常にこの両派が激突しつづけてきたのです。

「科学の力で自然を征服せねばならない」と信じる〝人造医術派〟が格段に勢いを増すことができたのは、さまざまな伝染病（天然痘やチフスや赤痢、そしてあの恐るべき「黒死病（ペスト）」等々）が押しては返す波のように襲来を続け、そのたびごとに無数の死者を出していたという歴史的事情に、大きく助けられた結果であるといえましょう。伝統的な自然療法は、こうした伝染病の猛威を押しとどめるには力不足のように見えたのです。そういうわけで、少なくとも西洋社会では、伝染病を制圧するための〝科学的手段〟を探求することに精力が注がれたわけでした。

一九世紀末から二〇世紀初頭にかけての時期に、西洋科学は、致命的な伝染病や危険な感染症を抑止できる（と当時は思われたのですが……）合成新薬の開発に成功しました。一九二九年に英国のA・フレミングが発見しその後の「抗生物質」ブームの先駆けとなったペニシリンなどは、こうした合成新薬の象徴的存在といえましょう。かくして二〇世紀は「合成新薬」の時代となったのでした。

二〇世紀も後半になると、科学力にものをいわせた広範多様なハイテク新薬や最先端の医療テクノロジーが次々と医療現場に出現を果たし、伝統的な自然療法はまるで「時代おくれ」であるかのような錯覚が、社会を覆いつくすまでに広がりました。

もはや人類の〝英知〟とそれが生みだしたテクノロジーが、自然を完全に打ち負かしたかのように思えたのです。なるほど、病気になっても〝神だのみ〟する必要がない時代が訪れたのは確かでした。微生物病学の基礎をつくったドイツの細菌学者R・コッホは、かつてこう語った――「人々がもはや神を畏（おそ）れなくなり、かわって黴菌を恐れるようになった時代。それが一九世紀である」と。この意味では、たしかに「神は死んだ」のでした。だって、ひいお爺さんやもっと前の世代のころと違い、現代に生きている我々は、もっぱら新薬や最新医学に〝願〟をかけているのですから。神さまや、病気や健康障害を癒してくれる〝効験〟あらたかな自然療法は、もはや〝お払い箱〟にいれて……。しかしこれには仕掛けがあった。つまり今日の医療社会は（医師会も大学アカデミズムも製薬業者も保健行政官庁も）我々一般市民に、体調がぐあい悪くなったら即座にこう思いこむように〝条件づけ〟を行なってきたのです。「人類社会の健康と幸福を維持し、疾病を放逐するには、最新医学と新薬とむずかしい手術が絶対に必要だし、他の手段は不要である」と……。

現代では、長寿やある種の〝不老不死〟までが最先端の〝医術〟の力で実現できると、宣伝されているくらいです。こうした途方もない願望は、昔だったら〝神だのみ〟の対象だった。しかし今や、〝復活〟を前提にした死体冷凍保存は一部の物好き連中のあいだですでに商業化されていますし（もっとも目下の技術水準で可能なのは死体を冷凍保存するだけなので、この活動そのものは、「死体の〝復活〟は将来に科学が進歩すればきっと可能になるはずだから、その〝未来人の技術〟に希望を託そう」という、科学を装った新興宗教でしかないのですが）、臓器移植手術はまるで〝新しいいのち〟の〝贈物〟のように宣伝されているので、「この手術を続けていけば永遠の生命が約束される」みたいな錯覚まで生まれているほどです。たとえば子供が生まれない夫婦は、従来なら〝子宝に恵まれる〟と語り伝えられている自然療法的手段（温泉や食事や生薬など）に頼ったり〝神だのみ〟をするか、そうした夫婦の心情を周囲の人たちが理解してあげるという〝解決策〟があったわけですが、もちろんこうした方法で期待できる成果には、それなりの限界があった。ところが今やカエルの発生実験さながらに、ヒトでも排卵誘発剤を使ってタマゴを余計にとりだし、人工授精で胚発生を誘導し、それを子宮に移植するという方法で、人工的に妊娠させることができるようになっている。そういう時代ですから、こうした生殖操作テクノロジーを利用しないで単に不満をつのらせたり昔ながらの自然療法に頼るのは「無為無策」とか「あえて遠回りをえらんでいる」と非難されかねない状況になっている……。

　たしかに二〇世紀の現代医学の発展とその成果はめざましいものでした。そのど派手な活躍ぶりと比べたら、たとえば尿療法のような昔ながらの単純きわまる自然療法は、「無為無策」のように見えても仕方がなかった。その一方で、現代医学が提供してくれる医療テクノロジーは「客観的な効き目」がある、という定評になっているわけだから、「無為無策の自然療法」なんぞ捨て去っても当然である、という理屈がまかり通ってきた。――少なくとも我々庶民は、そう信じこまされてきたわけです。

　ところが現代医学の実態は、そうした福音とはほど遠いものだった。かつてハーヴァード大学の理事やテューレイン大学の公衆衛生学部長をつとめたこともある医学博士のジョウゼフ・ビーズリー氏が、一九九一年に著した『医療という名の裏切り』という書物には、現代医学の発展をささえた語られざる裏面史や、予想すらできなかった恐るべき結果が、率直かつ明快に〝告白〟されているのです。


　医療の科学というものがこの世に誕生して以来、医療の現場では、発想や手法が明確に異なってはいるが、互いに補い合うような――日常的な「健康の増進」を重視する〝自然療法〟と、異常時の「疾病の制圧」を重視する〝逆症療法(アロパシー)〟*1という――二つの方法論が存在してきた。

＊1――「逆症療法」とは、患者が苦しんでいる症状とは違う症状や、拮抗する症状を人為的につくりだしてやることによって、最初の症状を打ち消すという方法論のことで、下熱剤や下痢どめ薬などはその典型である。しかし病気の際の発熱や下痢は、身体が自然治癒力を発動している状態だから、文字どおり生命にかかわる高熱や絶望的な下痢にでも襲われないかぎりは、クスリでむやみに押さえると、かえって病気を悪化させることになってしまう。つまり逆症療法には必然的に無理がともなう。

　ヒポクラテス自身は、この二つの方法論を上手に組み合わせて医療の現場で用いていたし、弟子たちにもそう教えていた。だから彼は、こう力説していたのである――「医者は自然治療力を増進させるわざに習熟せねばならない。患者の病を見きわめるには、患者が何を食べ、何を飲み、何の仕事についているかをよく知り、こうした諸々の生活習慣が最終的に患者の健康にどんな影響を及ぼすことになったかを理解する必要がある」。

かつて健康とは、心身の働きにバランスがとれ、なおかつ自分以外の社会ともバランスがとれた生活ができる状態と考えられていた。そうした自然的調和が破綻をきたした状態こそが、疾病なのであった。

だから、かつては治療において重要なのは、患者の身体が〝内発的な自然治癒〟のメカニズムによって健康状態を維持し、疾病から立ち直ることができるような、条件をととのえてやることだった。疾病が姿を現わした場合には、それ相応の医学的介入が使われることもあったが、そうした場合でさえ、食餌(しょくじ)のパターンを変えるといったような無理のない治療法(ナチュラル)が、投薬よりも優先された。(1)

ところが、こうした調和のとれた無理のない医療の在り方は、二〇世紀の世界に吹き荒れた最新の合成薬剤や外科手術を誉めたたえる熱狂の嵐によって、すっかり吹き飛ばされてしまったのです。なにせ「最先端の現代医療は、われら人類を伝染病その他の恐るべき厄病から解き放ってくれる」と、誰もが信じていたわけですから。

現代の疾病対策と医療の方法論は、病気にかかった患者そのものを〝敵〟として扱うという、何世紀にもわたって続いてきた〝闘争的〟な医療から発展してきた。けれどもこうした医療のやり方は、かつては成果など発揮できない場合がほとんどだった。医者が決定的な〝制圧法〟を発見できないままに時が過ぎ、その間にさまざまな伝染病が無数の人々の生命を奪ったのである。

これは医学にとっては〝屈辱の時代〟であった。そして〝屈辱の時代〟が長く厳しいものだっただけ、比較的最近になって医学が勝ち得た成功は、いっそう眩(まばゆ)いものに見えたのである。(2)

ビーズリー氏が述べているように、医学界も一般市民も「科学の威力をもってすれば、あらゆる病気はそれ相応の新薬によって退治できる」とすっかり信じこんでしまった。現代医学への信仰があまりにも強かったものだから、自然療法や栄養や環境や精神衛生といった要因が健康の保持増進に重大な役割をはたしていることを、すっかり忘れてしまっていたのです。

科学の力を借りて病原体の発見に成功し、さらにその破壊ができるようになったおかげで、医者は（そして患者も）「近代科学を模範にした実験医学的な方法だけが古来からの〝敵〟を奇跡的な力で打倒できたのだ」と錯覚してしまった。

けれども医療は現代のかたちに発展していくなかで、病を癒すのに有効で、だからこそ古来から伝えられつづけてきた医療手段を、忘却し捨て去ることとなった。

健康や疾病には、栄養も重大な関与をしている事実が次々と解明されてきたが、そうした知識は一貫して無視された。まして、各種の環境因子や長期的な行動パターンが健康に相互作用的な影響を及ぼしていることなど、関心さえ持たれずにきた。(3)

合成新薬が途方もない治療効果を持っているかのように見えたのでした。だから「もはや自然療法なんて時代おくれだ」という考え方が〝常識〟みたいになってしまったのです。たしかに現代では、誰もが「抗生物質を使えばどんな病気でも治せる」ように思っているし、「痛みは、強力な痛みどめを飲めばいい」と信じているでしょう。我々は現代医学の〝万能性〟を無意識のうちに信じこんでいます。「外科医のメスは魔法使いの杖だ」くらいに思っているわけです。現代医学の万能神話を心底信じている人々にとっては、「時代おくれ」で「野暮(やぼ)ったい」自然療法なんて、無用の長物に見えても仕方がない。尿療法も、栄養療法も、ホメオパシーも、ハーブ療法も、勉強不足の〝現代医学教〟の信者たちには重要性が理解できないわけです。

伝統的な自然療法には、歴史の荒波を乗りこえて実践されつづけてきた正当な理由があったのです。しかし二〇世紀にはいると、民衆は自宅で自然療法を使って健康管理を図るという〝自力更生〟の生き方を徐々に捨てていきました。体調を崩したら、充分な休息と栄養豊かな食事をとり、単純明快な伝統的自然療法を行なう、というのが従来の養生でした。ところが昨今では（病気に）「かかったかな」と思ったら、病院かクスリ屋に行って、なにか「よく効く」クスリを入手するか、クスリで手に負えない時は手術してもらう、というのが現代人のライフスタイルになっています……。

現代は、製薬会社が医学研究者をやとい、産業界と学界が結託して、最新の診断薬や治療薬が次から次へと生み出され、その市場化のために生体実験がのべつまくなしに実施されている時代です。クスリの開発や売出しは、産業界や学界の利益のために行なわれていることであって、現場の医者と患者が本当に必要としているものとは到底言えません。

たしかに伝統的自然療法の優れた生薬であった薬草や尿だって、彼らの研究開発の対象にはなってきました。しかしそれとて天然素材のなかから特定の成分を分離して「純正薬品」をつくる、という発想で行なわれてきたもので、クスリというものに対する考え方は化学合成でつくった新薬とまったく同じであった。要するに、製薬産業とそのお抱えアカデミズムは、〝癒し〟という営みが患者と医者との信頼関係のなかで生成発展していくという基本的な現実をはなから軽視して、まさに〝象牙の塔〟に閉じこもり、製薬術ばかりを追究しているわけです。昔の錬金術師みたいに……。

だから尿療法についても、そういう近視眼的なアプローチしかできない。二〇世紀に入ってから尿を生のまま用いた尿療法や、天然の尿素を使った臨床試験があまた実施されてきたのに、そうした学界の成果が一般社会に公表されることはついになかった。なぜかと言えば、天然に存在している物質をそのまま使って治療を成功させるなんて、産業界や学界にとってはタブーだったからです。そんなことされちゃ、特許制度によって利益の独占が許されている新薬や、外科医集団だけに独占が許されているという意味では事実上の〝特許技術〟である外科手術が、廃(すた)れてしまうじゃないですか。

自分の健康状態を自分の感覚で知り、体調が崩れてしまったら素朴な医療手段を使って自分で治す――これはあらゆる高等動物に備わった〝本能〟と言ってもよい。もちろん人類も、これまではこの〝本能〟を発揮して生存を遂げてきたわけです。しかも人類は、高度な理性を動員して優れた自然療法を発見・開発し、それを後代に伝えてきた。ところが二〇世紀になって現代医療という新体制が人々の生活を支配するようになると、皆、こういう〝自力更生〟の健康管理を必要だとも重要だとも思わなくなった。「医療＝金を払って買うサービス」という迷信にすっかり染まってしまった我々〝消費者〟は、自分の健康状態も、自分の病気を癒すことも、ぜんぶ医者や医学者の仕事だと思いこんでいる。身体の状態を操作したり変更し、それによって疾病を強引に打ち負かすという〝特殊技術〟を独占している専門家に、自分の健康管理をまかせておけばいいと信じてしまっている。

こういう他人まかせの健康観がまかり通っていたので、尿療法は現代社会では完全に無視されることになった。昔だったら、こういう伝統的自然療法は、家族や友人に、口づたえで普及継承されていたわけですが、現代医療の台頭とともにそういうコミュニケーションは廃れてしまった。ところが一般市民の知らないところで、現代医学の最先端の医学者たちは尿療法の驚くべき効果をひそかに〝再発見〟しつづけている。皮肉にもそうした知識は、アカデミズムの象牙の塔のなかに封じ込められたまま、一般人に知らされることはほぼ完全になかったわけです。

それにしても、昔から広く実践され、代々伝えられてきた養生のテクノロジーを、簡単に捨て去ってしまったのは正しかったのでしょうか？　尿療法のような自然療法の数々は、その効用がまっとうに評価され、日常生活のなかで活用されなくてもいいのか？　今みたいに自分自身の健康管理を医学の〝専門家〟に完全に〝おまかせ〟しておくのが正しいのか？　我々のあらゆる病気や健康不振は、化学療法や手術だけしか解決策がないのか？

——賢明な読者は、すでにお判りですよね。答えは全部「ノー」だということを。

二〇世紀の現代医学はたしかに数多の驚異的な発見をしてきました。しかしそうした「発見」の数がどんなに多くても、いまなお無数の人々が病気や健康障害で苦しんでいるし、医者たちはそれをうまく治すことができずに途方に暮れている。医学者たちは、「現代科学の威力をもってすればどんな疾病でもきっと治せるようになる」と相変わらずの御為倒し（おためごかし）を振りまいて、あれやこれやの新薬や手術を売りこんでいるが、それは彼らを富ますだけで、人々の健康はいっこうに実現されていない。

実は「現代医学の奇跡」と呼ばれてきたものは、「奇跡」でもなんでもなかった。『医療という名の裏切り』は、その辺の事情を次のように説明しています。

> それまで猛威をふるっていた感染症が下火になるにつれ、それにかわって慢性疾患が医学の主敵として最前線に立ち現われた。その結果、逆症療法の砦には亀裂が生じ始めた。ジェンナー（種痘の発明者）、パスツール（低温殺菌法や弱毒生（なま）ワクチンの発明者）、コッホ（病原微生物学の確立者）、フレミング（ペニシリンの発見者）、ソーク（ポリオ生（なま）ワクチンの開発者）などに成功をもたらした方法論が、効力を失ってしまったようなのだ。しかも現代医療の欠陥と濫用も明らかになってきた。
>
> 二〇世紀前半の現代医療の絶対的な大成功は、近年の失敗続きで帳消しになり始めている。
>
> 米国では慢性病が蔓延し、特に動脈疾患や癌は、現代医学のハイテク兵器では手も足もでない強敵として猛威をふるっている。
>
> こうした変性疾患（デジェネラティヴ・イルネス）は、患者の体内のさまざまな器官系に機能不全が蓄積し、それが複雑に絡み合って、

ついに患者に〝症状〟というかたちで噴出した〝全身の病〟に他ならない。[*2]

＊2――「変性疾患」とは、動脈硬化や糖尿病など、生体組織や細胞に感染症や外傷以外の原因で病理的な退行変化が生じたせいで、臓器などが所定の働きをやり遂げられなくなって起きる病気をいう。老化や生活習慣による病気が多いが、原因不明のものも少なくない。

変性疾患には、唯一特定の〝病原体〟を見定めて特定の方法でそれをやっつける、という単純な病気退治の発想は通用しない。さらに問題なのは、こうした発想で変性疾患をクスリや手術で〝退治〟しようとすれば、余計な手術をしたりクスリを出しすぎたり――あるいは患者自身が飲みすぎたり――して、治療効果よりも副作用をもたらしてしまうほうが多いということだ。

皮肉なことだが、二〇世紀に誕生した数々の〝驚異の新薬〟は、我々が考えてきたほどの効果をまったく上げてこなかったのかもしれないのである。なぜなら過去数百年間の罹病率や死亡率の〝驚異的〟な減少をもたらした要因として、医学的治療手段が〝主要な貢献〟をしたと言うのは間違いであるし、まして〝唯一の貢献〟をしたなどというのはとんでもない過大評価であると、多くの医学史家が証言しているからだ。

一九世紀に人々の健康状態が大幅に改善されたのは、医療のせいではなく、まずもって栄養や生活環境が根本的に改善されたせいであった。[4] そうした時期に（いや、たいていはそうした時期の後に）医療の発展も見られた、というだけの話である。

我々一般市民は「人類を天然痘やチフスから救ってくれたのは現代医学にほかならない」と信じているが、それは大間違いだった、ということです。真相は、生活環境が改善されたから二〇世紀になって感染症の犠牲者が減った、というわけ。なにしろこの一〇〇年ほどのあいだに、我ら一般庶民は史上はじめて、かつてなく近代的な衛生環境と清潔な水と栄養に富んだ食べ物を享受できるようになった。文明国家が進めた生活環境の近代化は、どぶ川を埋設下水道に変え、上水道による飲料水の供給体制を整備し、国民の栄養水準を引き上げた。こうした努力によって〝黴菌の温床〟は放逐され、その結果、感染症がほとんど姿を消すに到ったのです。

なのに医学は不当にも、こうした公衆衛生政策の成果をまるで自分の手柄のように宣伝し、しかも一般民衆はそのデマ宣伝にころりと騙(だま)されてきた。医学界は今日でもそうしたデマ攻勢を一向に改めようとはしない。「体が具合悪くなったら、クスリを飲むか手術を受ければいい」という迷信を、一般市民に吹きこみ続けているのです。

もちろん私だって、クスリや手術の限定的な効用を認めるのには、やぶさかじゃない。救急医療や形成外科などは、たしかに非常に有効です。しかし野戦病院と同様の強引な医術を得意とするこうした〝非常事態〟専用の医療は、我々がふだん利用する医療であっては困る。どんな病気にかかっても、すぐにこういう〝野戦病院〟医療のお世話になるというのじゃ、常軌を逸しています。

その点で西洋近代医学は大きな過ちを犯しました。なぜなら合成新薬や外科手術という新興医術の利権を擁護するあまり、自然療法をすべて放逐してしまったからです。自然療法は、危険な副作用なしに、免疫系を穏やかに刺激してその働きを活性化させることができる。これは合成新薬や手術にはない長所です。しかも尿療法のように伝統的な自然療法は、効き目にかんしては歴史的な実績がある。たしかに伝統的自然療法とて、効果を発揮できない場合はありました。つまり患者が栄養失調に陥っていたり、衛生状態が劣悪であれば、効果が発揮できるとはかぎらなかった。しかし昔はそうした公衆衛生の知識がなかったのだから、これは仕方がないでしょう。

西洋近代医学の過ちは、それだけではない。これはビーズリー氏も指摘していることですが、食事や休息による〝常識的〟な養生が健康に決定的な影響を及ぼしていることは、すでに現代科学によっても証明されている。ところが近代西洋医学で生計を立てている医者や研究者も、彼らのデマをうのみにしている一般市民も、そうした知見をほぼ完全に無視してきたのです。

だからたとえば、なかなか寝つけないで困ってしまったら、典型的な〝消費者〟はすぐに睡眠薬に頼ることになる。雑誌広告やテレビCMで常日頃から脳裏に刷り込まれている眠りグスリのブランドを思い出し（アメリカ人なら「ナイトール」や「ソミネックス」などの商品名が浮かぶでしょう）、薬局に行って買い求める……。これがたいていの人の〝癒し〟のパターンになっているわけです。ところが、そういう人たちは、散歩や入浴をしたり薬草茶をすすって心身を安楽にみちびくとか、お腹をビックリさせて目が覚めてしまうような唐辛子ソーセージ入りのピザ（ペッパローニ）を寝るまぎわには食べないとか、そういう常識的な心がけには思いが到らない……。「心身のリラックスと健全な食習慣が、健全な眠りを誘う」ことは常識だし、科学的にもはっきりと立証されている事実なのです。ところが〝消費者〟の頭は宣伝漬けにされてしまっているため、こうした知恵が押しつぶされてしまった。

これと同じことが尿療法にも言えるのです。天然の尿や尿素に医学的な効用があることは、すでに多くの医学者たちによってくり返し立証されている。なのに医学界も製薬業界も、そうした研究成果を完ぺきに無視してきた。もちろん無料（ただ）のオシッコから特許薬がつくれるとなれば話は別で、「ペルゴナール」や「ウロキナーゼ」といった高価なクスリが売り出されていることはすでに述べたとおりなのですが……。

医学研究者たちは尿の薬効について驚嘆すべき発見を次々と行なっているのに、一般市民と現場の医者の大部分は、昔から伝えられてきた尿療法の有用性をすっかり忘れてしまっている。このアンバランスな現実は、まったく不幸というしかありません。

象牙の塔の医学研究者たちは、まるごとのオシッコやそこから取り出したばかりの尿素がさまざまな病原体（狂犬病やポリオのウイルス、結核やチフスや淋病や赤痢の病原菌など）や癌細胞を完全に破壊することを、この一世紀のあいだに次々と確認してきたし、尿には信じられないほど優れた薬効や医学的価値を有する物質が膨大に含まれていることも解明し、何千人もの患者を相手に注射や経口投与でオシッコや尿素を与えるという臨床実験を行なってきた。そして尿療法が癌患者の命をすくい、喘息や湿疹や百日咳、偏頭痛、糖尿病、緑内症、慢性関節リウマチをはじめ、数多の疾病や健康障害を癒すことができることを観察してきた。なのにこうした知見は、一般市民には一度たりとも教えてこなかった……。

一方、現場の医者と一般市民は、オシッコを工業的に加工してつくったクスリをそれと知らずに使っているが、自分のオシッコにまさかそれほどの薬効があるとは露ほども知らないわけです。そして医学研究者たちも、我々がそうした知識を持つ必要があるなんて微塵も感じていない。彼ら象牙の塔の住人にしてみれば、「庶民は大学や研究所を〝必要なクスリを開発している尊敬すべき場所〟だと心得ておけばそれで結構」なわけで、そうしたクスリが何を原料としており、その原料をどうやって集めているかなんて、知らせる必要がないと思っている……。

こうした現状に満足できず、すでに私だけでなく多くの人々が、ものものしい〝驚異の新薬〟だの〝最新の外科手術〟だのに頼らずに、昔ながらのオシッコ療法を復活させて利用しはじめている。なぜかと言えば、理由は簡単。新薬や手術よりも、オシッコ療法のほうが、よほどよく効くからです。

今日、尿療法が再び脚光を浴びるようになったのは、二〇世紀の終盤になって文明社会の多くの住民たちがようやく気づきだしたからでしょう。「健康を約束してくれる鍵は、医学実験室や手術室にはなかったのだ」という教訓に……。

誰にでも実行できる自然療法や自己健康管理の方法を捨て去ったことで、人々は、クスリや手術では購えない決定的に貴重な〝癒し〟の手段を失ってしまった。今日、多くの人々はこのことに気がついています。たとえば合成新薬は、自然療法の生薬と違って極端に〝純度〟が高い。この〝純度の高さ〟ゆえ、病気の症状に対しては〝ノックアウト・パンチ〟的な強烈なる威力を発揮することもあるでしょう。しかし、あまりに強烈な効き目ゆえに、患者の身体そのものにも〝ノックアウト・パンチ〟を浴びせる危険性がある。そうなってしまったら、元も子もないわけです。

「我々は疾病との戦いに勝利しつつある」――そんな楽観に甘んじている者もいるでしょうが、人類が〝負けいくさ〟の局面に立っていることは明らかである。エイズ、癌、心臓病、糖尿病、慢性疲労症候群、各種の重症のアレルギー、各種の自己免疫疾患、ストレス性の潰瘍など、こうした現代病の数々は、現代医療ではうまく癒すことができない。その最大の理由としてまずもって指摘できるのは、現代病の大半が、免疫機能の不全による疾患だということです。ところが化学療法や外科療法は患者の免疫機能を弱めてしまう。だから、そんな方法じゃ現代病が治せるわけはない。

実際、どんな化学薬品も手術も、免疫機能を多少なりとも攪乱し、ダメージを与えるので、目下我々の生命や生活能力を奪い続けている各種の免疫不全疾患は、こうした手段で治すのは不可能なのです。

現代社会に蔓延している健康障害は、人体に自然にそなわっている生体防衛の働き（免疫機能）がさまざまな環境要因によって消耗したり破壊された結果、生じたものといえるでしょう。だから化学療法や手術を使えば免疫機能がますます破壊されるだけで、治療どころか患者の救いにはまったくならないのです。そうした医療技術は、一時的に症状の〝改善〟が見られるかもしれないが、健康の決め手である免疫機能を抑制したり破壊したりするので、結果的には疾病に負けてしまうのです。

二〇世紀になって、庶民は「化学薬品や外科手術こそ健康問題の唯一無比の解決策」だと信じ込まされてしまった。その結果、尿療法をすっかり忘れ去っていたわけですが、現代医学には大きな限界があることを思い知った。つまり最近何十年かにわたって免疫抑制作用のある合成新薬や外科手術に頼りきった医療を続けたあげく、我々は、命にかかわるような恐ろしい悲劇を頻繁に目撃する羽目になった。それに懲りて伝統医療の見直しを始めたところ、簡単で安全で健全な、自分で行なえる〝忘れ去られていた自然療法〟を再発見したわけです。

尿療法は、今日では世間にあまり知られていない自然療法になっているが、〝滅び去った医術〟ではないのです。本書で詳しく紹介していきますが、尿療法は二〇世紀全体を通じて現代医学の最先端の部分で維持されてきました。それが世間にほとんど公表されていないだけの話ですが……。

だから尿療法は、正確に言えばもはや「民間伝承医術」ではありません。二〇世紀にはっきりと尿療法を実践してきたのは、皮肉なことに「民間」の主役である一般庶民でなく、ほとんどもっぱら現代医学の〝主流派〟に属するアカデミズムの医者や研究者だったわけですけどね……。しかしそうした状況は徐々に変わりはじめています。

ここまでの結論。——結局、皆さんや、皆さんの身近のお医者さんが、尿療法のことを全然知らなかったとすれば、その最大の理由は、「クスリや手術で病気は治る」という現代医療の発想法に染まってしまっていたからだ、といえるでしょう。しかしこれに劣らず大きな理由がある。それは尿療法がまったくタダで実践できる、ということ。この長所が、まさに〝災い〟して、この世で最も安価で効験あらたかな自然療法が、世間の人々に知らされずにきたのです。

医は算術——患者よりも勘定を優先する現代医療

たいていの人は医学というものについて、こんな印象をいだいていると思います——「俗世間から隔絶されたアカデミアの園で、こころ清らかな医者や研究者が自分を犠牲にして医学研究に身を捧げ、病苦を軽減・根絶させるためのクスリや治療法を必死になって探求している。これら良心の学者たちは、素晴らしい治療手段を発見すれば、ただちに研究結果を一般社会に還元し、病気の人々に最新かつ最善の医療手段を提供している」。たしかに、医学研究がこうあってほしいものだとは思う……。しかし、医学研究の実態を知れば、これが完全に見当ちがいの幻想にすぎないことが判るのです。

現実には、医学研究者が素晴らしい治療法を発見しても、彼らの役割はそれでおしまい。一般社会の患者たちにそれが行き渡るかどうかは、たいていは彼ら研究者の知ったことではない。

今日の医療体制の基本骨格を成しているのは研究者や医者ではなく、製薬産業にほかなりません。なにせ医学研究には資金が必要である。そういう事情で、現代医学は誕生当時から製薬産業に研究資金を大幅に頼るという、金銭がらみの主従関係ができていた。だから我々が耳にする〝研究成果〟は、研究者当人が「人類の幸福増進を願って」発表するといった性質のものではなく、むしろそのスポンサーの企業が宣伝のために発表することが多かったわけです。

二〇世紀前半の製薬分野の大躍進で、人類は新たなワクチン、抗生物質、抗毒素、そして「奇跡のクスリ」と言われたサルファ剤などを手にすることができた。しかしこれらはたいてい、バイエルやI G(イーゲー)ファルベンなどの巨大製薬会社の資金援助で実現したものでした。現代はどうか？　たしかに製薬会社の所有者たちのなかには、人類全体の健康増進を最優先に願っているような善意の人もいるかもしれない。しかしやっぱり製薬会社は〝仁術〟で動いているわけではない。営利企業である以上、〝算術〟を優先せざるをえない。つまり医学者の良心なんぞより金もうけが優先されることになる。

薬草(ハーブ)やホメオパシーや尿療法のような伝統的自然療法だって充分な薬効があるし、製薬産業が化学合成で生み出した新薬よりも安全でなおかつ格段に安価だということは、歴史が証明している。だからこうした自然療法のほうが一般市民には望ましいわけですが、製薬業界にとってはクスリの売り上げを脅かす〝商売がたき〟でしかない。

つまり、おおやけに知られており誰でも利用できるような自然療法は、工業特許の対象にはならない。だから、そうした〝商品〟を手がけても莫大(ばくだい)な儲けが出ない。伝統的な自然療法とは、製薬産業にとっては、そのような

〝商業的に魅力のないもの〟である。おまけにこうした安価で安全で効果的な自家用医療手段が普及してしまったら、製薬産業も医者も食いっぱぐれてしまう……。かくして、自分たちに都合の悪い情報は、無視するか隠蔽(いんぺい)するか、逆宣伝で評判を落としておくのが〝得策〟だということになった。しかし、こうした情報操作は、ビジネスの常道でありましょう。どんな会社や業界だって、自分たちの商品を売って最大限の利益を確保したいと願っている。そうやって市場競争で生き残り、繁栄を遂げてきたわけです。製薬業界も例外ではないわけで、自分の会社や業界が生きのびていくには、大きな利益を出してくれる〝工業製品〟を売りまくるしかない。これは製薬産業の宿命なのです。

だが問題は、こういう〝金もうけ本能〟が、現代医療の体制全般にすっかり染みわたって、〝医は算術〟の体質をつくり上げてしまったことです。製薬業界は医学研究の不動のスポンサーになっている。これによって産学癒着(ゆちゃく)の体制がつくられた。そして、企業のカネに支えられてアカデミズムが開発したクスリや医療技術は、政府の認可を受けて市場に出されることになる。これは、産学癒着の利権構造に役所が一枚噛むという体制を生んだ。患者の苦しみを食いものにして、製薬業界と医学界と厚生行政当局が利権をむさぼり合うという構図は、かくして世界中の多くの国々に現われた……。

おまけに新薬の開発には途方もないコストがかかる。基礎研究から始めて、一つのクスリが開発されて政府の認可を得るまでには一億五〇〇〇万ドルの費用がかかると言われているほどです。だからなおさら、製薬会社は高価な医薬品の売りこみに血道をあげることになる。なにせデカイ儲けを上げて研究開発コストを回収しなくてはならない。さもなくば会社をつぶしてしまいかねないのですから。

ところが企業を〝生かし〟、経営を〝健全化〟させてくれるようなクスリが、患者にとっても〝良薬〟だとはかぎらない。ちゃんと政府の認可も下りた（つまり政府が太鼓判を押した）クスリといえども、薬害を起こして患者にいっそう苦痛を負わせたり、生命までも奪ってしまう例は、少なくないのですから。

たとえば合成女性ホルモンのＤＥＳ（ジエチルスチルベストロール）や、催眠薬のサリドマイド。これらはたしかに、製薬会社に莫大な利益を与えたかもしれませんが、甘言に乗せられてうっかり使ってしまった消費者に、恐ろしい健康障害や先天異常をもたらすことになった。あるいは合成ステロイド剤。かつては「これを飲めばスーパーマンのような筋肉がつく」とボディービル愛好家には引っぱりだこで、自由に売り買いされていたものでした。ところが今はどうか？　蛋白同化（アナボリック）ステロイドの服用によって、多くの人々が命を落とし、生活能力を失ってしまった被害者は数知れない。だから少なくとも先進諸国では販売禁止になっている。かつては「奇跡の解熱（げねつ）鎮痛剤」と絶賛されたアスピリン。これとて、幼児には致命的な疾患であり、大人にさえ重症の腹部出血をもたらすライ症候群の原因ではないかと取りざたされているのです……。

要するに、尿療法のように安全で安価な治療法は、どんなに多くの研究でその効果が立証され、どんなに多くの治療成功例が臨床実験で確認されていても、製薬会社の金もうけに役立たないと見なされれば、実用化の努力は最初から放棄され、政府に認可申請されることもない。かくして、どんなに優れた治療法であっても、一般市民はそうした研究の成果を知ることも、こうした治療法の恩恵にあずかることもできなかった。このように、尿療法の威力についての情報がアカデミズムの内部に〝封印〟されてきた理由は、現代医療の金もうけ体質によるものだったのです。

米国でクスリやその他の医療手段の販売許可を出している役所はＦＤＡ（連邦食品医薬品局）なのですが、ＦＤＡは自分のところで医療技術の研究開発や検査を行なっているわけではありません。あくまでも民間企業が研究開発や検査を行ない、ＦＤＡはそれを書類審査するという形式をとっている。だから「どのクスリや治療法が効き目があって安全か」とか「どれが危険か」といったことは、ＦＤＡは直接には知りようがない。ＦＤＡは、あくまでも企業が提出した申請書類を見て、すべてを判断する。ところがその申請書というのは、企業が〝新商品〟を医療市場に出すために、規制官庁（おやくしょ）を丸めこむ説得材料にほかならない。こうした行政認可のメカニズムが、現代医療を腐敗させてきた。『医療という名の裏切り』にその辺りの事情が暴露されています。

製薬産業といえども儲け商売（ビジネス）だ。製薬産業を規制するための情報を、製薬産業自身が提供するという、呆（あき）れんばかりの〝仕掛け〟を、まんまとつくりあげてしまった。製薬産業を見張る〝番犬〟すなわちＦＤＡは、業界に検査基準を提示する。そして業界みずからが、自分の商品の検査をこの基準に沿って実行し、検査結果だけをＦＤＡに提出するのである。

クスリが〝安全〟かどうかを判定する際に、ＦＤＡ自体は臨床検査をしないし、毒性検査を行なうことも滅多にない。

結果的にＦＤＡは、クスリを市場に出したい当の製薬会社が用意した情報をうのみにして、販売認可の可否を決めざるをえない。企業側の情報に嘘があれば、重大な医療被害が出てしまった後で、ＦＤＡが（そして一般国民も）それに気づくということになる。

このように製薬業界は薬務行政の根幹にくいこみながら、一方では大部分の疾患とその治療法の研究の、重要な資金供給源でありつづけてきた。

だから、そうした資金で推進される医学の研究が、疾患というかたちで表面化した健康問題（まずもって疾病の〝徴候〟）を押しとどめるための新型の化学療法に集中することになったのは、むしろ当然のことであった。なるほどＡ・Ｈ・ロビンスやスミスクラインやチバガイギーといった巨大製薬会社が、特許の対象にもならず自社の市場占有率（マーケット・シェア）の拡大にも役立たない（栄養療法のような）治療手段に研究資金をつけるなんて到底考えられない。[5]

尿や尿素の医学的な効用についての研究成果が一貫して無視されてきたことも、医療と金もうけの腐れ縁が生み出した不幸な結果のひとつです。たとえば尿素は「ダイアモックス」のような合成利尿薬よりもはるかに安全・単純・安価でしかも利尿効果が高いことが、すでに立証されています（第四章、効能報告18）。ところが『内科医療必携』を繙（ひもと）くと「ダイアモックス」は〝利尿剤〟の項目に分類されているのに、尿素の名前は出てこない。その秘密は、「ダイアモックス」は特許薬品だが尿素はそうではない、という点にあります。つまり医者のトラの巻が「ダイアモックス」と尿素をこのように差別待遇することで、製薬会社の売上げの増進を手助けしているわけです。『内科医療必携』のような参考書は、医療現場の臨床医を製薬業界の柔順な〝お客さん（ユーザー）〟にしておくという情報操作の使命も担っているのです。

金もうけと人道的医療が両立しないことは、現代医学の〝主流派〟が薬草（ハーブ）を冷遇しつづけてきた歴史のなかにも見てとることができます。

薬草が、さまざまな疾患に適用できる安全で効果的な医療手段だということは、すでに数多の研究によって充分に立証されているのです。ところが医者は、患者に向かっては、決して薬草（ハーブ）療法を勧めたりはしません。むしろ「薬草なんて、そんなもの効くわけないでしょ。薬草に頼るなんて非科学的ですよ」と、頭から馬鹿にした物言いで、薬草療法という選択肢を否定しています。

しかし医者は薬草療法のことを理解してそういう発言をしているわけではありません。結局のところ製薬会社の宣伝布教活動によって〝現代医療の標準装備〟になってしまった合成新薬や外科手術についてしか、医者は教育を受けてきていません。だから、それ以外の（医科大学で習ってこなかったし医者の雑誌にも広告やＰＲが載っていない）自然療法については、とりあえず否定的な態度をとるしかないのです。で、結局、「そんなもの効くわけないだろ」と患者にウソを言うことになります。

『薬草医術の科学的評価』[6]（ダニエル・マウリー著）は数百件の文献リストを掲げながら薬草の薬効評価を行なっていますが、それらを見れば、天然の薬草やその抽出物とて化学合成された薬物と同等の薬効を持っていることを、現代科学が立証していることが一目瞭然に判る。

たとえば、昔からマラリアの治療に用いられてきたキナ皮（シンコナ）。ここから抽出されたキニーネは、現在では化学合成で工業的に生産されていますが、キナ皮そのものだって合成キニーネと同様の薬効が証明されている。それにキナ皮は安全だし毒性が低い。実際、米国では合成キニーネが開発される前には、キナ皮を何百万ポンドも輸入して、それをクスリに用いていたわけですが、今ではキナ皮の使用を医者は患者に決して勧めないし、宣伝されることもない。なぜかといえば、ただのキナ皮と違い、合成キニーネなら製薬会社が特許もとれるし、莫大な金が稼げるからです。

そして残念ながら、「自然療法は金もうけにならない」という判断から製薬会社がＦＤＡに販売認可を申請しなければ、政府がそうした医療技術に「使用認可」を公式に与える機会はまったくなくなるから、結局、一般市民や町医者がそうした自然療法を知る機会はなくなってしまうし、使われることもなくなる……。

尿素に話をもどせば、たしかにこの物質はＦＤＡによる認可を受けているし、尿素を含んだ合成医薬品がいろいろな商品名をつけて出回っている。けれども尿素そのものはオシッコの主成分ですから、これはもうタダ同然で手に入るし、特許で独占できるわけがない。そういうわけで、尿素だけを使って素晴らしい治療効果を生み出す臨床実験が数々行なわれてきたにもかかわらず、製薬業界も政府も一般社会も、それをまっとうに評価するということがまったくなかったのです。研究者自身は、論文のなかで、このタダ同然で単純きわまる尿素の医学的効用を力説してきたわけですが、医学界の関心を引きつけることは遂になかった……。

「一日に一個のリンゴで医者いらず」――これは食養生の重要性をうたった諺（ことわざ）ですが、二〇世紀にはいってこうした養生の思想は封殺されてきた。しかもこれに代わって、過去五〇年以上ものあいだ、医療の〝消費者〟である我々一般市民と、さらに深刻なのは一般の医者たちが、製薬業界のまきちらす次のような宣伝布教（プロパガンダ）にすっかり洗脳されてきたのです――「一日一服の医薬品（ドラッグ）で病気しらず」。そして天然の尿や尿素を用いたもっと簡単で安価で安全な治療法は、無視されてきた……。

しかし、製薬業界や医者の言っていることが正しいなんて、どうしてわかるのか？　医者が処方したり薬局で売っている、要するに製薬会社が生産している合成薬品が、安全だとか効果があるとか、我々の病気を癒してくれると期待をかけていいのか？　この点をあらためて考えてみる必要があるはずです。

化学療法の真実——合成新薬は本当に安全で効き目があるのか

たとえ尿療法の効用を読んだり聞いたりして知っていても、実行できずに二の足を踏んでいる人が多いことでしょう。だって普通の医者はこれを推奨していないわけだから……。

医者に「尿療法を始めてみたいのだが」と相談すれば、きっと彼らはこう言うでしょう——「尿療法なんて聞いたこともないですからね。そんな怪しげなこと、ヤメておきなさい」。

あるいは医者からこんな答えが返ってくるかも知れない——「ああ、尿療法ね。私も噂に聞いて知ってはいるが、だけど安全性も効果も立証されていないわけだから、ヤメといたほうがいいですよ」。

医者は、自分が処方している薬品を「本当は危険なクスリなんじゃないか」とか「本当は効かないんじゃないか」とは、よもや思わない。だってそうしたクスリは安全性も効果も科学的に立証されているはずだし、だからこそ政府の認可も降りているはずだから……。そして我々一般市民も、医者と同様に、市販薬には絶大な信頼を寄せている。しかしこれは大きな落し穴なのです。「尿療法や薬草療法などは危険だし薬効も証明されていない。要するにインチキ療法にすぎない。政府の認可がおりたクスリや治療法だけが安全で効果がある」——この物言いは、実は大ウソなのですから。

本書の第四章をお読みになれば理解できるでしょうが、まず尿療法について誤解を指摘するなら、この療法はすでに膨大な研究によって有効性が立証されているのです。それに尿や尿素を薬用に使った一〇〇年ちかい研究の歴史のなかで、オシッコを飲んだり塗ったりして副作用が起きたとか、まして死亡者が出たなどという報告は一例もない。こんなことは、化学薬品や外科手術では到底見られません。

一方、我々は（そして一般の医者たちも）市販薬の効果を買いかぶりすぎている。現在、米国の薬局で医者の処方箋なしに購入できるクスリは三〇万品目以上もあるわけですが、安全性と薬効が立証されているクスリはそのうちの三分の一しかない。しかもそれらは例外なく危険な副作用を起こす恐れをかかえていて、過剰投与すれば死さえ招きかねないのです。これは私が口から出まかせに言っていることではありません。一九八三年に発行された『効かない市販薬』という不良薬品の〝大全集〟に収録された大勢の医者や研究者たちの証言なのですから。実際この本を読むと目からウロコが落ちますよ。FDAの認可が下りているから薬局で売られているし、医者は患者に勧めているわけですが、実は安全性や薬効が立証されているとはかぎらないのですからね。この本は〝市販薬の最大の秘密〟を次のように喝破（かっぱ）しています。

毎日、テレビやラジオや新聞、雑誌は、市販薬の素晴らしさをうたい、商品名を連呼していますね。その莫大な広告費はどこから出ているかご存知ですか？　結局すべて、あなたがクスリ代というかたちで提供し、製薬会社がその金で、あなたからもっと多くの金を搾りとるための洗脳を行なっているにすぎないのです。[7]

ところがそうして売り込まれている**市販薬のうち、効能書きどおりの薬効を発揮し、なおかつ安全な商品は、全体の三分の一にも満たないのが現実なのだ**という。

もっと正確に言えば、あなたが薬局で買っているクスリは、たいていはFDAの安全基準や薬効基準を（場合によっては両方とも）満たしていない成分を一つか二つ、余計に含んでいる。それが仇（あだ）になって、効能や安全性が裏切られているわけです。

アメリカ国民が市販薬の購入に当てている金額は毎年一〇〇億ドル以上にもなる。しかしそのうちの三～四億ドルは、むやみに高価な値段がついたクスリの不用な価格カサ上げ分や、安全性や薬効が立証されていない成分に、みすみす支払われていることになる。

市販薬のあらゆる成分は多少なりとも危険性を抱えているから、効果のない成分や、効果が立証されていない成分をそれに添加すれば、そうしたクスリの利用者は、不当に高い危険性を背負わされることになります。だから、そうした市販薬を買ったり医者に処方してもらうということは、無駄金を使っているだけでは済まない。あなた自身や家族の生命を、知らないうちに危険にさらしていることにもなるわけです。

ＦＤＡは一九八〇年代に〝処方箋不用（オーバー・ザ・カウンター）（ＯＴＣ）医薬品（ドラッグ）諮問委員会〟を設置しました。これは、医師や薬剤師などの有識者多数から成る調査組織で、全米の薬局で売られているおよそ三〇万銘柄の処方箋不用医薬品（一般市販薬）について、薬剤成分が安全性と薬効をちゃんと備えているかどうかを調べたのでした。結果は、ＦＤＡの処方箋不用医薬品・評価事業を監督したウィリアム・ギルバーツソン博士によれば、「委員会が調べたすべての薬剤成分のうち、安全性と効能書きどおりの薬効を確認できたのは、わずか三分の一程度」しかなかった。しかも、ＦＤＡの役人たちは、処方箋不用医薬品を生産している製薬業界から圧力を受けていて、そのため評価事業に必要なデータを委員会に対して出し渋ったというのです。

いずれにせよ、それこそ無数の市販薬が、安全性と薬効についてなんら立証されていないことが、この調査で明らかになった。アメリカ人なら誰でも知っている有名な銘柄もたくさん含まれています。「ナイキル」「アルカセルツァー」「バファリン」「ドリスタン」「アナシン」「エキセドリン」「コープ」、あるいは医者も勧める「プレパレーションＨ」等々……これらはみんな、安全性も薬効も怪しいクスリだと、化けの皮がはがれたブランドなのです。

『効かない市販薬』を執筆した医者や研究者たちは、もう一冊、『効かない処方薬』という、処方薬の危険性を啓発する消費者向けの本も書いた。ここでも医者の出すクスリの恐るべき実態が暴露されています――

体の具合が悪くて病院に行くとしましょう。病院ではお医者さんの診察を受け、場合によっては検査などもされて、クスリを処方されますよね。あなたは処方箋を受けとって、薬局に行き、処方箋どおりのクスリを手にいれる。うちに帰ってそのクスリを飲むわけですが、これでひとまず安心か？　いや、実はとんでもない。

あなたも、そして場合によってはあなたを診たお医者さんも、まったく知らずにいることなのですが、あらゆる処方薬の実に八件に一件は、政府の定めた基準では〝効き目なし〟と見なされている欠陥商品なのです。あらゆるクスリは多少なりとも危険性を抱えていますから、そうした薬効のないクスリを無駄に使用するということは、利益などまったく得られぬまま、いたずらに身を危険にさらしていることになる。

要するに、クスリからこうむる利益と危険性を秤（はかり）にかけて考えた場合、そうした処方薬は安全ではないと断言できるわけです。(8)

金儲け第一主義で、「人造の医薬品は安全である」という妄信に支えられ、自然治癒力を無視し、安全な自然療法の使用を妨害してきた、二〇世紀の医療体制……。我々は〝医療消費者〟の立場から、こうした現代医療が破綻をきたしている現状に立ち会い、その腐敗ぶりを身をもって経験しているわけです。残念ながら、現代医療のこうした妄信の誤りに気づくために我々が支払っている〝授業料〟はあまりにも高い。ここに最近起こったその一例を示しておきましょう。現代の化学療法では「治療は困難」とされているB型肝炎を、抗ウイルス剤で治そうとして起きた医療スキャンダルの話。「人造の医薬品は安全である」という妄信がどんなに悲惨な結果を生み出しているかがよく判るでしょう。

生きているだけ、まだまし――人間モルモットにされた患者の証言

医者から出されたクスリで重大な副作用におちいった、と国立衛生研究所に警告を発したのに、完全に無視された人がいる。この不幸な患者は、フェニックス在住のポール・メルストロムさん。彼は現在、クスリの副作用による神経障害の苦痛とたたかう日々を送っているが、それでも、生きているだけまだマシだ、と感じている。というのも、このクスリの投与を受けた他の五人の患者はすでに死亡したからだ。メリーランド州ベセズダにある国立衛生研究所はアメリカ政府の最大の医学研究機関であるが、同研究所の職員たちはこの投薬実験に恐るべき手落ちがあったことを認めている。投薬実験の責任者だったジェイ・H・フーフネイグル博士でさえ、大失敗だったと認めている始末なのだ。このクスリの人体実験を許可したのは連邦政府の食品医薬品局であるが、同局でも目下、被害の実態を調べている。(AP通信)

(『アリゾナ・リパブリック』紙、一九九三年九月二日付)[9]

しかしこうした事件は氷山の一角にすぎないのです。『医療という名の裏切り』でビーズリー氏が指摘していることですが、どこの製薬会社でも新型の薬物療法を(たとえ効果が確認できていない〝構想段階〟の未完成品であっても)他社に先がけて市場に出したいと、それればかりを考えているから、次から次へと新薬の販売認可申請を行ない、その結果、政府認可の拠りどころになっている製薬会社の薬物安全性テストは、データの改ざんなどのインチキがまかり通っている始末なのです。

こうした、思惑ばかりが先行した、その意味では〝投機的〟な医薬品は、まさに〝手榴弾(てりゅうだん)〟のように医療現場に投げこまれ、その結果、製薬産業の歴史にひときわ大きな汚点を残してきた。最も悪名高いのは、サリドマイドの悲劇だ。この催眠薬の副作用はヨーロッパ大陸と英国に、上肢に発育不全をきたした数千人の子供たちを生みだした。

ところが製薬業界はこれに懲りもせずに、サリドマイド禍に匹敵するような副作用を起こす恐れのある医薬品を、次から次へと生産し、休みなく市場に送り出している。(10)

〝医薬品消費国〟の――つまりアメリカの――国民は、こうした副作用と濫用の危険性にとりわけ高率にさらされていると考えるべきです。なぜなら我々は、クスリを〝常食〟するようなライフスタイルをとっているから……。

アメリカ社会は〝過剰投薬〟社会だが、専門家の分析によれば、その原因は、〝苦痛〟が存在していることに耐えられないアメリカ社会の文化的風土にあるらしい。どんな痛みや苦しみも一粒の錠剤(ピル)を飲めば解決できますよ、と謳うテレビや雑誌の広告が、国民にそうした思いこみを植えつけているらしいのだ。(中略)しかし消費者は、クスリに頼っても痛みや苦しみを解消できないことを知るはずだ。処方箋不用薬を使いつづければ副作用が起こるし、クスリに頼ったばかりに、もとの苦痛よりも深刻な苦しみにおちいる場合さえあることを、思い知らされることになるからだ。(『ウォールストリート・ジャーナル』紙、一九九四年一月一一日付)(11)

化学合成の医薬品に頼ることには、もうひとつ問題があります。それは、クスリの薬効や安全性を立証する根拠に用いている「二重盲検法(ダブル・ブラインド)」*3による検査の限界です。

＊3――薬物の安全性や効き目を実験的に確認する場合には、同じような条件の被験者(実験動物、健康人、患者)を二

つのグループに分け、一方にはその薬物を、もう一方にはまったく何の効果もない〝偽薬（プラセボ）〟を与えて、両方の結果を比べて見るという方法をとる。つまり、偽薬に比べて実験薬がどれだけの効果を現わすかを評価するわけだ。偽薬を与えられた被験者集団は、この検査で比較の基準となるので〝対照基準群（コントロール・グループ）〟と呼ばれ、実験薬を与えられた集団は〝実験操作群（エクスペリメンタル・グループ）〟と呼ばれる。通常の検査では、実験を行なう研究者自身は、どの集団が〝対照基準群〟で、どの集団が〝実験操作群〟かを当然知っている。しかしこれでは、実験者が予断をもって被験者に接する場合も起きうるので——実験者も人の子だから〝実験操作群〟には過剰な期待をかけるだろうし〝対照基準群〟にはつれなく接するであろう——実験者の差別待遇的な態度が実験結果に意図せぬ結果を与えてしまうかも知れない。そこで、実験者の予断や主観的な態度が、実験結果に影響を与えないように考案されたのが「二重盲検法」という実験計画手法である。通常の比較検査では、誰が〝対照基準群〟で、誰が〝実験操作群〟かは被験者集団に知らされないから、被験者だけが〝目かくし〟された状況に置かれるわけだが、「二重盲検法」では実験者もまた〝目かくし〟状態に置かれ、実験手続きの全体は、直接には被験者に接することのない実験管理者に委ねられることになる。つまり被験者に直接接する実験者は、自分が偽薬を与えているか本物の薬を与えているかが判らないので、そのぶん被験者への差別待遇が防止できるのである。

「薬効や安全性の検定を〝二重盲検法〟のもとで実施すれば、実験者の先入観や差別待遇が排除できるから、公平で客観的な検定結果が得られる。だから〝二重盲検法〟で〈薬効あり〉とか〈安全〉と確認された薬物は、どんな人間に与えても等しく〈薬効があり安全〉である」——医薬品の開発者たちは、こういう発想にもとづき、「二重盲検法」で〝安全かつ薬効あり〟と確認された新薬に絶対の自信を持っている。しかしこの考え方そのものが、すでに早合点の大間違いにほかならないのです。

なぜ間違っているのか？　それは、治療やクスリというものについての最も重要な点を見落としているから。つまり、現実世界には、どんな疾患であれ、それを引き起こす「唯一特定の原因」とか「普遍的・抽象的な身体」なんてものは存在していないのに、こうした現実ばなれした仮定を前提にして「二重盲検法で〈安全かつ薬効あり〉と確認された薬物は、どんな人間に与えても等しく〈薬効があり安全〉である」という教条（ドグマ）を信じ込んでいるからです。

現実には、完全に決定的な「二重盲検試験」などというものはありえない。なぜなら、仮にまったく同じ疾患にかかった人が世の中に何人かいたとしても、まったく同じ人間は存在しえないからです。どんな人間にも生物学的な個性というものがある。従って、まったく同じ疾患――現実には「まったく同じ疾患」なんてものは存在しえないけれども――にかかった人が複数いたとしても、「二重盲検法」で安全性と薬効が確認されたクスリが効く患者もいれば効かない患者だって当然いるわけです。

そういうわけで、少なくとも人間が考案した化学療法にかんするかぎり、完全に客観的な「二重盲検試験」などというものは存在しえないし、「どんな人間にも必ず安全だ」とか「必ず効く」という〝客観的評価〟を下すことは原理的に不可能である。にもかかわらず、こうしたエセ科学的迷信を信じてむやみな投薬を行なうから、予期せぬ副作用で、クスリを飲んだばかりに死亡するような不祥事が起こる……。

我々一般市民は、薬事行政官庁や医者の言うことを、ただもう信じておけばいいと思いこんでいますよね。だって医者や役所は「我々を信じていれば間違いはないですよ」と自信満々に言っているから。しかし盲信は命とりになる。医者や役所とて「二重盲検法」に対する盲信で、すでに致命的な過ちを犯しているわけです。

今日の米国の医療危機の、その本質的な原因は、医療費が少なすぎるという点にあるのではありません。国民が自分自身の健康維持のために本当に行なわねばならないことを、まったくおろそかにしてきた点に、問題があるのです。健康維持のために本当に必要なこと。それは身体の免疫機能や自然治癒力を、無理のない方法で維持増進させることにほかなりません。「無理のない方法」とは何か？　それは、良質の栄養、無理のないライフスタイル、充分な休養、そして簡素で安全な自然療法の実践による、日常的な養生にほかならないのです。

私はこれまで、医者やその他の多くの医療関係者に、尿療法についていろいろと尋ねてきたのですが、ほとんど全員が尿療法の存在すら知らなかった。尿療法のことを耳にしたことがあるのは、ほんの一％くらいだったでしょうか……。ところが、そうした連中も、必ずこんな〝忠告〟をするのです。「尿療法なんて危険ですよ。あれは単なる迷信にすぎないし。第一、効果だって確認されていないのですから……」。合成医薬品を推薦したり処方する時の態度とは大違い。

しかし現実には、尿療法は安全性も薬効も実証ずみである。それも、化学薬品よりもよほど安全で効果的だということが……。

そしてクスリと製薬産業の現実のありようを正しく知るならば、本当に危険なのは、むしろ不要な手術を当たり前のように実施したり、処方薬を濫用（らんよう）しているクスリ漬けの医療や、処方箋不用医薬品が食品や衣類や洗濯洗剤のように無造作に販売されている社会の現実だということは、まさに歴然としています。尿療法のように効果や安全性が科学的に立証されている自然療法を適度に使用することが、「危険」だと非難されるいわれはまったくない。そうした言いがかりは、勉強不足のエセ専門家が、無知ゆえに言い切れるタワゴトにすぎないのです。

尿から抽出された〝純正医薬品〟では、なぜダメなのか

尿療法の効果と安全性が科学的に充分立証されていることは、次章をお読みになれば納得できるはずです。

「ならば……」と読者はお考えになるかも知れない。「オシッコをまるごと使うのではなく、薬効成分だけを抽出したりクスリにつくり直して、それを使ったほうが、よほど簡単だし良いことなんじゃないですか？」実際、私はたびたびそんな質問を受けてきました。

尿から抽出された〝純正医薬品〟は問題がある。まずもって、たとえ原料が尿であっても、単一成分だけを自然には存在しないほどの高純度に精製してしまえば、それはもはや副作用の危険性を抱え込むことになる。しか

しこの他にも〝純正医薬品〟がまるごとのオシッコに絶対にかなわない理由があるのです。

あなた自身の身体のことを考えてみてください。あなたが何らかのクスリを飲んだ場合、体内での吸収速度や、その物質によって引き起こされる反応は、他人とは微妙に異なっている。いや、自分の身体ひとつとっても、時間帯や健康状態などによって、体内のそうした条件は常時変動している。だからまずもって、特定のクスリとか治療法が個々の患者に有効に働くかどうかは、たいていは非常に見極めがたいものなのです。結局、治療の本番で、患者を相手に〝リハーサルなしの実験〟をするほかない。それで効いたら運がよかったということだし、効かなければ量を増やしてみるなどして様子を見る。クスリが全然効かなかったり、副作用が出たりして、患者の容態が悪化すれば、それは運が悪かったことになる……。〝運だのみ〟なんて、まったく科学的じゃないけど、〝純正医薬品〟はどうしても使用の際にそうした問題をかかえこむことになるわけです。

しかし、尿をまるごと用いる場合には、このような〝運〟に頼ることはなくなる。人によって身体の状態がそれぞれ微妙に異なっているからこそ、それだけ天然の尿をまるごと用いることが、非常に医薬としての価値を高めることになる。

尿には何千種類もの成分が含まれていることは、すでに科学者たちによって明らかになっている。しかも尿のさまざまな成分は、その尿を生産した当人の身体のあらゆる働きと密接に関係しているといってもよいほどである。こうした尿の特性を、専門書は次のように述べているくらいです。


尿は、それぞれの個体の体内の諸活動を映し出している〝鏡〟と見なされてきた。（中略）尿は、からだ全体のさまざまな働きについての情報を与えてくれる。（A・H・フリー他著『臨床検査の実践における尿検査』、一九七五年）

そうした諸々の成分をまるごと全部含んだ尿を、そのまま治療に用いれば、尿中の各種の蛋白質や抗体やホルモンなどを、身体が生産したそのままの濃度で利用することができる。この「そのままの濃度」というのが重要です。なぜなら尿に含まれている各種の生理活性物質は、本来は身体のさまざまな働きを巧妙に調整し、健康上の脅威に対応するために生産されたものにほかならないからです。だから尿中の物質は、途方もない純度に濃縮してしまうのではなく、体内で利用されていた時の濃度で用いるのが最も安全だし最も効果的なのです。

しかも健康の増進に決定的な役割を果たしている無数の尿内成分は、いずれも他の成分と微妙な相互関係を保ちつつ、全体としてきわめて調和がとれた状態で、「尿」という体液を成り立たせている。こうした絶妙の成分バランスは、尿から特定の成分だけを抽出して〝純正医薬品〟として用いた場合には、絶対に再現できないのです。

ところが医学研究者たちは、薬用価値の高い各種の尿内成分を、どうにかして抽出したいと考える。特定成分だけを尿から抽出できれば、それを高純度に精製したり、同じ物質を化学的に合成して医薬品につくりかえ、大がかりに売りさばくことができるからです。

しかし、たとえ尿内の単一成分を抽出して工業薬品につくりかえることができたとしても、あなたが毎日出しているオシッコの薬効には絶対にかなわない。なぜなら、あなたのオシッコには、あなたの身体の働きぐあいや健康状態を正確に反映し、なおかつ故障や異常を治すためにあなたの体内のいたるところでつくりだされた、いわば〝オーダーメイド〟の無数の生薬が、絶妙のブレンドで含まれているからです。人体の自然治癒能力が人間の知恵や思惑をこえてつくりだした、この天然の液剤の個々の成分や全体的な調合を、我々が工業的にコピーすることは絶対にできないのです。

次に紹介する事例は、そうした教訓となるでしょう。尿には快眠をさそう物質が含まれていることが判った。そこで科学者たちが、この〝快眠促進物質〟だけを尿から分離抽出して、睡眠薬をつくろうとしている。だが、肝心の成分単離がことのほか難しい、という話です。

快眠物質発見、眠れぬ夜はこれで解消

ヒトの尿の中に、安全かつ無理なく安眠をさそう神秘的な物質が含まれていることが発見された。ハーヴァード大学とシカゴ大学の研究者は、「睡眠（sleep）」の頭文字をとって、この物質を「睡眠因子（Factor S）」と名づけた。「睡眠因子」は絶大な快眠促進効果があることが、すでに立証されている。（中略）この物質の実用化をめざして大規模な試験が続いているが、それでも「睡眠因子」の純正薬品が商業化されて一般人々が利用できるようになるまでには、あと数年は待つ必要があるという。[12]（新聞紙名および掲載年月日は不祥）

この記事を読んだかぎりでは、純正薬品が発売されるまで一般人は「睡眠因子」の恩恵にあずかれない、という印象を持ってしまいますが、実際には今すぐにでも「睡眠因子」をタダでじかに利用できる。尿療法についての科学的研究で立証されていることですが、我々はオシッコをまるごと用いれば、尿が有する〝快眠促進効果〟は無論のこと、他のさまざまな恩恵をもいっぺんに享受することができる。純正薬品が商品化されるのを待つ必要なんてまったくない。しかも純正薬品になったら必ずついてくる副作用の心配も、まったくないのです。

尿からつくった〝純正医薬品〟や、その成分を化学的にコピーしてつくった合成医薬品ではなく、天然の尿をそのまま利用したほうがはるかに優れている理由は、他にもまだあります。

たとえば、仮に「睡眠因子」だけの大量生産ができるようになり、この物質の純正薬品が売り出されたとしましょう。あなたは不眠症で悩んでいて病院に行った。すると医者は「これでよく眠れるようになりますよ」といって、例の純正薬品を処方した。ところが、ここに重大な問題がひそんでいる。実はあなたの不眠症は、食物アレルギーが原因で起きていた。しかしあなたも医者も、まさかそうした原因で不眠症になっているなんて思い到らない。たしかに尿を原料につくりだした純正睡眠薬は強烈に効くにちがいない。だから医者が出したクスリを飲めば、表面上は「不眠症が治った」かに見える。つまり〝対症療法〟は成功するでしょう。しかし、このクス

りでは食物アレルギーを治すことはできない。不眠症の原因を除去することはできないわけで、まさに〝姑息な療法〟でしかないわけです。原因は放置したままなので不眠症そのものは治らない。だから、あなたは〝睡眠因子〟の純正薬品を、何週間か漫然と飲みつづけることになるだろう。すると必ず副作用（たとえば頭痛、めまい、眠気など）に襲われるであろう。そうなったら副作用がわずらわしいので、あなたは純正睡眠薬の服用を止めてしまうかもしれない。

だが、服用を止めたとたんに、あなたは再び不眠症に襲われることになる。だって原因の食物アレルギーは、治療どころかまだ医者に発見されてもいないわけですから……。

これがオシッコをまるごと天然のまま用いる尿療法ならどうなるか？　オシッコには「睡眠因子」だけでなく、あなたが食物アレルギーならそれを癒す〝抗アレルギー物質〟も含まれている（第四章、効能報告32〜35）。だから尿療法を行なえば、不眠症と食物アレルギーを同時に癒すことができるわけです。もっと正確に言えば、食物アレルギーという原因を除去することによって、不眠症を根本から治すことができる。まさに尿療法は、その複雑で多様な天然成分ゆえに、完ぺきな〝根治療法〟を提供してくれるわけです。しかも副作用もなく、まったくタダで。

尿であれ、それ以外の天然の薬用物であれ、そのなかの単一成分だけを抽出して〝純正薬品〟として使用すれば、たいていは、他の諸々の成分が与えてくれるはずの途方もない恩恵をみすみす逃してしまうことになるのです。

現在では医学者のなかにも「天然の薬用物質から単一成分を抽出精製して用いるよりも、その薬用物質をまるごと治療に用いたほうが効果が高いのではないか」と、従来の〝純正医薬品至上主義〟への疑問を表明する者が現われているくらいです。たとえば米国の内科医で、薬草の医学的利用の分野の権威であるアンドリュー・ワイル医学博士。彼は今では薬草を自然のままの状態で治療に使っているのです。

ワイル博士は自分の研究と医療の実践のなかから、「薬草は、その成分を精製してつくりだした派生物よりも、天然のものをそのまま使ったほうが、たいていは効果的である」という教訓を得た。他の多くの医者と同様に、彼も「天然の薬用物質よりも、そこから分離した抽出物のほうが一般に毒性が高いし、時にはそうした抽出物よりも天然の薬草そのままのほうがよほど薬効が高い場合がある」と知ったわけです。ワイル氏は一九八三年に著した『健康と癒し』で、次のような戒めを発しています。

研究者たちは薬草から薬理活性を持った成分を分離しようとこれまで血道をあげてきたが、これは重大な間違いであった。彼らは、薬草のあらゆる薬効はすべて単一の薬効成分に還元できる、と信じてしまっていたのだ。（中略）「薬草が有している薬効の総体は単一薬効成分の総和にすぎない」という間違った考え方が、薬学と医学においては絶対的な教条（ドグマ）になってしまった。（中略）だが単一薬効成分からつくった純正医薬品をどれほど集めてみても、天然の薬草そのものには、はるかに及ばない。(13)

「尿は、抽出物ではなく、天然の状態でまるごと治療に用いたほうがよい」――これは尿内成分の代表格である尿素にも当てはまる科学的な大原則です。

高濃度の尿素溶液が各種の細菌やウイルスを破壊することは二〇世紀の初頭から実験によって判明していたことですが（第四章、効能報告1、3、8など）、結核菌などに対する尿素の殺菌力は不充分だった。しかし尿素だけでは殺せなかった結核菌が、まるごとの尿を使えば多くの場合、急速かつ確実に抑制したり殺菌できることが、一九五〇年代に立証されているのです（第四章、効能報告14、15）。

ところが残念なことに、尿の抗結核作用を発見した科学者は、「尿を使えば結核治療ができる」と世間に発表すればよいものを、そうした啓発をせずに、尿に抗結核作用を与えている成分だけを分離しようと企てて結局失敗してしまった。この研究者は、安全確実で安価な尿療法の普及には全然関心がなかった。尿を原料にして純正医薬品をつくることばかり考えていたから、研究成果は生かされなかったわけです。

皆さんは「結核なんて今では抗生物質で治療できるじゃないか。だから尿療法なんて今さら必要ない」とお考えになるかもしれない。が、それは大間違いである――

米国で結核が再び台頭しつつある

ワシントン発――新型の結核が驚異的な勢いで増加している。（中略）こう警告する議会報告書が木曜日に発表された。連邦下院議会・政府活動委員会の人的資源小委員会で委員長をつとめるエド・タウンズ議員（ニューヨーク州選出、共和党）は、この報告書の意義を次のように述べている――「これは我が国の保健医療体制の欠陥を痛烈に告発した背筋の凍る報告だ」。（中略）この報告書によれば抗生物質に耐性を持った結核菌が出現してきたため結核制圧は困難になっているという。最近の医学論文によれば、小児の結核は成人よりも格段に重症化するため、近年では結核感染が小児のあいだで急速に広がり、死亡例も出ている。だが誤診や耐性菌のせいで新型結核への対処はきわめて困難だという。（AP通信）

（『アリゾナ・リパブリック』紙、一九九三年一〇月八日付）(14)

天然物質から薬用成分だけを抽出して、その成分を精製したり、同じ成分を化学的に合成したりして合成医薬品をつくりだす――こうしたやり方による製薬術は、最近一〇〇年ほどの医学が、我々に「奇跡の新薬」を提供してくれる現代科学の魔術として宣伝しつづけてきた方法論だったわけです。だがもはや、この方法論による〝魔術〟は通用しなくなった。二〇世紀の学者や医者は、「必要な薬効成分だけでつくりだした純正医薬品は、その原料となった天然物質よりもはるかによく効くし、もとの天然物質なみに安全でもある」と我々〝医療消費者〟に説教しつづけてきたわけですが、今やこれは間違いだったことが証明されてしまっている。なぜならすでに見てきたとおり、我々が日常的に使用しているクスリには、処方箋不用医薬品であれ処方薬であれ、薬効が立証されず大きな危険性をかかえたまま市場に出されているものが無数にあることが判明しているし、合成医薬品を使いつづけていれば患者の自然治癒力が破綻をきたし副作用の犠牲になることは、もはや医学の常識だからです。

先の、薬剤耐性結核菌の逆襲を警告した新聞記事からも理解できることですが、現代製薬学の〝魔術〟がつくりだす抗生物質は、最初はうまく細菌を殺すが、じきに細菌のほうが薬剤に適応してしまい、クスリの効かない病原体が蔓延しはじめることになる。ところが皮肉なことに、細菌はそうやって〝進化〟していくというのに、我々人類の免疫機能はこうした抗生物質が登場したせいで、むしろ〝退化〟した。人類は二〇世紀になって合成新薬を濫用(らんよう)するようになったため、人体にそなわっている自然治癒力は、感染経験による訓練を失って弱体化し、そればかりかクスリの副作用によって障害さえも受けてきたわけです。人類の自然治癒力は弱体化してしまったというのに、病原体は薬剤耐性を獲得してますます強力になっている。クスリの効かない病原体に、新たな新薬で立ちむかい、その新〝新薬〟もじきに効かなくなると、さらに新たな新薬で立ちむかう。だが、それもじきに効かなくなるので、また新たな新薬を開発せねばならない。だがこれもじきに効かなくなるので……と、抗生物質と耐性菌のイタチごっこを続けていけば、途方もなく強力な多剤耐性菌が蔓延(まんえん)するばかりとなるし、第一、そうそう簡単に新型抗生物質が開発できるわけでもない。つまり、新薬だのみの感染症制圧戦略はすでに限界にきているし、それでもなお続けようとすれば、まったくクスリの効かない病原体ばかりが蔓延する恐るべき世界を招いてしまうことになる。

実際、米国の感染症対策の〝指令塔〟役を果たし、国内および世界中の疾病動向を監視している連邦疾病管理センター(センターズ・フォア・ディジーズ・コントロール)（CDC）が、最近、不吉な兆候を示す疾病発生動向の報告書を出しているのです。それによれば、これまで常用されてきた抗生物質への耐性を獲得した〝クスリが効かない病原体〟が、アメリカ国民を襲いはじめているというのです。

一九九二年にＣＤＣが発表した報告によれば、米国では年間二〇〇万人以上の感染症患者が発生している。そして同年だけで一万九〇二七人が、病院で感染症にかかってそのために死亡した。こうした院内感染以外にも、感染症で死亡した国民は五万八〇九二人を数える。（ＡＰ通信）

（「昔ながらの自然療法を勧める最新の理由」『フォーブズ』誌、一九九三年一二月二〇日号）[15]

合成医薬品や外科手術などの〝現代流の治療術〟が医学の中で重要な役割を果たしていることに、もはや疑問の余地はないでしょう。しかし現代医学のこうした主要手段とて、おのずから限界はあるのです。どんなに洗練された化学療法でも、薬剤耐性を獲得した病原体には歯が立たないのです。しかしそもそも、強力な抗生物質を一般市民が常備すること自体に無理がある。高価だし、シロウトには使いこなせないし（これは病原微生物学の専門の訓練を積んでいない、一般の内科医や外科医にもあてはまることです）、へたに使えばかえって危険だからです。にもかかわらず医者や一般市民が、医薬品や外科手術をまったく安易に濫用（らんよう）しているのは、実は製薬産業が毎年何十億ドルも使って広告攻勢を続け、医者と一般市民をすっかり洗脳してしまっている結果にほかなりません。

危険で効き目のない医薬品を買わされて貴重なお金を浪費したり、まして「健康になりたい」ばかりに合成新薬や外科手術に頼って生命の危険を冒すのは、まったく馬鹿げたことです。でも読者の皆さんは、そうした馬鹿げた危険をみすみす冒（おか）す必要はありません。多くの医者や研究者が、すでに気づきだしていることですが、通常の医療には尿療法のような昔から伝えられてきた自然療法が充分に有効だからです。日常的な健康管理や予防医療には、むしろそうした自然療法こそを積極的に活用すべきなのです。

医者は最善の治療法を知っているか

ここまで読み進めてきても、まだ、尿療法に不安をいだいている人がいるかもしれない。「だって、医者は尿療法を勧めていないじゃないか」と反発を感じながら……。だったら考えてみてください。医者は本当に、最善の治療法を知っているのでしょうか？　彼らは日常、合成医薬品や外科手術に頼って医療を行なっていますが、実はそうした方法しか学校で習ってこなかったから、方法論上の限界などを深く考えもせずに漫然と〝現代流の医術〟を行なっているのかもしれないし、さらに言えば、現代医学の限界に悩みながらも他の方法を知らないため、仕方なくアブナイ医術を続けているのかもしれない……。

ここに一冊の書物があります。スチュワート・M・バーガー医学博士が著した『あなたの主治医が大学医学部で習わなかったけど――でも、あなた自身でできること！』という本。同書は、大学の医学教育や研究教育体制を支配している現代医学の迷信と、制度的な欠陥の、痛烈な内部告発です。

バーガー氏自身は、タフツ医科大学とハーヴァード大学公衆衛生学部で学んだのち、ニューヨーク州立大学の付属病院で医者としての職業生活を開始した経験の持ち主で、こうした大学の名前からすぐにわかることですが、まさに宇宙時代の最先端医学を習得してきたわけです。とりわけ彼は外科医ですから、死神を強引に追い払うことができそうなくらいハイレベルの外科テクニックを、こうした第一線の機関で完ぺきにマスターしてきたのでした。その彼がこう自問自答している――

われわれ医者は、途方もない量の知識を勉強させられてきた。でも、ほんとうに学ぶべきことを勉強してきたのだろうか？　たしかに我々は〝医師〟になることはできた。けれども〝良き治療者〟になってきただろうか？

バーガー博士がこういう疑問を持つようになるには、苦い経験が必要でした。彼がベテランの医師になってからのことですが、母親が癌と誤診されて殺されかけたのです。母親を診たのも、彼みたいに〝逆症療法〟の殿堂である大学の医学部で最高の教育を受けた医師だった。つまりバーガー博士は現代医療につきものの致命的な欠陥を、身をもって知ったわけです。彼がじきじきに介入しなければ、母親は主治医の判断ミスで殺されていたでしょう。

母には注射管がつながれ、このうえなく有毒で生命力を完全に奪ってしまいかねない薬剤が、目一杯にそそぎ込まれていた。それは健康な人間を片輪にし、命さえ奪ってしまう制癌剤である。母はありもしない癌と診断されて、まさに命を奪われつつあった。私はかろうじて、この注射を止めさせることができた。母は数日間〝毒薬づけ〟にされるだけで済んだ。

誤診によって始まった、まったく必要のない〝毒物抽入〟がそのまま続いていたら、母は殺されていたにちがいない。

これは我が家だけの問題じゃない。現代医療に組みこまれているすべての人間、男も女も、大人も子供も、およそあらゆる人間が、こうした危機に直面している。このまったく嘆かわしい状態が、アメリカの医療の真実なのだ。あなたも、あなたの愛する人も、あなたのかけがいのない友人も、現代医療の被害者になる恐れが常にあるのだ。

我々は皆、いつ医療被害を受けてもおかしくない。なぜなら我が国の医療体制は、こうしたお寒い現状なのだから。もっと正確に言えば、医師が〝治療者〟として知っておかねばならないことを、従来の医学教育ではまったく教わってきていないのだから……。[16]

昨今の多くの良心的な医者たちと同様、バーガー博士も世間の人々に、こう呼びかけています――「調査と承知と納得ずくの医療消費者であれ」（インフォームド・コンシューマー）と。つまり、クスリを使う場合は、その効用と限界、医者にかかる場合は診療内容を、充分に調べて納得したうえで、治療を受けろというわけです。これは、バーガー氏だけでなく、まさに無数の患者が命がけでつかんだ教訓である。つまり、死ぬも生きるも、医者ではなくあなた自身が、自分の健康状態とそれに対する治療手段について、どれだけのことを知っているかにかかっている。

現代医療の危険性を告発したすぐれた書物を、もう一冊紹介しておきましょう。それはチャールズ・インランダー、ローウェル・レヴィン（イェール大学医学部教授）、エド・ワイナーの三氏の共著による『裁かれる現代医療――医学の無能・背任・怠慢・傲慢をめぐる恐怖の実態』という本です。

本書の一三章のうちの、一二章までは、もっぱら医療過誤や傷害行為の実例を紹介することに努めた。それらの悪事はすべて（医療のプロフェッショナルである医師たちによって）、疑うことを知らない一般の人々に加えられたものだ。これらの現実は〝深刻だ〟と言って済ませるには、あまりにも重大である。（中略）本書に列挙した恐るべき事実の数々が、どうしてこれまで社会に公開されてこなかったのか。こうした情報を隠蔽してきた現代医療の体質そのものが、追及されてしかるべきである。

医師は名誉ある職業だ。なのになぜ、医師はこうした罪を犯しつづけてきたのか？　医師という職業は、彼らを慕ってやってくる患者の生命を、平気で食いものにしてしまうほどに腐敗してしまったのか？　医療のプロフェッショナルや実施機関は、患者や一般市民に対して、何も知らせぬままに致命的な〝治療〟を行なってしまえるほど無神経なのか？

現代の医療体制は宣伝攻勢によって、自分たちが「すべてを知りつくし善意にあふれた〝癒しの源泉〟」であるというイメージを、国民に売りこんできた。だが今や人々は気づきだしている。実際の医者が、そうしたキレイごととはほど遠い存在だということを。人々は、自分の家族や友人の悲惨な経験を見聞きして、尊敬すべきイメージとはまったく違う現代医療の〝仮面の裏側〟をすでに知ってしまっている。

国民が現代医療の隠蔽工作と詐欺行為によって食いものにされてきたのは明らかだ。その証拠は日々ふくらみ続けている。現代医療体制は、国民を馬鹿あつかいにして（正確に言えば子供あつかいにして）「医療は日進月歩で進歩を続けており現代医学は次から次へと奇跡的な福音をもたらしてくれる」という迷信でだましてきたわけだが、国民は馬鹿ではない。「癌戦争で勝利するために」という勇ましい掛け声とともに進められてきた新薬の開発・販売騒動を見ればわかるだろう。（中略）国民は製薬会社や研究機関がばらまく〝夢の抗ガン剤〟や〝最新ガン療法〟の宣伝洪水に、まさに押し流されてきた。しかし、そうした情報はバラ色の夢を空しく語るばかりで、実際には効き目がなかったり副作用が深刻だったりと問題が山積しているのに、それらの問題点は全然聞こえてこないではないか。

医師としての資格（の欠如）、誤診、不必要な手術、投薬ミス、病院の衛生管理の怠慢と院内感染症の異常に高い発生率、医療体制の改革をこころざす者を追い落として改革を最少限の〝改修作業〟にとどめておこうとする金銭がらみ・権力がらみ・特権がらみ・エゴがらみの（体制内部の）陰謀――今や政府がじきじきにこうした問題の実態調査に乗り出し、医療の在り方に重大な疑問が投げかけられている。[17]

もしもあなたが、いま現在、医者に勧められたり治療に使われたりして、何らかのクスリを服用しているのなら、『調査と承知と納得ずくの医療消費者のためのクスリの知識――処方薬と処方箋不用薬について絶対に知っておかねばならないこと』（エレン・ホジソン・ブラウン、リン・ペイジ・ウォーカー共著）も是非おすすめしたい。

同書は今日入手できる治療薬についての情報を網羅した、きわめてわかりやすい医薬品ガイドです。あなたも自分の生命が大事なら、この本を絶対に読んでおく必要がある。この本には、人の生命を救うためにあるはずの医薬品が実際にはどれほど恐ろしい毒物になりうるかが、明快に述べられています――

> クスリの過剰摂取は、最も手広く行なわれている自殺の方法である。しかし、それほどたくさんのクスリを用いなくとも、確実に人が殺せる。時限爆弾のように、ゆっくりと、だが着実に、殺人の秒読みが進行するのだ。実際、**クスリによる年間の〝殺人〟件数は、交通事故の死亡者数よりもはるかに多い**。全米医師会（AMA）の見積りでは、全疾病件数の三分の一は〝医原病〟――つまり医薬品やその他の治療手段が引き起こした疾患――だという。
>
> さらに、病院にやってくる患者の七〇～八〇％は治療が必要な病気などではなく、休暇をとったりストレスの回復に努めれば健康をとりもどせる人々であり、他の一〇％は治療法の見当たらぬ疾患にかかっており、投薬や手術の恩恵を得られる患者はのこりの一〇％にすぎないという。ところが来院患者の少なくとも五七％が、投薬を受けているのだ。[18]

『ニューヨーク・タイムズ』紙（一九九三年八月一七日付）の医学特集欄に「偽薬効果（プラセボ・エフェクト）は予想の二倍も強力だと判った」と題する興味深い記事が載っていました。スクリップス医療研究財団（カリフォルニア州）の心理学者アラン・H・ロバーツ博士らが、患者本人の〝クスリへの信頼と期待〟が治療効果を促進させるという「偽薬効果」の影響力を測定するため、過去の新薬や手術の五つの臨床試験の結果を調べ直したところ、偽薬（プラセボ）を与えた被験者群のなんと三分の二に〝治療効果〟が現われていたことが判ったというのです。これは、研究者たちの当初の試算の二倍も多くの人々が、ただのニセグスリで〝病気が治った〟ことを意味していました。

偽薬(プラセボ)は、何かのクスリの薬効を調べる際の〝比較対照〟として使用するために、試験対象のクスリと外見や味覚などをそっくりに似せてつくった薬効をまったく持たない〝クスリもどき〟で、試験対象が固形の薬剤の場合には、小麦粉を糖衣錠にしたものなどが使われます。つまり、現代薬理学の〝常識〟からすれば、偽薬をいくら飲んでも薬効なんてあるわけがない。＊4

＊4――ところが同紙の報道では、患者に偽薬を与えただけなのに、おそらく〝本当のクスリ〟をもらったと勘違いして患者自身の自然治癒力が働きだしたのであろうが、頸動脈小体の外科手術が必要だと診断されていた喘息(ぜんそく)や、胃液分泌を胃冷凍法に抑制するという手荒な治療法が検討されていた十二指腸潰瘍(かいよう)や、免疫増進効果のある駆虫薬「レバミソール」の投与が検討されていた単純疱疹(ヘルペス)などの疾患が、実際に治ってしまったのである。こうした自己暗示にもとづく〝治療効果〟は「偽薬効果(プラセボ・エフェクト)」として知られている。「偽薬効果」は〝クスリを飲む〟という仕草そのものがもたらす自己暗示的な〝気休め〟にすぎない。だが病気というのは精神的なストレスから発症したり重症化することがあるのと同様に(ヘルペスのようなウイルス感染症は、その典型である)、心身相関的な生理メカニズムにより、単なる〝気休め〟のおかげで実際に治ることもある。だからこそ薬効試験で〝比較対象〟として偽薬も用いているのである。つまり〝投薬〟という行為そのものが患者にもたらすかもしれない〝偽薬効果〟を見きわめて、試験対象のクスリが患者にもたらす効果のなかから〝偽薬効果〟を差し引いて、そのクスリの薬理作用によって生じている本当の薬効を突きとめるという試験手続きが採用されているわけである。

この記事のなかで、一人の医学研究者(ニュージャージー州ロバートウッド医科大学の心理学者フレデリック・エヴァンズ博士)の興味深い提言が紹介されています。〝偽薬効果〟を利用すれば、患者の病気の診断がつかない場合や、実際には客観的な疾患がまったくない場合でも、一定の〝治療効果〟を発揮できるので、どんな医者も投薬はまず偽薬から開始すべきである、というのがエバンス博士の主張です。たとえ偽薬でも「医者が自信満々のそぶりで患者に〝治療〟(の真似ごと)を行なえば、副作用なしの〝治療効果〟が期待できるわけだから、これにまさるクスリはない」というわけです。

アメリカ国民の大多数は今でも「医者にまかせておけば安心」だと思っています。この信念があまりにも強いため、治療とはまったく無関係の〝クスリもどき〟を与えられても、〝病気〟が治り出すわけです。この記事は、投薬治療のそうした実態がはからずも科学的に立証されたことを示したのでした。

これを現実の医療現場にあてはめて考えてみると、問題は深刻です。なぜなら我々は、病院で不要なクスリや不適切なクスリを予想以上に頻繁に与えられているかもしれないからです。要するに国民は、たとえ全然効かないクスリを投薬されていても、「効くクスリをもらっている」という思い込みのおかげで、実際に〝病気〟が治っている可能性が大きい。かなりの数の患者が、クスリの薬理作用でなく、自分自身の心理作用によって〝病気〟を治しているのかもしれない。思い込みが〝病気〟を治すとしても、〝病気が治った〟という自覚そのものが単なる思い込みで終わる場合もあるから、当然、「偽薬効果」には限界があります。つまり過信は禁物です。しかし副作用の心配がない点は魅力的でしょう。ところが現実の医療はどうか？　再び『医療という名の裏切り』の告発を聴いてみましょう――

> 医薬品がどのようにつくられ、どのように入手したものであれ、そうした事情とは無関係にきわめて重要な点は、医者がその医薬品をどのように患者に与えるかである。すでに述べたように、医者はたいてい、製薬会社の宣伝をうのみにして医薬品を選び、患者に処方する。医薬品がいかにも効果のありそうな包装や宣伝文句であれば、医者はそれを選ぶ機会はふえるだろう。（中略）
>
> ところが投薬禁忌の症状に対しても、それを無視して医者がクスリを使っているため、毎年、無数の医原病患者をいたずらに生産しているのだ。[19]

安全で効果的な治療を行ないたいのなら、必ずしも市販の合成医薬品に頼る必要はない。すでに見てきたように、化学療法や外科療法は〝最後の手段〟として残しておくべきなのです。現代の医者はとりあえず合成医薬品や手術を患者に施してみて、それから様子を見る、という倒錯を犯しているが、そうしたアブナイ医療を最初から使ってはならない。

「医学の父」ヒポクラテスは、医療の神髄（しんずい）を教えにのこした。それは一言でいえば「最善の医療とは、とにかく無理のない医療である（ネイチャー・ファースト）」というものでした。我々はヒポクラテスが伝えた医療の原点にもどって、常識的な――正確に言えば〝民間伝承〟というかたちで歴史的に生きつづけてきた真に〝古典的〟な――日常的養生（ヘルス・ケア）と非侵襲的な医療を復権させて、医療方法の最優先に据えるべきである。病を癒（いや）すどころか、新たな病を引き起こしたり、患者をますます不幸にさせる〝最先端〟の医学テクノロジーを持ち出すのは、そのあとでいい。

患者は馬鹿じゃありません。医者が患者を〝自己決定能力のない白痴の消費者〟だと見下して高価で危険な医療を続けていれば、やがては〝消費者〟から見離されるでしょう。実際、いまや多くの人が健康管理の在り方を〝自分の頭〟で考え、医者の馬鹿げた指示を〝却下〟するようになってきているのです。経済専門紙の『ウォールストリート・ジャーナル』は、時に現代医療の〝金儲け第一主義的な非効率〟をエコノミストの眼で鋭く批判した記事を載せることでも知られていますが、一九九三年六月一六日付けの紙面には、「医療費の急上昇という現代病〟に愛想をつかし、医者に見切りをつけ、安価な医療を模索する患者たち」と題する、医者にとってはショッキングな記事が登場しました。その記事にはこんな患者が紹介されています――

アル・イグルハート氏は、医者の連中にカモにされつづけた苦い経験がある。同氏の悩みは心臓病。これが先天的な病気で、それ以外の合併症を探す必要がないことは、どの医者も知っていた。ところがどの医者もきまって新たな検査をやりたがったという。なかには一回に一二〇〇ドルもかかる高額な検査もあった。しかし彼はそれをすでに受けており、再検査の必要はなかったのだ。イグルハート氏は再検査の〝誘い〟を受けると、そのたびごとに、こう返事する羽目になった――「ご忠告ありがとうございます。でも無用な検査にはおよびませんから……絶対に」。

イグルハート氏はニューヨーク州ロングアイランド在住の四四歳。分別ざかりの年齢だ。いま彼は、自分が体験してきた現代医療というものを、こう総括している——「医者は神サマじゃない、ということが心底よくわかりましたね。しかしそれ以上の発見は、連中の行動が、船の自動操縦装置のように完全にパターン化しているということでした。新たに検査する理由なんて、どこにもなかったのに、彼らは必ずそこから出発しようとした。高額医療の犠牲になりたくなかったら、患者はまず、自分の病気が何なのかを医者から徹底的に教えてもらうこと。だって我々は医療の〝消費者〟なんですから。そして疑問があったら、臆病にならずに医者に徹底的に質問すること。それが大事です」。

目下、アメリカでは、現代医療の不当な高コスト（と低効率）を疑問視し、現代医療に見切りをつけて養生を重視する患者たちが、一大勢力として成長しつつある。イグルハート氏も、そうした患者のひとりなのだ。(20)


本書は〝医者たたき(ドクター・バッシング)〟のために書いた本じゃありませんから、私だって医者の愚行や過ちを書き連ねるのは本意ではない。なにしろ医者は医療において決定的な役割を担っているわけだし（もっとも、医療の主役はあくまでも患者なんですけどね）、医者もそうした重責を自覚している。それに我々国民は、医者にそれだけの重大な役割と責任を託しているわけだから。

けれども残念ながら、これまで国民は、医者に〝自動車修理工(メカニック)〟のような役割を期待してきました。我々の身体の〝エンジン〟が不調になったら、〝修理工〟の検査を受けて、とにかく〝エンジンルーム〟をいじってもらう、という発想。この発想の根底にあるのは、人間の身体を〝自動車(マシン)〟に見立て、〝高性能オイル〟（＝合成新薬）を注入したり〝部品交換〟（＝外科手術）を行なえば不調が治る、と信じる人間機械論というエセ科学信仰でありました。

しかし我々の肉体は〝機械〟じゃない。そして、医者を〝自動車修理工〟扱いするのは、やめるべきです。つまり医者の社会的役割を〝修理工〟から〝健康増進の有能なアドバイザー〟へと格上げしてやる必要がある。人間の肉体は、実際には〝機械〟なんかよりずっと複雑だし、敏感だし、一人ひとりが微妙に違っているし、それに第一、生きているのですから。それゆえ医療は、個々の患者に敬意を払い――ここでいう〝敬意（リスペクト）〟とは要するに患者を〝かけがえのない一個の生命〟と見なして〝一目置く〟ということで、患者の具体的な人間的個性を無視して抽象的な〝生物個体〟と見なし、十把ひとからげに扱うのは、言語道断の誤りだということです――細心の注意を払って医術を施さねばならないはずです。自然界にはありえないほど高濃度の〝純正医薬品〟や侵襲（しんしゅう）的な外科手術などの〝非自然的（アンナチュラル）な療法〟を安易に行なって、患者の生命を日常的に懲りることなく奪いつづけている現代医療は、基本的な人間観や医療観も、方法論も、根本的に間違っているというほかないのです。

尿療法においても、医者が重要な役割を果たす場面というのは確かにあるでしょう。たとえばウィスコンシン大学医学部・神経外科のマヌチャー・ジャヴィッド博士らは、すでに一九五〇年代に、脳腫瘍が原因で起きた重症の脳水腫を、尿を静脈注射してやることによって改善し、患者の命を救っています（第四章、効能報告17、18）。このような臨床報告が立証しているように、急病の際に尿や尿素を注射すれば、人命を救える場合だってあるのです。それに、これまで多くの医学者が天然の尿から抽出した尿素のような成分を投与してさまざまな重病の治療に成功してきたという事実が、なによりも尿療法の有効性を物語っています。つまり尿療法の〝復権〟に決定的な貢献を果たしたのは、ほかならぬ医者だったわけです。

しかし私はあえて言いたい。たいていの疾患は、患者自身が、自分のオシッコを使った尿療法で、自力で治すことができるのです。尿療法を利用した養生を実践して、たいていの人々が健康管理面の〝自力更生〟を行なうようになれば、医者はそれだけ重要な医療に――つまり〝どうしても医者の介入が必要な、医者の能力が全面的代医療の双方に、本当の利益を提供できる切り札なのです。

に発揮できる医療〟に――貴重な時間と労力をつぎこむことができるようにもなる。まさに尿療法は、患者と現代医療の双方に、本当の利益を提供できる切り札なのです。

自分の健康をどうやって守るか――日常的養生のすすめ

不幸なことですが、今日の消費者は医療史上かつてなかったほどの猛烈なマスコミ宣伝攻勢にさらされ、〝パブロフの犬〟みたいに、「医療」と聞けば「病気を一発で治してくれるもの」と連想するように条件づけられている。健康問題における〝一発解決(クイック・フィックス)〟の追求がどれほどの資源の浪費と、副作用や致命的な人命の犠牲をもたらすかを、まったく考えずに……。

たとえば頭痛になったらどうするか？　たいていの人は、チョコバー三本をコカコーラで胃に流しこむような(わざわざ頭痛を招きよせる)昼食をとっていることを反省もせずに、一般人が入手しうる最も強力な頭痛薬を薬局で買いもとめ、それをまた胃に流しこんでショック療法で頭痛を吹きとばすという〝荒っぽい手口〟に安易に頼る。頭痛薬の説明書にゴマつぶほどの小さな文字で、深刻な副作用が二〇個ちかくも列挙されていることなど、まったく気にもかけないで……。

私は長年にわたって多くの人たちから自然療法についての不満を聞かされてきました。ホメオパシーとか薬草療法とか、とにかくクスリを使わずに自然療法を試してみたけれども全然効かなかった、というのが彼らの言い分です。ところがもっと詳しく話を聴いていくと、彼らには〝自然療法を失敗させる法則〟とでも言うべき共通の行動パターンがあることが見えてきた。つまり彼らはいずれも、自然療法を市販の医薬品と同様に扱っていたのです。薬局でのショッピングみたいに自然食品の店からホメオパシーやハーブの薬瓶を無造作に買ってきて、瓶から錠剤をとりだしてゴクンと飲みくだし（あるいはハーブ茶を一杯か二杯飲んで)、あとはクスリが効いてくるのを待つ。しかし自然療法は〝一発解決〟というわけにはいかない。そこで彼らは思うわけだ。「なぁ～んだ、治んないや。このクスリ、ぜんぜん効かないじゃないか。」

要するに、問題は自然療法そのものにあったわけではなく、その用い方にある。化学療法であれ自然療法であれ、どんなクスリを試そうが、健康に悪い習慣やライフスタイル全体を改めなければ健康にはなれないし、心身の不調が改善されることもない。これは当たり前のことです。だから自然療法が効果を発揮するには、患者自身が〝健康によいこと〟を実践する必要がある。体が本当に健康であり、しかもその状態が続いていくには、不快な症状を化学療法や外科療法で叩きつづけるだけでは到底おぼつかないのです。

栄養のある食べ物、休養、心身のリラックス、運動、健全な生活環境、そして調和のとれた、前向き（ポジティヴ）で穏やか（ピースフル）で気楽（ハッピー）な心の持ちよう――これらはすべて、良好で持続的な健康を実現するための不可欠の条件です。こうした養生の要件を過不足なくとり入れて日常生活を送れば、基本的な生活習慣を健康指向へと改善できるし、身体に備わっている免疫機能を増強し、健康状態を改善し、病気とたたかう能力も増すことができるのです。

そして、養生していても病気になってしまった場合には、自然療法を採用することで自然治癒能力を増進できる。日頃から養生をつうじて強靱（きょうじん）な免疫力を鍛（きた）えておき、それでも病気になった場合には穏やかに効果を発揮する自然療法を用いる――健康問題を解決するには、この組み合わせがベストなのです。

これとは逆に、不健全なライフスタイルが生みだした諸々の症状を、合成医薬品や外科手術によって漫然と押さえ、それで「健康」になろうとすれば、致命的な結果を招くことになるのです。文字どおり致命的な結果を……。

「お腹がすいたらマクドナルドでハンバーガーを食べればいい」とか「白砂糖は栄養がある」などと、現代人は漠然と思いこんでいる。これは、現代流の都市型生活習慣によって条件づけられた迷信にほかならない。しかし、我々がいくらこうした迷信に染まっていても、間違いを信じているだけのことなのです。そうした間違いがどれほど致命的かを、『医療という名の裏切り』はこう告発しています――

今日の慢性の疾病は（人間関係の疾病であれ心身の疾病であれ）途方もなく大きな問題のうちの、表面に現われた〝氷山の一角〟にすぎない。つまり、いずれの疾病も、栄養不足や有毒環境、運動不足をまねく生活習慣、家族関係や社会的人間関係の破綻、（タバコやコカインなどの）人造薬物による幸福感の追求などの、不健康な条件のなかで長年にわたって生活してきた果てに起きている。こうした乱れた生活によって、全身のあらゆる細胞が（脳から免疫系に到るまで）悪影響をこうむるのである。(21)

正真正銘に不健康で破壊的な生活習慣を変えもせずに、自然療法を付け焼き刃で試してみただけで、容易に「効かない」と決めつけて世間にむかって「私は自然療法を実際にやってみたけれど効かなかった」などと吹聴しても、それでは自分の愚かしさを宣伝しているだけなのです。

もう一度、あなたの日常生活を点検してみてください。国民全体でみれば、我々はペプシコーラやコカコーラといった〝毒水〟を年間に何百万リットルもガブ飲みしています。街頭でパクつけるハンバーガーのような〝ゴミ食品（ジャンクフード）〟や食品添加物や白砂糖などの、満腹感だけしか得られぬインチキ食物の購入費は、何百万ドルになるかわからないほどです。しかもそれを食べる環境たるや、ブタ小屋なみの不潔さ。なにせ都会の雑踏の真っ只なかが〝食卓〟なのですから。整備不良の自動車の群れが、一酸化炭素や窒素酸化物や無数の発癌物質やアレルギー誘発性の煤煙をまきちらし、そうした毒ガスで空気はにごりっぱなし。しかもそうしたクルマや群衆の往来で、土ボコリが終始舞い上がっているような環境です。そんななかで、時計とにらめっこしながら〝ゴミ食品〟を〝毒水〟で大慌てで胃のなかに押しこんでいるのだから始末におえません。

じゃあ家に帰れば〝健康な生活〟が待っているかといえば、それも大違い。有毒建材や害虫でアレルギーが起きそうな家のなかで、つけっぱなしにしたテレビの有害電磁波を浴びながら、真夜中まで、気分が落ちこむようなニュースや騒々しいおしゃべりを聞かされて、身も心もヘトヘト。ストレスや白砂糖づけの食生活で頭痛などに襲われて、「ベイヤー」「エキセドリン」「アナシン」「ドリスタン」などの頭痛薬や、「驚くほどよく効く」などとうたっていたテレビCMを真にうけて、ただいま売り出し中の鎮痛剤についつい手を出してしまう……。

そんな生活を続けているのに、我々は何の反省もなく、こうつぶやくのです。「あ〜あ、ぐあい悪いなあ。医者のやつ、ど〜してちゃんと治療しないのかなあ」。

現代風のライフスタイルを生きているかぎり、必要な休息をとり自分の体を入念にいたわることなど不可能にちかい。薬局に行けば〝最も早く効き、最も強力なクスリ〟を探しだすことしか考えられないように条件づけられてしまっている。そうしたクスリを飲んで〝具合悪い〟のをぶっとばせば済む、と思いこんでいるわけです。製薬会社や医者は、我々消費者のそうした〝欲求（ニーズ）〟を先刻承知で、我々が欲しいと思っていた——そして「安全だ」と錯覚さえしている——〝よく効くクスリ〟とやらを、消費者に投げこんでいる。

そんな状況のなかで、我々は自分の健康問題と、どう向き合えばいいか？　具合が悪くなるたびに薬局や病院に駆けこんで〝一発解決〟を期待するというのは、愚か者のやることです。大切なのは、まずライフスタイルを健康指向に軌道修正すること。そして自分の免疫力を穏やかに刺激して強化に努め、疾病や痛みを自然療法で乗りこえていくという、自力更生の養生法を会得（えとく）することです。そうした自然療法として、特にお勧めなのが尿療法なのです。

それから食事の内容を変えること。昔ながらの質素だけど栄養のバランスがとれた食生活に戻るのは、そんなに難しいことじゃない。まず「電子レンジで解凍すればできあがり」といったたぐいの冷凍食品や、「水をそそげばできあがり」の即席ミルクセーキ、炭酸飲料、白砂糖や合成保存料や合成添加物がたっぷり使ってあるお菓子などは避けること。そして、全粒の穀物（おコメなら白米でなく玄米）と新鮮な野菜や果物を中心とした〝ほんものの食物〟を食べることです。今日、すでに環境汚染で我々は有害化学物質に包囲されて暮らしているのですから、そのうえさらに、わざわざ有害化学物質が添加された食物を口に入れるのは「緩慢な自殺行為」を行なうようなもの。そんなものを食べれば、ただでさえ負担がかかっている免疫系に、余計な負担をますますかけるだけです。

合成医薬品や外科手術に安易に頼るのではなく、正しい自然食と自然療法によって日常的養生のなかから本当の健康を獲得していくには、自分を愛し、自分を律し、自分のなかの欲望やなまけ心にうち克(か)つ必要があるでしょう。それに、自分の体調に常に配慮し、ぐあいが悪い時にはその原因をじっくり考えて、健康に悪い生活習慣や行動パターンを自己修正していけるだけの、本当の意味での「知性」が求められます。

自然流の養生と、自然療法の併用は、怠惰な現代生活に浸りきっている身にはちょっとツラそうに思えますが、考えてもみてください。今の不健康な生活を続けていれば、あなたは確実に、癌か心臓病か、脳卒中や糖尿病のような慢性疾患で、ホントにつらい闘病生活をすごしたすえに、不本意な死に方をするでしょう。どちらがツラいかは、もう言うまでもないですよね。

これまでの話から判るように、現行の医療体制の内部には、簡単で安価な（一般市民が自力で実践できる）尿療法の効用についての科学的な知見や情報を、一般市民に届かなくしている〝悪循環の連鎖回路〟が存在しているのです。つまり――

(1) 〝合法的〟な医療手段として「販売」するために必要な政府薬事行政当局（米国ならＦＤＡ）の認可をとりつけるには、莫大(ばくだい)な金がかかる。

(2) 製薬会社は莫大な研究費を回収し、企業収益を上げることばかりを考えるので、特許の対象となり高収益を見込める医療手段以外は開発も販売もされず、まして宣伝されることなどありえない。

(3) 製薬産業による猛烈な圧力や宣伝の結果、病院も医者も「製薬会社が販売している〝既製商品〟しか正当な医療手段は世の中に存在しておらず、それ以外の療法はすべてインチキである」という教条（ドグマ）をすっかり信じており、製薬産業が宣伝普及している医療手段（化学療法、放射線療法、外科療法など）だけを処方したり患者に勧めたりしている。

医療は新たな時代に突入しつつある

しかし幸運にも、医療は最先端において根本から変わりはじめているのです。いや、正確に言うなら、従来の「現代医療」が引き起こしてきた化学療法や外科療法による副作用、薬剤耐性菌の蔓延、医療費の爆発的増大、患者と医者の双方の非人間化など、あまりにも多くの問題が、収拾のつかないほどに膨張してしまった。その結果、在来「現代医療」の限界を見極めて「民間伝承医療」の新たな可能性を探る動きを、患者や医者のレベルばかりでなく、政府レベルでも開始せざるを得なくなったわけです。

患者や医者が、民間伝承されてきた自然療法に傾きはじめているという時代の流れは、医者仲間の〝同業者〟雑誌である『ニューイングランド医学雑誌』（ＮＥＪＭ）にも載ったほどです。この記事は、アリゾナ州で発行されている生活習慣病克服のための専門誌『生活実践医療の焦点』（一九九三年七月九日号）の「在来的〝現代医療〟ではない医療が広く受け入れられはじめている」と題する記事のなかで、次のように引用されています――

アメリカ国内で、一九九〇年にオルタナティヴ医療の実践家を訪れた患者は四億二五〇〇万人にものぼるが、在来の現代医療を受けた患者は三億八八〇〇万人どまりであった。[22]

『フォーブズ』誌（一九九三年一二月二〇日号）も、医療が〝温故知新〟の流れに切り替わりつつある現状を、次のようにレポートしています――

昔ながらの自然療法を勧める最新の理由

医者は最善の治療法を知っているのだろうか？　鍼灸（しんきゅう）やバイオフィードバック療法、カイロプラクティック、薬草療法などの民間伝承的な医療が、社会的な認知を日々高めている現状を見るかぎり、この質問に対しては、次のように答えざるを得ないだろう――〝必ずしも、さにあらず〟と。

こうした民間伝承的医療は、米国以外の文化圏においては、実は長年、〝正規の医療手段（スタンダード・プラクティス）〟として用いられてきたものである。しかし米国では、全米医師会（アメリカン・メディカル・アソシエーション）（ＡＭＡ）公認の医学教育機関で訓練を受け、この組合が認めた病院で働く医師たちによって、長いこと〝イカサマ医術〟というレッテルが貼られ、迫害されてきた。

けれども現在、こうしたオルタナティヴな医療方法を是認する新たな動きが、全米のいたるところに現われている。この国の医学研究機関の最高峰である国立衛生研究所（ナショナル・インスティテューツ・オヴ・ヘルス）（ＮＩＨ）でさえ、いまやオルタナティヴ医療局（オフィス・オヴ・オルタナティヴ・メディシン）（ＯＡＭ）を開設したほどである。

こうした記事を読むと、興味深い真実が見えてきます。つまり、自分の生命を守っている主役は誰なのかが、あらためてはっきりと判るわけです。あなたの生命の〝主権者〟は、医師の同業者組合や製薬業界ではなく、あなた自身であったということが、現代の医療の最前線で起きている地殻変動に、はっきりと見てとれる。

個々の医療〝主権者〟、つまり患者自身が「自分の受ける医療を自分で選ぶ」という〝選挙〟をつうじて、二一世紀の医療の流れを決めはじめている。その究極の決定者は、政府でも産業界でも特権的同業者組合でもなく、民衆であるという〝民主主義〟の大原理が、ここでも働きはじめている。

従来の医療体制を牛耳ってきた既得権益集団は、当然、自分の存立基盤を崩しかねない新たな胎動には敏感だ。そこで、我々にとっては要注意の〝予防反革命〟の策動も生まれはじめている。フロリダ州で発行されている『トゥデイ』紙（一九九三年八月、日付不祥）に「米国政府もついに〝非正規(アンコンヴェンショナル)〟医療手段の研究に着手」と題する記事が載っているが、これを読むと〝体制〟側の思惑が見えてくる。

新時代の開拓者をめざす国立衛生研究所

米国史上はじめて、政府みずからが在来的「現代医療」ではない〝非正規〟医療の数々に本格的な科学的解明のメスを入れ、どの療法が効きどれが効かないかを決定し、効果のあるものについては在来的「現代医療」(メインストリーム・メディシン)に組み入れる運びとなった。

この新事業の責任者であるスティーヴン・グロフト氏によれば、専門家による検討委員会が、これまで長年にわたって医者のあざけりの対象になってきた多くの〝非正規〟医術の医学的信憑性(しんぴょうせい)を調査するという。そうした〝査定〟を受けるのは、たとえば次のような医術だ——鍼灸、自然療法(ナチュロパシー)、ホメオパシー、アーユルヴェーダ医学、反射学(リフレクソロジー)、マッサージ療法、漢方医学、等々。

しかし、この動きは手ばなしで喜べるものでもないようだ。なぜなら、こうした〝非正規〟医療はすでに長年の歴史によって効験あらたかであると〝実証〟されているわけだが、政府の医学者たちは、それを現代米国流の〝科学的医療モデル〟に適合するように改作しようと企てているからだ。そうした換骨奪胎(かんこつだったい)の試みはこれまでにも行なわれてきたが、たいていは失敗に終わるということも、これまた歴史が〝実証〟してきている。

グロフト氏によれば、オルタナティヴ医療の真偽が科学的に明らかにされることに科学者たちも興奮しているそうだ。『本当に効くものと、効かないものとを分別するのは、患者ばかりでなく医者にとっても大切なことですからね。（中略）すでに得られた科学的な試験データを再検討し、もっと突っ込んだ検証が必要かどうかを判定し、研究投資の優先順位を決めるのが、この作業の骨子になります』と、彼は語っている。[23]

（ガーネット・ニューズ・サーヴィス配信）

これじゃ、いつもと同じパターンだ。現代科学の〝専門家〟たちが、彼らの権益や先入観にとらわれたまま、〝異端〟を裁いて庶民に〝お触れ書き〟を示す、という体制側がお得意の、権威主義的パターン……。しかし彼ら〝専門家〟がどういう（社会的・政治経済的・イデオロギー的）根拠で〝異端者イジメ〟をし、彼らの裁定がどれほど信用のおけないものかは、すでに見てきたとおりです。「生きているだけ、まだまし――人間モルモットにされた患者の証言」と題された『アリゾナ・リパブリック』紙（一九九三年九月二日付）の記事を思い出してほしい。肝炎の治療薬の生体実験で被験者のほとんど全員（五人）を殺した当の研究機関（国立衛生研究所）が、歴史的に評価の確定した（米国の現代医療体制においては残念ながら〝非正規〟扱いにされている）民間療法を〝裁く〟というのですから、まったくお笑い草です。化学療法を市場に出すための「科学的」薬効評価実験で、実際に多くの人が殺されているのです。歴史的評価が確立した民間療法を、そうした〝危ない科学〟で裁こうというのだから、見当違いもはなはだしい。

したがって、我々としては、政府の〝民間療法再評価〟の動きの本当の狙いを見きわめ、彼らの悪だくみを打ち砕く必要がある。すでに数百年の――いや、ものによっては数千年の――歴史のなかで実践されつづけてきた〝非正規〟療法に、政府がわざわざ言いがかりをつけてあらためて迫害を行なうようなマネは、やめさせる必要がある。貴重な時間と我々国民の血税を浪費して、学者の仲間うちでしか通用しない偏（かたよ）った「科学的評価」の枠組みに民間療法を無理やり押しこめて、すでに世界中で何世紀にもわたって何十万、何百万もの人々が経験してきた簡単かつ安価な自然療法の効用を、安易に〝断罪〟してしまうのは愚かしいことです。[*5]

＊5——第四章で尿療法の効用の「科学的証拠」を紹介していることからも判るように、本書は科学的研究の意義を否定するものではない。だが医療の効果を評価するために現代医学で慣行的に用いられている〝科学的〟方法論に限界があるのは、すでに論じた「二重盲検法」の問題点や、単一要素還元主義の思考法がわざわいして無数の成分の有機的調和で成り立っている生薬のまっとうな評価や利用ができない、などの例からも明らかである。つまり現代医学の方法論は、〝癒し〟のプロセスを総合的に評価するには力不足なのであって、民間療法の効果を評価するための〝必要条件〟にはなるが〝十分条件〟にはなりえない。にもかかわらず、現代医学で民間療法の〝癒し〟のプロセスを充分に評価できると思いこんでいるのが、現代医学の慢心であり限界であり、危険性の源泉でもあるわけだ。

国立衛生研究所のような政府機関や〝専門家〟の委員会が民間療法に手を出すというのなら、傲慢(ごうまん)無知な〝異端尋問〟を行なうのではなく、各種の民間伝承医療に活躍の機会を与え、能力を持った医療実践者には在来「現代医療」における医師の資格と同様の公認資格を与えることができるような、新たな（そして認可申請手続きに現在のような巨額な費用をかけずにすむ）医療手段認可のガイドラインを策定するために、前向きな検討を行なったほうが、はるかに生産的でありましょう。

政府が自然療法をまっとうに扱い、その積極的採用をめざして許認可手続きを改善するだけで、尿療法のように実際的な治療効果が誰でも簡単に実践でき、しかもきわめて安価な〝自力更生〟の医療手段を、一般市民が自分で実行できるようになる。そうなれば国民総医療費を大幅に抑制できるし、医療の質も大幅に向上させることが可能になるはずです。それによって本質的に高価で危険な（しかし正しく使えば確かな効果を期待できる）化学療法や外科療法が、救急医療などの絶対に必要な分野に適切に配分されるようになり、医者や臨床検査の専門家などが、彼らの熟練技術を本当に活かせる疾患の対応だけに力量を集中させることも可能になるでしょう。

薬草療法(ハーブ)、尿療法、ホメオパシーなどの、歴史を生き抜いてきた自然療法が治療効果を実際に発揮することは、多くの人々の実践からすでに明らかになっている。だから、多くの文明国家で、今も広く実践されているわけです。たとえば中国の病院や医師は、今もあたりまえに漢方の生薬療法や鍼灸に依存した医療を行なっているし、英国では多くのホメオパシー専門病院が医療を行なっている。ドイツでも薬草療法が普及しており、薬局に行けばちゃんと薬草が売っている。フランスでも医者は合成医薬品だけでなく生薬由来のホメオパシー製剤や薬草を処方し、薬局に行けばそうした自然療法薬がちゃんと売られているのです。

　現行の医療体制では〝非正規〟の扱いを受けている〝もうひとつの医療（オルタナティヴ・メディシン）〟には、驚くほど多様な種類がある。その多様性と比べたら、侵襲（しんしゅう）的で人造的な現代医学の手法なんて貧弱に見えてしまうほどです。しかも〝もうひとつの医療〟のなかには、安全性や効果が過去何世紀にもわたる使用経験や観察によって、経験的に立証されているものがあるのです。そうした医療手段については、我々は使いこなす術（すべ）を学びなおし、化学療法や外科療法に安易に頼らなくても自分の病気を自分で治せるようになる必要がある。私が本章で紹介した以外にも、自分の健康を安全かつ効果的に自主管理するための参考になる本はたくさん出版されています。そうした本などで自分自身で勉強し、見聞を広め、調和のとれた無理のない生活習慣を実践し、自分の個性に合った自然療法や養生の組み合わせを見つけることが大切だと思います。

　だからこそ、あらためて尿療法の重要性が浮きぼりになる。なぜなら尿療法は、我々が想像しうる治療手段のなかで最もよく効き、しかも最も患者本人の治療的必要性（ニーズ）に合致した医療手段なのですから。

　合成医薬品という〝魔法の弾丸〟であらゆる疾患を治すという二〇世紀医学の野望は、もはや空（むな）しい夢でしかなかったことが判明してしまった……。しかし、本書を読んで尿療法の全体像を理解していただければ、我々はまだ絶望する必要はない。母なる自然が、奇跡的な薬効を発揮し、安全でしかもまったくタダ、そのうえ誰でも簡単に実践できる、このうえなく単純な〝天然の自家用医薬〟を生み出し、我々に与えてくれている。我々自身の体が、素晴らしい生薬を、常時生産しているのですから……。

第四章　医学が解明した尿の威力——研究成果と治療例

尿とその各種成分の医療への応用は、二〇世紀の初頭から現在に到るまで、すでに徹底的な試験と議論と研究と利用が行なわれてきました。だから我々〝シロウト〟ばかりでなく、現在の医者や保健行政の担当者など〝その道のプロ〟たちまでが、尿療法について聞いたこともない、という現実は、まことに奇妙というほかありません。

しかしこれは別に不思議な現象ではない。前章でも論じてきましたが、「民間伝承療法」としての尿療法の素晴らしい効き目は二〇世紀を迎えるはるか以前から報告されていたのです。ところが二〇世紀にはいると医学研究者も医者も一般市民も「民間伝承療法」としての効果なんぞには、もはや興味を持たなくなった……。

かくして尿療法は一般家庭でも診療所でも〝居場所〟を失った。唯一、研究機関で〝実験台〟としていろいろと試されたが、その研究データも研究図書館などに死蔵されることになった。そして今でも、こうしたデータの大部分は死蔵されたままなのです。

すでに述べたように尿療法は二〇世紀になるころに一般庶民の生活の場からほとんど姿を消し、この医療手段についての知識は今や医学専門雑誌や研究論文など、一般の市民や医者のお目にかかれぬ場所に隠されたままになっている。いわば尿療法は〝二〇世紀の秘教〟になってしまったわけです。そして尿から抽出分離された成分は、〝純正医薬品〟にかたちを変えて高額の値札をつけて市場に出されている。そうした新薬がオシッコからつくったものだなんて、一般市民にはよもや思いもよらないかたちで……。

オシッコの医薬としての利用について、医学者たちは驚くほど素晴らしい発見を数多く行なってきたのに、それを一般人に向けて語った者は皆無といってよい。くり返しになりますが、これはおおむね二つの理由によるものです。

第一の理由は、現代の医学研究者の関心が、もっぱら、特定の疾患を一発で狙い撃ちでき、大もうけが可能な〝魔弾〟として使える合成新薬の開発に向かっていることです。患者の全身の自然治癒能力を総合的に高めるような天然の生薬を発見するなんて、彼らの関心外なのです。

第二の理由は、大部分の医学研究者が製薬産業の利益のために働いているという現実です。実際、研究資金のスポンサーである製薬会社が研究成果を使って金儲けにつながる治療技術をつくりだし、その特許が得られるまで製薬会社はむろんのこと大学や公立研究機関に勤める研究者たちも、製薬会社との契約によって、研究成果を社会から隠しつづけることを義務づけられているのです。

それにまた、医学研究者というのは極端に狭い範囲の重箱の隅をつつくような研究に精を出す習性がある。そして、それぞれの特殊分野に首をつっこんだ研究者たちは、自分の関心領域外の研究者とは意見交換など行なわないのが一般的なのです。たとえば泌尿器科の医者が「尿は泌尿器の感染症に対して予防・治療効果がある」という知識を発見すれば、それは泌尿器科の専門雑誌に論文発表されるかもしれないが、一般の医学雑誌には紹介されないため、膀胱や腎臓の感染症に尿が薬効を発揮するなんて一般開業医には知りようがない。

一般市民も医者の大部分も、オシッコを単なる「老廃物」としてしか見ていない。しかし少なからぬ医学研究者が、オシッコが実は途方もなく適用範囲の広い、強力に効くクスリであるということを知っている。これからあなたも、専門の学者たちだけが知るそうしたオシッコの秘密に触れることになるわけですが、オシッコそのものをクスリとして使えば驚くほどの効果を発揮するという真実を、彼らは我々に隠し通してきた……。

本章で紹介する研究成果や論文は、発表年代順に並べてそれぞれ「効能報告」として通し番号をふっておいたので、二〇世紀を通じて尿の医学的価値がいかに熱心に研究され続けてきたかが十分に理解できるでしょう。

ただのオシッコがクスリとして素晴らしい効果を発揮する、という事実を理解すれば、読者の皆さんは愕然(がくぜん)とするにちがいない。実は私がそうでした。ここに紹介したものや紹介しきれなかったものも含め、尿にかんする膨大な研究文献に目を通し、私はこう叫ばずにはいられなかった。「どうしてこれほどの発見を、みんな内緒にしていたんだろう」って……。

尿素について、もう少し話しておきたいこと

尿療法の有効性の科学的立証を紹介していく前に、ひとこと言っておきたいことがあります。ここに紹介する研究には、尿の主要な固形成分である尿素(ユリア)をわざわざ尿から抽出して、その尿素の効用を調べたものが少なからず含まれています。

尿素は肝臓でつくりだされる有機塩で、身体が蛋白質を利用したり生合成する際に生み出される副産物です。身体は、蛋白質代謝の過程で出てくる余分な窒素を、尿素のかたちにして排出しているわけです。しかし尿素は尿の濃度を(言いかえれば〝血液中から排出すべき水分の量〟を)決定する目安としても、体内で利用されている。尿素は一七七三年に発見されましたが、尿から成分が分離されたのはこれが初めてだった。一八二八年には実験室で無機物(シアン酸アンモニウム)から人造の尿素を合成することも成功した。当時は生物の〝神秘的な生命力〟にしかつくりだせないと信じられていた有機物が、人間の技術によって無機物から合成できたわけだから、これは化学の歴史のなかで画期的な出来事でした。まさにオシッコが、無機化学から有機化学が生まれる橋わたしになったわけです。

しかし何よりも尿素の発見が、有機化学とか生化学という現代流の化学の誕生のきっかけをつくった。なぜなら尿素は、有機化合物が比較的純粋な状態で分離できた最初の例だったからです。そうした意味で尿素は現代化

学に多大な貢献をしてきたわけですが、なによりもまず個々の人間の生命維持にとって、この物質は重要な働きをしている。蛋白質の利用の際に決定的に重要なばかりでなく、身体のさまざまな機能を調整する目安としても役立っている。

そうした理由で、化学者たちは長年、尿素に魅了され、その科学や医学の分野でのさまざまな応用法を模索してきました。二〇世紀半ばに『全米医師会雑誌』(一九五四年七月三日号)に載った「オシッコ再考」(八九九〜九〇二頁)で、執筆者のH・スミス氏はこう断言しているほどです――「あらゆる有機物質のなかで、尿素ほど徹底的に研究が行なわれ、たくさんの研究論文を生み出した物質はこれまでなかったであろう」[1]。

尿素には、きわめて多くの有用な特性がある。だから昔から現在に到るまでクスリとして非常に広範囲に用いられてきました。尿素は安全で効果的な利尿薬として使われているし、その利尿効果を利用して、頭蓋内の体液の圧力が高くなりすぎ脳に圧迫を与えた場合にも治療に用いられています。肌にうるおいを与える保湿剤として化粧品に混入されていますし、殺菌作用や防腐作用があるので重い創傷の治療薬としても使われています。湿疹やひび、あかぎれのような乾燥による皮膚障害ばかりでなく、白癬(はくせん)(水虫・たむし・いんきん等)やカンジダ症のような真菌感染症にも著効を示す皮膚病の治療薬としても利用されています。

「尿毒症」という言葉はご存知でしょう。これは「体内をめぐっている血液のなかの尿素その他の窒素性廃棄物の濃度が、過剰に高くなった状態」をさす言葉です。この言葉から、「尿素そのものが毒物である」と思いこむエセ科学的な迷信が、一般社会に広まってしまった。「尿素は毒である。ゆえに体外にオシッコというかたちで捨てられているのだ」という尿と尿素についての誤った考え方が、世の中に蔓延してしまったわけです。

しかし尿素は(そして尿そのものも)決して「毒」ではないのです。たしかに腎臓の〝血液の成分バランスを調整する〟というフィルター機能が故障した場合には、血中の尿素の濃度が適切に調整できなくなってしまうので、血中の過剰な尿素は「毒」として働くことになる。しかしこれは、他の有用物質についても言えることで、たとえば水分やナトリウムは生命維持に不可欠であるけれども、腎臓がそうした物質の血中濃度を調整できなくなれば「毒」になるわけです。本章の研究成果の数々をごらんになれば理解できるでしょうが、尿素そのものは「毒」ではない。それどころか、実は途方もない医学的・生理学的価値を持っているし、使い方しだいでは大量に用いても安全なのです。

尿素は、米国連邦食品医薬品局（ＦＤＡ）の医薬品としてちゃんと認可されているし、尿素からつくった各種の医薬品が、医者が処方薬を選ぶ時の〝トラの巻〟である『内科医療必携（フィジシャンズ・デスク・レファレンス）』や、『合衆国薬理学索引（ＵＳファーマコロジカル・インデックス）』にも載っている。だがたしかに尿素は薬物としての素晴らしい効果が立証されているけれども、医薬としての完ぺきな総合力という点では天然のまるごとの尿そのものには到底かなわないということを、私はここで強調しておきたいのです。尿には、尿素の他にも、医学的に有用な物質が何百種類も含まれている。そのなかにはすでに正体が解明された物質もあるが、未知の物質もたくさんある。だから総合的な治療効果は、尿素だけではまったく力不足というほかない。このことは本章を読みすすんでいけば誰でも理解できるはずです。

しかも、人は誰でも、自分の健康状態を正確に反映した各種の抗体や〝天然のワクチン〟や、その他のさまざまな生理活性物質を血液中に保持しているわけですが、そうした自分特製の〝オーダーメイド医薬〟の余剰分が、自分の尿にも含まれている。これはすでに数々の研究で立証ずみなのです。しかし、まるごとの尿に含まれているこれらの成分は、天然ものであれ合成物であれ、とにかく尿素には絶対に含まれていない……。

たとえば、あなたが小麦アレルギーにかかっているとする。あなたの身体はアレルギーに対抗するために各種の抗体をつくりだしますが、それらは尿にまじって体外に捨てられている。この尿中の抗体を、尿を飲ませたり注射したりして再び本人の体内に入れてやるとアレルギーが治ることが、多くの医学研究ですでに実証されているのです。しかし……こうした抗アレルギー抗体は、尿素には含まれていない。つまり尿素だけでは、まるごとの尿ほどのアレルギー治療効果は期待できないわけです。

誰だって心身にはさまざまな機能障害が生じます。それは心身の状態と環境条件の複雑な相互作用の結果として生じるものなので、心身の機能障害の実体もきわめて複雑なものです。それに生活歴や生活環境も栄養状態も、さらには生理学的・病理学的な心身の状態も、人それぞれにすべて違っているわけですから、他人と同じ機能障害というのは厳密にいえば一つもない。しかもよほど重大な機能障害でないかぎり、本人に自覚できるような〝症状〟が出ることは滅多にないわけです。ところが人体はそうした機能障害を自動的に修復できるよう、全身で常時さまざまな〝治療物質〟を生産している。そうした各種の〝治療物質〟が尿に溶け出て体外に捨てられているわけですから、尿療法を行なえば、それらを再び有効に利用できるわけです。

たとえばあなたがポリオとか結核の病原体にさらされたとする。そうしたウイルスや細菌が感染しても、急性症状が現われるまでは気づかないわけです。しかし自覚症状が出ていない段階でも、尿を調べてみると抗体がちゃんと含まれていることは、これまでの研究で実証ずみである。だから日常的に尿療法を実践していれば、常にあらゆる疾患に対して、疾患の最初期の段階から、適切な抗体の投与が行なわれることになる。つまり尿素ばかりでなく、どんな合成医薬品や純正薬品もかなわないような、このうえなく総合的な予防と治療が、尿療法で実現できるわけです。

私は、尿療法以外の治療法に利用価値がないとか効果がないと言っているわけではありません。むろん、他の療法にだって、それぞれに効用はある。しかし尿療法は、総合的な予防・治療効果がこのうえなく優れているし、誰でも簡単に実践できるし、しかもまったくタダなのだから、我々の保健医療体制の基本に据えられるべきだし通常の治療や予防には日常的に用いるべきであると考えるのが、合理的な判断というものでしょう。

最近、ちょっと考えさせられる雑誌記事に出会いました。その記事によれば、米国中西部で一二歳の少女が高熱と倦怠と流涎症（よだれが止まらなくなる症状）で病院に運ばれたそうです。その病院の医師たちは、全力をあげて少女を救おうとした。が、病気の正体は結局解明できず、病状は悪化の一途をたどり、彼女は数日後に死亡した。ところが死体を解剖して、ようやく病気の〝診断〟がついた。狂犬病だったのです。でも生前には、その診断がつかなかった。だから適切な治療もできなかった……。

こうした悲劇をさけるためにも、基礎的な医療手段として尿療法を普及させるべきだと、つくづく感じました。この少女は、症状が現われた時点で尿療法を実施していれば、生命が救えたでありましょう。なぜなら、まずもって尿素が狂犬病ウイルスを破壊することは科学的に立証されている。だから尿療法を行なえば、尿素の作用だけでも、少女を救えたに違いない。しかも少女の尿には狂犬病ウイルスの抗体が排出されていた可能性が高い。つまり、少女に自家尿を摂取させれば、尿素と抗体の恩恵を受けることができたかもしれないのです。医者は狂犬病だとは判らなかった。しかし少女はこの病気にすでにかかっていたわけだから、尿を（必要なら尿素も）飲ませるか注射するかしていれば救命できた可能性が高い。

まったく残念なのは、副作用が皆無でしかもタダ、そしてほぼ一〇〇年におよぶ現代医学の研究で素晴らしい薬効が確認され、これまでの研究からは人間にクスリとして用いても〝毒性〟がまったく報告されていない尿や（尿中の）尿素を、使うことすら思い到らぬままに、この病院の医師たちがみすみす少女を死に追いやったということです。尿療法を試したとしても、少女にとって不利益となることは何ひとつなかったはずなのに、有効な治療法が全然使われぬまま終わった……。

尿は、驚くほどよく効く天然の薬物です。これはすでに二〇世紀の多くの科学者が立証し、彼らの被験者はむろんのこと、世界中の無数の人々が身をもって経験してきたことです。尿療法を実践すれば、この世に存在するどんな生薬や合成医薬品に頼るよりも、優れた健康が享受できるのです。それゆえこの療法の正しい知識を、誰もが知っておくべきです。〝本当の健康の維持管理〟を行なうには、尿療法の日常的な実践が不可欠であると言ってもよいでしょう。

シロウト考えでは、現代医学は何でも知っているように思えるし、何でも治せるように見える。しかし現実はそうした印象とはほど遠く、我々人類は病魔の前では、相変わらず非力であり、脆(もろ)い存在である。こんなに医学が進んだ現在でも、人々の生命や生活能力を奪ってしまう疾患は蔓延している……。しかし、この現実は、我々に重大なことを教えてくれているのです。つまり人類は、致命的な疾患をまねくような何らかの不健康な生活習慣を続けており、健康の維持管理に決定的に重要なことを見落としていると……。

そう。我々はたしかに尿療法を見落としてきた。この簡単できわめて良く効く自然療法を見落とすのは、文字どおり〝一世一代の不覚〟というほかありません。尿療法を知りましょう。そして真実の健康法に目覚めようではありませんか。

効能報告1（尿素の抗菌作用の立証）

論文題名「尿素を含んだ培地で培養した細菌に現われた、多態性（プレオモルフィズム）」

一九〇六年、W・ジェイムズ・ウィルソン文学士・医学士、クィーンズ・カレッジ（アイルランド、ベルファスト）病理学研究所、『病原菌雑誌』（ロンドン）第一一巻、三九四頁(2)

この研究報告を最初に紹介したのは、尿素の医学的応用に関して二〇世紀初頭に発表されたもののうち、最も詳細な研究の代表例といえるからです。

論文のタイトルに「多態性（プレオモルフィズム）」という耳慣れない専門用語が使われていますが、怖じ気（おじけ）づく必要はありません。「多態性」とは「細菌が環境の変化によって多様な形態をとる」ことを言い、この論文の場合は、「尿素を含んだ環境では病原菌が形態変化をこうむったり、成長が止まってしまった」ことを指しています。

細菌のような微生物が病気の原因となることが科学的に確認され、一九世紀に病原微生物学が誕生すると、科学者たちの関心はもっぱらそうした〝黴菌（ばいきん）〟を殺したり、その成長を止める手段を探し出すことに向けられてきました。

この研究論文で、ジェイムズ・ウィルソン（James Wilson）氏は、何種類かの病原菌（腸チフス菌など）を尿素溶液を含んだペトリ皿で培養したところ、他の研究者たちがすでに確認していたのと同様の、尿素の細菌に対する成長抑制効果を確認できたと報告しています。

一九〇五年の一〇月に私はシンマーズ（Symmers）教授から示唆されて腸チフス菌と大腸菌が尿素に対してどのような反応を示すかを調べてみることにした。尿素の濃度をさまざまに変えた培地を用意し、それぞれの培地でこれらの細菌を育てて、細菌の数を測定したところ（中略）培地中の尿素の濃度が高いほど、細菌の成長が抑制されることが判った。尿素濃度が七％の培地では細菌はほとんど成長が見られず、八％の培地では細菌はまったく育たなかった。（中略）尿素は防腐作用を有している。正確に言えば、尿素には微生物の成長を抑制する作用がある。

このような尿素の抗菌作用は、二〇世紀のはじめにウィルソン氏の他にも何人もの科学者によって立証されています。ここでは、そうした研究の概略を、発表年代順に列挙しておきましょう。これを見れば、現代医学の草創期に尿素の医学的効用についての重要な研究が次々と現われていたことが一目瞭然にわかるでしょう。

一九〇〇年

ドイツの研究者Z・F・シュピロ（Spiro）が、尿素溶液が外来蛋白（たんぱく）を〝分解〟する顕著な能力があることを発見し、『生理学と化学』誌に発表した。[3]ウイルスのような病原体も、アレルギー誘発物質（アレルゲン）も、いずれも一種の外来蛋白であるという現実を考えれば、シュピロの発見が医学的に重要な意味を持つことが理解できる。現にその後の研究で、尿素にはポリオや狂犬病のウイルスなどを迅速かつ容易に破壊できる驚異的な威力があることが確認され、一九八〇年代には「尿は広範な種類のアレルギーにとって、きわめて優れた治療薬である」

という評価も確立している。

一九〇二年

W・ラムズデン（Ramsden）は、『全米生理学雑誌』に「尿素に関するいくつかの新たな特性」という題名で、尿素の蛋白質分解作用についてのいっそう詳しい研究成果を発表した。[4] 彼は尿素が創傷の腐敗を防止できることも発見した。彼の業績は、尿素の抗菌作用に関する後世の研究者たちの論文にもしばしば引用されている。

一九〇六年

フランスのG・プジュ（Peju）とH・ラジャ（Rajat）は、同国の『生物学会報告』誌に「尿素培地中の細菌の多態性についての覚書」という題名で、各種の病原菌に対する尿素の抗菌作用についての詳細な研究報告を発表した。[5] 彼らの研究は、細菌培地中に溶かした尿素の濃度が高くなるほど、細菌に対する成長抑制効果が高まることを立証している。この論文も、尿素の抗菌作用について後世の多くの研究者が発表した実験的研究や臨床研究の論文に、くり返し引用されることになった。一九三〇年代から四〇年代にかけて創傷や感染症の治療に、尿素が防腐剤として盛んに使用されたが、その根拠となった科学的研究の一つが、この文献であった。

一九一五年

英国のW・シンマーズ（Symmers）とT・S・カーク（Kirk）が、『ランセット』誌に「尿素の殺菌剤としての特性と、創傷への治療薬としての応用」と題する論文を発表した。[6] この二人は軍医であったから、当然、尿素の防腐作用を利用した創傷治療の効果を探ったわけである。彼らは論文に次のように書いている――「外傷のためにアルスター義勇軍病院に入院していた兵士の全員に、我々は尿素で治療を行なったが（中略）、尿素を施した患部は、それ以外の治療を施した患部よりも、二四時間後には明らかに改善していることが確認できた」。尿素が局所的にも内科的にも有害な副作用をともなわずに優れた治療効果を発揮することは、現在ではすでに完全に立証されている。

尿素の薬効を顕著に示した臨床研究の成果は、この後も続々と出現することになる。それらをお読みになれば、皆さんはきっと驚かれるにちがいない。「こんなに良く効き、安価で安全な抗菌剤が、全然使われていないなんて、医者の連中は何を勉強してきたんだ!?」と……。

効能報告2

章題「自家分泌療法（オートセラピー）の治療手段としての尿」

チャールズ・H・ダンカン医学博士、ニューヨーク市志願兵病院・共同創設者、同病院泌尿器科専門医および外科医、同氏の著書『自家分泌療法（オートセラピー）』より[7]

「自家分泌療法（オートセラピー）」というのは「自分の身体が産生する何らかの自然物質を〝治療薬〟として用い、患者の自然治癒をうながす」ことを言います。ダンカン（Duncan）博士も、他の医者と同様、この言葉にそうした意味を託して、『自家分泌療法』を著しました。

同書のなかの「自家分泌療法の治療手段としての尿」と題する章には、彼自身が行なった尿療法の治療事例についての観察結果や、当時の他の医者たちが発表していた尿療法の臨床観察についての議論が記されています。

医学史の観点から見ると、この論文は、二〇世紀の医学界の〝主流派〟に属する医師たちが尿療法を本格的に採用していたことが判るので、非常に興味ぶかい記録になっていると言えましょう。ダンカン博士はニューヨーク市志願兵病院（ボランティア・ホスピタル）の共同創設者であり、同病院の泌尿器科の専門医であり、外科医として第一線の医療を行なっていた人物であり、なおかつ尿療法という自然療法の擁護者でもあったわけですから……。

今日の医学界は、「尿療法」と聞けば〝医学的効果がまったくない馬鹿げたインチキ医術〟と、そしてその実践者は〝ただのサギ師〟だと、頭ごなしに決めつける怠けグセがついていますが、それこそ現実を歪めて伝えるサギ行為だということを、この論文は雄弁に物語っているわけです。ダンカン氏は尿の医学的効用を、次のように絶賛しているのですから——

> 病原性の身体状態（すなわち疾病）が、尿の内容に影響を及ぼさないで済むことなど、皆無といってよい。尿は、患者の身体状況のあらゆる変化をそれがどんなに小さな変化であっても見逃さず、敏感に反映している物質であり、その意味では気象の変化を敏感に表現する〝風見鶏（かざみどり）〟のようなものだと言える。
>
> 多くの病原性の身体状態は（中略）尿を治療に使うだけで即座に治る。（中略）『クラークの医薬物質総覧（クラークス・マテリア・メヂカ）』には尿酸や尿素の治療効果が立証された多くの疾患名が列挙されているが、これは実に、故なきことではなかったのである。
>
> 『ニューヨーク医学雑誌（メディカル・ジャーナル）』の一九一二年一二月一四日号および二一日号と、『治療の記録（セラピューティック・レコード）』の一九一四年一月号に、私は多数の疾患に対して実施した尿療法の多くの成功例を報告した。（中略）以後、私も、他の多くの医師たちも、実にさまざまな病原的身体状態の患者に尿療法を実施して、数多の成功を収めている。

さらにダンカン博士は尿療法の成功例をいくつか紹介しています。たとえば——

◉症例一九〇

患者は三〇歳の男性。膀胱炎に尿療法を使用。患者は、雨のなかで長時間、馬車を運転していたため膀胱炎にかかった。罹患したその日の晩には一、二時間ごとに猛烈な尿意が襲ってきたという。（中略）しかしこの患者に、毎食とも一時間半前に、茶サジ一杯分の起きがけの自分の尿を飲ませるようにしたところ、二日以内に膀胱炎は完治した。

◉症例一九八

患者は五〇歳の男性。膀胱および前立腺の炎症に、尿療法を使用。（中略）この患者は座った状態から立ち上がった途端に猛烈な尿意に襲われていた。就眠時にも、一晩で五、六度は猛烈な尿意で起こされていた。こうした症状に通常の治療法を試みたが、いずれもほとんどまったく効果がなかった。そこで、彼を自家分泌療法で治療してみることにした。彼には、毎食ともに、一時間半前に、一ドラム（茶サジ一杯弱）の起きがけの自分の尿を飲ませるように指導した。

二四時間を経ずして、彼の症状は劇的に改善した。ところが、彼はすっかり完治したと思いこんでしまった。（そして尿療法を中断してしまったため）痛みと裏急後重（テネスムス）（便意が高まったり尿意を催した時に股間に感じる疼痛をともなった肛門括約筋の痙攣（けいれん）で〝しぶり〟ともいう）が再発したため、彼は尿療法を再開したところ、症状は大幅に改善した。その後、彼の疾患は着実に回復に向かっており、現在では健康な様子である。

次に紹介するのは『小児科学公的文書集成（アーカイヴズ・オヴ・ペディアトリックス）』誌に掲載後、『ニュー・オルバーニー・メディカル・ヘラルド』誌一九一五年二月号に転載された、C・G・ムーア博士の論文である。

◉症例二〇三

思うに、真性糖尿病は一般開業医が扱うには非常に困難な疾病である。一九一二年四月一四日に、私はそうした患者を診ることになった。患者は七歳の女児で、数日前から悪寒(おかん)に襲われ、発熱が続いているという。少女の体温を計ったところ(セ氏)三八・九度もあった。しかし他の症状は認められなかった。それから二日後に、娘は平熱にもどり気分も良くなったのだが、大量の(ねばねばした)尿がしきりに出てどうしようもない、と親から連絡が入った。

私はこれまでにも過去数か月のあいだに何人かの糖尿病患者を診てきたが、それらの患者にはあらゆる治療法を試しても効果が得られなかったため、自家分泌療法に踏み切っていた経験があった。自家分泌療法を試そうと思ったきっかけは、どんな治療でも改善が見られなかった黄疸(おうだん)の患者に本人の尿を飲ませてみたところ非常に短期間に症状が消えた事例を、少なからず知っていたからである。

そこで、この少女にも自家尿の飲用を試してみることにした。処方は、少女に本人の尿を一日三回、それぞれ三オンス(九〇ミリリットル弱)飲むというもの。この療法を開始したのち、少女の尿中の糖の濃度を測定してみたところ、飲尿を続けている時期には糖濃度が下がり、飲尿を中断すると糖濃度が上昇することが確認できた。患児の全身状態も改善が認められた。少女は、以前より尿の排泄量が減ったし、水分の摂取量も減った。肌はうるおいをとりもどし、精神状態も安定するようになった。

次に紹介するのは、ニューヨーク市のディーチマン博士が報告しているものである。

◉症例二〇二

患者は四九歳の男性。極端に神経質で、いらだっていた。全身を駆けめぐるような痛みを感じ、頭痛に悩まされ、体じゅうがだるいと訴えていた。特に、腰と腹部に激しい痛みがあるという。対症療法を施したが、まったく効果がなかった。（中略）尿を顕微鏡で調べてみると、赤血球と膿と腎臓細胞、それに大量の蓚酸カルシウムの結晶が観察された。

そこで蒸溜水で一〇〇倍に薄めた尿を二〇ミニム（一・二三ミリリットル）注射したところ、ある程度の症状の改善がみられた。しかし全快には到らなかったため、尿の薄めぐあいをもう少し押えた溶液をつくって、それを注射したところ、患者は急速に回復に向かった。症状が回復してから二か月後に尿検査を行なったが、尿中にはもはや膿や腎細胞は観察されず、排尿量も正常に戻った。

以下はディーチマン博士の総括。

ここに報告したのは私がこの方法（尿療法）で成果を上げた多数の治療例のうちの、ごく一部である。この療法には計り知れない価値があると認めざるを得ない。私は、各種の慢性疾患に苦しむ多くの患者に（尿を用いた）治療――なかんずく尿を〝自家分泌療法の薬剤〟に用いた治療――を実施してきた、その広範な経験から、こう断言せざるを得ない。特に、尿を〝自家分泌療法の薬剤〟に用いた治療に関して言わせてもらえば、尿療法で得られる成果は、これまで認知されてきた通常の治療法よりも素晴らしいのである。

ダンカン博士の尿療法の実践報告はきわめて詳細で、しかも彼ばかりでなく他の医師たちが行なった広範な疾患に対する（患者本人のオシッコを飲ませたり皮下注射するなどの）尿療法の具体的な治療事例の報告が含まれているという点で、注目すべき文献だと言えましょう。

効能報告3

論文題名「尿素の防腐・殺菌作用」

一九三五年、ジョン・H・ファウルガー医学博士とリー・フォーシェイ医学博士、シンシナティ大学薬学・実験細菌学部、『実験および臨床医学』誌(8)

ファウルガー(Foulger)とフォーシェイ(Foshey)の両博士は、尿素が広範多様な細菌感染症の治療と予防にきわめて有効であり、しかも感染症治療薬として当時盛んに使われていたサルファ剤と違って、尿素には有害な副作用がまったくないことを、この研究で確認しました。

尿素の作用については(中略)、ラムズデン(一九〇二年)が〝尿素は腐敗を予防する〟というきわめて興味深い観察を行なっている。尿素の(細菌を破壊するという)殺菌剤としての特性を詳細に報告した最初の文献は、プジュとラジャによるもの(一九〇六年)だったが、尿素の殺菌作用についてはシンマーズとカーク(一九一五年)がジフテリアや創傷の治療の際に洗浄液として疑問の余地のない効果を確認するにいたり、ようやく大きな注目を集めるようになった。**このように尿素は強力な殺菌効果を持ちながら、ヒトの組織に対しては無害だということも充分に立証されたのである。**(中略)

慢性のブドウ球菌感染症についての治療例をここで紹介するなら、尿素(の粉末)を患部の組織の各層にふりかけて、傷口を縫い合わせておくと、感染症の徴候(ちょうこう)が消失して治癒してしまう。(中略)感染症にかかった創傷を尿素粉末で治療した場合には、もっと単純な創傷に他の治療法を施した場合よりも、優れた治療成績を示した。(中略)

我々の研究チームのうちの一人(ジョン・ファウルガー)は、シンマーズとカークの業績を知らないままに、化膿性の中耳炎のまれな症例に対する治療手段として、尿素を選んだ。**この化膿性の中耳炎は、他の局所療法ではまったく効果がなかったのに、尿素では全例で治療効果が現われたのだ。**（中略）猩紅熱（しょうこうねつ）で入院後ほぼ三週間たった一〇歳の少年の場合は、中耳炎と出血性の腎炎を併発していた。この患児に尿療法を施したところ（中略）、耳からの排膿（耳垂（だ）れ）の悪臭はたちまち改善した。（中略）同時に、血尿も徐々に改善された。（中略）

これまでに観察された成果から考えると、尿素は各種の化膿性の分泌物の治療に、かなりの効果があると思われる。悪臭を発する膿が出ているような化膿性の創傷でも、大きな効果が期待できる。そうした尿素の利用法の臨床報告は、最近、ミラーによって提出されている（効能報告4を参照）。（中略）

安全で無害だという尿素の特性を活かして、尿素の臨床応用についてよりいっそうの研究を深めるべきだろう。

なお、この論文の注釈には、ファウルガーとフォーシェイ両氏の注目すべき観察が記されているので、その点も指摘しておくことにします。それは、後世の科学者たちによっても確認されているのですが、ブドウ球菌や連鎖球菌などの強力な病原体による感染症の場合には、その病原菌を殺すには、他の細菌感染症の治療よりも尿素の投与期間を延ばす必要がある、ということです。このことはブドウ球菌や連鎖球菌による感染症に尿療法を用いる場合にも、留意すべきでありましょう。

効能報告4（癌性病変の治療への、尿素結晶の使用）
論文題名「癌治療への尿素結晶の利用」
一九三三年、ウィリアム・M・ミラー博士、シンシナティ大学医学部・外科、『全米医師会雑誌』一九三三年五月二七日号、一六八四頁(9)

尿素の抗菌作用についてのファウルガーとフォーシェイ両氏の研究に続き、やはりシンシナティ大学のミラー（Millar）博士は、尿素結晶を使って、身体外部に露出した癌性の潰瘍の治療を試みました。

癌がきわめて悲惨な疾患となっている一つの原因は、壊死によって脱落した組織が異様な臭気を発するからである。そこで昨年、シンシナティ総合病院の腫瘍診療科で、こうした症例に尿素の利用を推奨し、実際に処方を行なった。癌の傷口に尿素結晶を湿布すると、傷口が発していた臭気は大幅に止めることができた。尿素結晶そのものは数分間で溶けてしまうわけだが、傷口が発する悪臭という癌性潰瘍の恐るべき問題点は、尿素結晶の湿布を行なうたびに改善されていった。

尿素結晶は安価だし、かなり強力な防腐効果がある。しかも全身性の反応を起こすような副作用の心配も皆無である。

尿素の抗菌作用の研究は二〇世紀を通じて続けられ、次第に広く知られるようになり、ヨーロッパやアメリカでは創傷や感染症の治療に使われていました。しかし、二〇世紀も半ばになると抗生物質入りの軟膏が普及するようになり、当時は抗生物質が「最新の科学技術が発明した魔法のクスリ」であるという宣伝が徹底的に行なわれたため、尿素の抗菌剤としての使用は廃れてしまったわけです。とはいえ抗生物質の「魔法のクスリ」という看板だって、じきに薬剤耐性菌が出現して見事にハゲおちてしまったわけですが……。

尿素は（そして何よりも尿そのものが）本来タダで簡単に手に入る、きわめて優れた薬効を持った天然物質であり、クスリとして使っても副作用はない。その抗菌作用を活かせばあらゆる種類の創傷（きず）や火傷（やけど）に優れた治療効果を期待できるのです。

効能報告5
論文題名「自己尿療法（オートユーリン・セラピー）」（ライプツィヒ小児科医師会での講演記録）
一九三四年、マルティン・クレプス博士、小児科開業医、『小児科医師会』誌（ライプツィヒ）、四二一～四四四頁⑩

マルティン・クレプス（Martin Krebs）博士はドイツのドレスデンの小児科開業医ですが、彼も他の医者たちと同様に、〝さまざまな疾患への治療法として患者本人の尿を使う尿療法が成果を上げている〟という情報を知って興味を覚え、自分の医療実践にも採用して大成功したわけです。ニューヨークのダンカン医師はこの療法を「自家分泌療法」と呼んでいましたが、クレプス博士は「自己尿療法」――英語では「auto-urine therapy（オートユーリン・セラピー）」、ドイツ語だと「Autourintherapie（アオトウリーンテラピー）」――と呼んでいました。

クレプス博士の場合は、患者に本人の尿を注射するという方法をとったわけですが、たいていは途方もない効き目が即座に現われたことを、感激しながら報告しています。

小児のアレルギーやある種の痙攣（けいれん）は、患児本人の尿を筋肉注射することで顕著に改善した。喘息（ぜんそく）や枯草熱（こそうねつ）（花粉アレルギー）では途方もない治療効果が観察できた。出産（分娩）時に新生児が受けた脳の外傷が原因で起こる筋肉の痙攣にも、自己尿療法は成果を上げた。

枯草熱にかかった八歳男児にこの患児本人の尿を五cc注射したところ驚くほどの効果があった。この患児自身の尿を注射するとただちに呼吸障害が治りはじめ、両眼に現われていた極端な充血も二、三分で消え去ったのである。

もう一人、これは喘息のために三年半もサナトリウムでの療養を余儀なくされた小児であったが、自己尿を四cc注射したところわずか六分後には深呼吸ができるようになり、喘息発作で睡眠が中断されることもなくなった。

初めて試した自己尿療法がこのように大成功に終わったことに私は大いに励まされ、他の疾患にも試してみる気になった。そこで局部的な麻痺と筋痙攣を見せている生後一〇か月の乳児に自己尿療法を実施することにした。この乳児の症状が分娩時に脳に受けた外傷のせいであることは明らかだった。たった一度の自己尿注射で、この男児はそれまで痙攣のために開かなかった両手のこぶしが開くようになった。また身体の動きも全般的にぎこちなさが薄れ、笑うようにもなった。両親の話では、この患児はそれまで笑ったことがなかったという。さらにこの患児はそれまでに何度か狭心症の発作を起こしていたが、これも自己尿注射の後は起こらなくなった。

尿療法は、これまでに次のような症状や目的に使用できることが判った。

①妊娠時の毒血症
②アレルギーの諸症状
③百日咳
④痙攣
⑤母乳の分泌促進

⑥枯草熱
⑦喘息
⑧偏頭痛をともなった各種の疾患
⑨湿疹

私は、自己尿療法は小児科分野の医療で活用するだけの価値があると確信している。特に枯草熱と喘息の治療にはぜひともこの療法を勧めたい。ここに紹介したそれ以外の各種の疾患については、自己尿療法の効果を確かめるため、今しばらく追跡調査をしてみようと思っている。

この講演録でも宣言されていますが、クレプス博士はその後も自己尿療法の小児科的応用についての臨床研究を続け、一九四〇年には「急性感染症の緩和治療における回復期患者の尿の使用」と題する論文を発表しています。この論文では、百日咳や麻疹（はしか）や水痘のような子供の感染症に、（浣腸（かんちょう）で自己尿を患者の直腸に入れる方法による）尿療法が安全かつ効果的であることが報告されています。

クレプス博士は、感染症の患児五八例に対する尿療法が素晴らしい成果を上げたことに感動し、他の医師たちにも小児感染症の治療手段として尿療法の採用を勧めています。そればかりか尿療法の卓越性に気づくや、他の医者や研究者たちみたいに〝業界内部の秘密〟として隠しておくのではなく、親が子供に対して家庭で簡単に実行できる尿療法の方法を親たちに教えてもいたのです。

効能報告6
論文題名「急性出血性腎炎に対する自己尿ワクチン療法の効用」
一九三四年、R・ティベリ博士、ペルージャ大学（イタリア）臨床医学研究所、『診断術（ラ・ディアグノーズィ）』誌（イタリア）、一九三四年六月九日号（第一四巻）、一八三〜一九六頁[11]

腎炎とは「急性または慢性の腎臓の炎症」のことを言いますが、これは腎臓の感染症であり、通常の医学的治療では治すのが難しく、しかも場合によっては重症化して致命的にもなりうるという問題を抱えた疾患です。そもそも腎臓は、血液の水分と各種栄養分のバランスを適切に保つためには不可欠の臓器なのですが、腎炎になると、この重要な働きが阻害されてしまう。その結果、腎炎にかかると、多くの場合、水分や塩分などの各種の血中成分が過剰になってしまうという問題が起きるのです。腎臓が感染症にやられると、たいていは身体が蛋白質（たんぱくしつ）を利用する能力にも障害が及び、生体にとって不可欠の蛋白質であるアルブミンが尿中に異常に排泄されてしまう状態（これを「蛋白尿症」または「アルブミン尿症」という）になります。

腎炎は、①悪寒や発熱、②頻繁な尿意促迫（尿失禁の恐れをともなう強烈な尿意）、③背中と腹部の痛み、④食欲不振、⑤吐き気と嘔吐などの自覚症状がありますが、このほか尿そのものにも徴候が出てきます。つまり腎炎になると尿に血が混じったり、濁った尿が出るという特徴があるわけです。

ティベリ（Tiberi）博士の論文は、たいていの腎臓感染症は尿を注射することによって症状が大幅に改善され、完治させることができたという事実を、明らかにしたものです。

急性感染症に対する現代医学の治療方策は、病原体を殺すという病因論的な方法論の典型である。ワクチン療法——たとえば患者自身から採取した病原体や蛋白質などをワクチンに用いる〝自家ワクチン（蛋白）療法〟——というのは、まさにそうした発想にもとづいて行なわれている治療法であり、今日では一般的な医療手段として普及している。実際、今や多くの感染症に、こうした治療法が使われている。

一九二六年以来、シルヴェストリーニ（Silvestrini）教授は尿をワクチンとして使った自家分泌療法を用いて腎炎の治療を行なっている。腎炎に対するこの治療法の効果は、体系的でなおかつ統計的に厳密な臨床試験を行なってこそ正確な評価ができるわけだが、今のところそうした調査結果は発表されていない。そこで私は、過去何年かのあいだにこの療法を受けた多くの患者の医療歴を収集し、さらにできるだけ多くの臨床事例を集めようと思って、個人的に調査を行なって資料収集に努めた。

事例研究

◉事例3——アルブミン尿症、尿中の血球、発熱、水腫（むくみ）、紫藍症（チアノーゼ）を呈していた入院患者。自家尿をワクチンとして七回（各回とも七cc）注射した。三回目の自己尿注射の後、検査を行なったところ、尿中のアルブミンと血球はごく少量に減っており、水腫とチアノーゼは消失していた。七回の自己尿注射による治療の終了後には、腎炎は完治し、患者は退院した。

◉事例4——アルブミン尿症、尿中の血球および発熱を呈していたが、水腫は見られなかった入院患者。自己尿注射による治療が施された。八回目の自家尿注射の後、この男性の症状はいっせいに緩解（かんかい）した。治療後、三週間たった時点でも、完治したままであることが確認された。

◉事例5——入院直後の検査で、尿にかなりの蛋白と血が出ており、左眼に視覚障害が起きていることが判明した患者。自己尿ワクチンを三回注射しただけで、これらの症状は完全に消失し、患者は全快した。

腎炎に対する尿療法の効果に関するこのイタリア人医学者の調査論文には、自己尿注射を受けて腎炎を克服した一八人の患者についての、きわめて詳細な内容が報告されていました。

なお、尿療法による腎炎の治療については、ロンドンのH・B・デイ（Day）博士も『ランセット』誌（一九三六年一二月号）に「抗原を用いた糸球体腎炎の治療」と題する論文を発表しており、この論文でも天然の尿のエキスが急性および慢性の腎炎の治療に卓効を示したことが、次のように報告されています。

尿エキスの注射は、急性および、慢性で悪化したり再発した糸球体腎炎の治療に卓越した効果を見せた。（中略）慢性の症例においては、たいていは驚異的な治療効果を示した。

さらにデイ博士は、こう付け加えてもいます。

腎炎を呈していない被験者にこの尿エキスを大量に与えてみたが、腎機能や血圧への有害な効果は皆無であった。

効能報告7

論文題名「大腸菌による膀胱炎の、自己尿療法による治療」

一九三五年、M・ガロテスク博士、『ルーマニア医学（ロマーニャ・メディカーラ）』誌(12)

この論文ではガロテスク博士（Garotescu）自身が行なった膀胱炎治療の実践記録が報告されています。なお、膀胱炎は通常は女性がかかる膀胱の感染症で、痛みをともなった炎症が場合によっては腎臓にまで感染症を波及させるなど、深刻な疾患に発展することもあるので油断のできない病気です。

ガロテスク博士は、多くの膀胱炎を、患者に本人の尿を注射するという方法で治療して、素晴らしい成果を上げてきました。実際、精密な尿検査によって、自己尿注射の後には患者の尿から膀胱炎の病原細菌が完全に消失していることが、確認されてきたのです。たとえば――

◉事例1――三二歳の女性。痛みをともなった頻尿（ひんにょう）などの、膀胱炎の典型的な症状を呈していた。また、数年来、慢性の便秘に悩んでおり、便秘薬を使いつづけてきたが効果がなかったという。彼女には自己尿注射を一二回行なったが、その結果、すべての症状が完全に消え去った。実験室検査でも尿中の大腸菌（膀胱炎の病原体）がまったく見つからなくなり、完治したことが確認された。

◉事例2――二八歳の女性。痛みをともなった頻尿を訴えていた。彼女の尿を実験室検査したところ、大腸菌の細菌叢（コロニー）が多数見つかった。この患者には自己尿注射を四回行なったが、その後はこの感染症の徴候および症状が完治した。

ガロテスク博士は、自己尿注射を二二〇回も行なったが有害な副作用は皆無だったと報告しています。ただし、尿を注射した箇所が一時的に赤く腫（は）れるという報告はしていました。しかし、尿であれ何であれ、注射をすればその部分が赤く腫れることがあるというのは、注射にはつきものの、ありふれた現象といえます。

効能報告8（尿素による狂犬病とポリオのウイルスの破壊）

論文題名「尿素水溶液の（狂犬病と灰白髄炎(ポリオ)のウイルスに対する）殺ウイルス作用」

一九三六年、イートン・M・マッケイ医学博士とチャールズ・R・シュローダー博士、『全米実験生物学会会報』誌、三五巻、七四～七六頁(13)

この論文が発表されてから六〇年も経っていますが、今もってウイルス感染症に対しては効果的な化学療法が登場していません。しかも皆さんご存知のように、ウイルスの病原性は人類にとって重大な脅威である。そうした現実を考えるなら、尿素のウイルス破壊作用について報告しているこの論文はきわめて興味深いし、重要だと言うほかありません。

マッケイ（MacKey）博士とシュローダー（Schroeder）博士は、尿素が狂犬病やポリオ（灰白髄炎）の病原ウイルスに及ぼす影響を調べて、次のように報告しています――

高濃度の尿素の水溶液がこれらの（狂犬病とポリオの）ウイルスに及ぼす効果は、非常に興味深い。シュピロ（一九〇〇年）やラムズデン（一九〇二年）の初期に報告していたように、**尿素の水溶液は蛋白質を〝分解〟する顕著な能力を有しているのである。**（中略）

我々の結論を言えば（中略）、尿素の高濃度の水溶液は、灰白髄炎(ポリオ)ウイルスを〝弱体化〟させてその病原効果を奪うだけではなく、実際にウイルスそのものを破壊してしまうのである。（中略）

尿素そのものは比較的に不活性な物質であり、他の大部分の殺ウイルス剤のような（ヒトの）細胞質に対する毒物ではない。だから、そのように安全な尿素の水溶液が狂犬病やポリオのウイルスをこんなに簡単に

殺してしまうという事実は、驚くべきことである。（中略）

尿素は、他の塩基性（アルカリ）物質と同様、固体の状態では中性で不活性であるが、水溶液にすると、蛋白質に対して変性作用を発揮する。これによっておそらくウイルスが殺されるのだろう。蛋白質への変性作用はわずか一、二分のうちに起きてしまう。

この報告は、ＨＩＶ（ヒト免疫不全ウイルス）が原因で起きると推定されているＡＩＤＳ（エイズ）（後天性免疫不全症候群）の治療に、重要なヒントを与えているかも知れません……。尿素の高濃度の水溶液が人体に有害作用を与えずにウイルスを破壊できることは、すでに実証ずみです。そして、オシッコを飲めば――つまり尿中の尿素を経口的に体内に取り込むことによって――血中の、そしてその後に排泄される尿中の尿素の濃度は一層高まるから、尿素の病原体に対する破壊力もそれだけ確実になるわけです（効能報告20参照）。おまけに尿療法を行なえば、各種の抗体や（効能報告31に示されているように、もちろんＨＩＶ感染者においては当人の抗ＨＩＶ抗体も）、生体の免疫防御機能を促進させるそれ以外のさまざまな生理活性物質も体内に再び送り込まれることが確認ずみなのです。

現代の化学療法も、エイズに対してはＡＺＴ（アジドチミジン）のような抗ウイルス剤を世に出しています。しかし、こうした合成医薬品が、強烈な副作用をともなった〝危険物質〟であり、しかもたちまち薬剤耐性ウイルス株が出現してきて薬効がなくなってしまうことは、いまや周知の事実です。そうした悲壮な現実を考えれば、ＨＩＶ感染症にかかってしまったり、それがエイズにまで進行した人々は、もはや尿療法の効用を無視して済ませることはできないはずです（エイズに対する尿療法の可能性については、効能報告31に示してあります）。

尿療法は誰でも簡単に実行できるし、タダだし、しかも完全に安全だということが立証されている。健康上も経済上も危険性がないわけですから、エイズや他のウイルス感染症の治療にはもってこいの方法なのです。

効能報告9（化膿した創傷、皮膚の潰瘍、火傷（やけど）に対する、尿素による治療）

論文題名「感染症にかかった創傷の、尿素による治療」

一九三八年、レオン・ムルダヴィス（ロンドン王立無料病院・救急医療部主任）およびジーン・H・ホルツマン（ロンドン女子医科大学・生理学実験助手）、『ランセット』誌、一九三八年三月三日号、五四九頁⑭

ムルダヴィス（Muldavis）とホルツマン（Holtzman）は、尿素を創傷の治療に用いた先行研究を知って刺激を受け、自分たちも尿素の結晶を使って重い創傷や火傷の治療を試み、その結果を医学雑誌に報告したのでした。

尿素の蛋白質溶解作用は、シュピロ（一九〇〇年）が最初に解明し、それとは別にラムズデン（一九〇二年）も独自の解明を行なっている。（中略）シンマーズとカーク（一九一五年）は、尿素の殺菌特性と、それを利用した尿素による創傷の治療について報告している。こうした論文がすでに発表されているにもかかわらず、我が国（英国）では創傷の治療に尿素が用いられることは、これまでほとんどなかった。

しかしアメリカでは最近、ラムズデン（一九三六年）や、ホルダーおよびマッケイ（一九三七年）によって、各種の化膿性の外傷に対する尿素を用いた治療が行なわれ、きわめて有効であることが確認されている。しかも尿素は、大量に入手することが容易で、安価なうえに化学的に安定した物質なのだ。そうした理由から、この物質の効用を、王立無料病院（ロンドン）の救急医療部で試してみることにした。（中略）

尿素は、固体のまま治療に用いても毒性の効果がまったく見られなかった。それゆえ、我々は尿素の飽和溶液だけでなく、結晶も、治療に用いることにした。

治療は、次のような段取りで行なった——①外傷の傷口の膿や壊死組織を、尿素の飽和溶液で洗浄する、

②傷口の水分を拭きとり、尿素の結晶をざっと振りかける、③尿素結晶がこぼれ落ちたり衣服が汚れたりしないように、尿素結晶をまぶした傷口にロウ紙を当てて包帯を施す。

我々は、次のような症状に対して六か月間にわたって尿素治療を実施した――①さまざまな膿瘍（病巣が表面だけのものもあれば、深部に及んでいるものもあった）、②あらゆる形態の化膿性の外傷、③化膿した血腫（打撲傷の損傷部位）、④蜂巣炎（皮下組織の炎症）、⑤重い火傷（二～四度）による腐敗性の外傷、⑥静脈瘤性の潰瘍、⑦癰（数個の近接する毛包が主にブドウ球菌の感染で侵されて起きる深在性の化膿性感染症）、⑧化膿性の（手の）腱滑膜炎。我々が実施した尿素治療は総計一七〇件にのぼる。そのすべての患者でこれまで改善が見られている。（中略）

そもそも、我々がこの臨床治験に用いた患者たちは、他の防腐剤で治療していたけれども一向に症状が改善しなかったり、むしろ悪化していた人々ばかりだったのである。したがって尿素治療で顕著な成果が出たという事実から、尿素の治療効果が他の諸々の治療手段よりも明らかに優れていることが判る。このように好ましい成果が得られた以上、我々は尿素をもっと広範に使用すべきである。

典型的な治療事例

◉事例1――左足に（中略）静脈瘤性の潰瘍を呈している二七歳の男性。（中略）この潰瘍になってすでに一八か月が経つというのに、まったく改善が見られなかった。これまでの治療で用いてきたのは、「イーストプラスト」その他の医薬品であった。尿素治療に切り替えた当時は、潰瘍部位には異常なタマゴ形の輪郭ができ、この輪郭の外周は、血の気が失せて白っぽく変色し、悪臭を発した腐肉が、腫れ上がった状態でめくれ上がり、傷口の底の部分がその腐肉で覆われた状態になっていた。この潰瘍部位に、一四日間にわたって毎日、尿素を塗付して包帯を行なったわけだが、尿素治療を始めて二日後には傷口の悪臭がすっかり消え、それから四日後には血色の良い大量の肉芽(にくが)組織（新組織）が再生してきて潰瘍部位の底を覆いつくし、一四日間の治療が終了するまでには、傷口周辺の皮膚がすっかり再生し、潰瘍部位の大きさは、当初の四分の三ないし二分の一にまで縮小した。傷内の底はすでに適度な乾燥を保つまでに治癒し、患者は乾燥包帯をした状態で退院した。退院から一〇日後に、この潰瘍を再検査したところ、完治していることが確認された。

◉事例2――右手の中指に（中略）化膿性の外傷を負っている四七歳の男性。この傷口は膿の吸引を行なったが、排膿が止まらなかった。腱鞘(けんしょう)にまで感染症が波及した結果、傷口がふたたび開いてしまった。充分に膿の吸引をしたのち、指のレントゲン撮影を行ない、外傷消毒液の「ユーソル」に患部を漬けて治療を施したが改善が見られず、数日後にはまったく処置なしの状況に到った。そこで尿素治療を採用することになった。尿素治療を開始して三日後には腐肉がとれて、その下にあった腱が露出したが、すでに患部には肉芽形成が始まっていた。尿素治療を続行した結果、傷は完治し、この患者は尿素治療開始から二二日後に退院した。指の機能も完全に回復していた。（中略）

以上のような事例からわかるように、我々は尿素治療を救急医療のさまざまな患者に実施してきた。尿素は外傷のきわめて深い部分にまで、非常に効率よく到達できる特性があるため、きわめて高い治療効果を期待できる。

尿素治療を二、三回ほどこしただけで、ほとんど例外なく、はっきりとした治療効果が現われる。（中略）化膿性の火傷の場合には、たとえ患部が広範囲にわたっていても、尿素治療を行なえば、たちまち患部がきれいになって肉芽の形成が始まるため、患部の周辺から上皮がほぼ遅滞なく再生することが可能となる。静脈瘤性の潰瘍の場合も、たいていは尿素治療の実施によってこれと同様の迅速な回復が見られた。つまり潰瘍の部位がやはり速やかに改善され、それだけでなく患部の血行が改善されて浮腫が改善されたのである。癰(よう)（ブドウ球菌などによる皮膚の化膿性の深在性感染症）の治療においては、患部切開後に塗付する薬物としては、尿素にまさるものは皆無であることが判った。（中略）

我々が実施した一連の尿素治療においては、いわゆる「尿素皮膚炎」（発疹）の発生は一例も見られなかったし、尿素の毒性作用をうかがわせる証拠も発見できなかった。また、尿素治療によって敗血症（感染細菌やその産生毒素が血液や組織中に広がった状態）が起きたり、患部の内奥で化膿が起きた例も皆無であった。

尿素治療の利点として、次のような特徴が列挙できる——①まず、尿素の結晶一ポンドがたったの一シリングで買えるわけで、とにかく安価で実施できる（中略）、②尿素を皮膚に塗っても皮膚炎が起きない、③悪臭を放つ傷口を消毒するので消臭効果が期待できる、④壊死した組織を分解するので患部がきれいになり治癒が促進される、⑤患部の血行が改善され肉芽（健康な新組織）の形成が促される、⑥尿素には毒性効果は皆無であり、生きている組織を壊死させてしまう心配がまったくない（そのおかげで、尿素は強力な防腐効果を発揮しつつも、生体防御の不可欠なメカニズムである〝白血球による防御壁(バリア)〟を破壊せずにすむ）、⑦尿素治療は他の諸々の治療手段がことごとく失敗した症例でも治療が成功した数多くの実績がある、⑧尿素治療はこれまでのところ〝禁忌〟とすべき症状がまったく見つかっていないので、あらゆる外傷の治療に使用できると見てよい。

この論文を読んで、私はまったく残念に思ってしまうのです。……なぜならコルチゾン（副腎皮質ホルモンの一種）や抗生物質軟膏が漫然と無神経に使われているのが、現代の外傷治療の実際だからです。そうした合成医薬品がひいきにされているせいで、安全で効き目があり、しかもきわめて安価な尿素治療が、化膿止めや外傷治療薬として一考だにされない……。コルチゾンが危険な毒性を有していることは周知の事実ですし、抗生物質は〝悪玉菌〟だけでなく〝善玉菌〟も殺してしまう。しかも抗生物質を常用していると、細菌が耐性を獲得するので、クスリがほとんど効かなくなってしまう。なのに、そうした欠陥だらけの合成医薬品が、濫用されているのが現実なのです……。

効能報告10（尿からの抽出物を使った、胃潰瘍の治療）

論文題名「尿からの抽出物の、消化性潰瘍に対する治療効果」

一九四一年、デヴィッド・J・サンドワイス医学博士、M・H・シュガーマン医学博士、M・H・F・フリードマン哲学博士、H・C・ザルツシュタイン医学博士、メンデルソン基金およびパーク・デイヴィス&カンパニー社からの補助金による研究、『全米消化器系疾患雑誌』第八巻一〇号（一九四一年一〇月号）、三七一〜三八二頁[15]

この論文は、妊婦と通常人の尿からの抽出物を被験者に静脈注射したところ、ヒトの慢性十二指腸潰瘍や各種の胃潰瘍、それに実験的に動物につくりだした胃潰瘍に優れた治療効果を発揮したという、臨床治験と動物実験の成果を報告したものです。

この研究で特に注目すべきなのは、次のような事実が明らかにされていることでしょう。

①尿には「ウロガストロン（Urogastrone）」と呼ばれる一種の胃液分泌抑制物質が含まれているが、この物質は潰瘍に到るおそれがある胃壁の刺激を押さえる作用がある。

②尿から得られるある種の抽出物は、潰瘍で破壊された部位の新たな細胞や組織や血管の成長を刺激して治癒を促進する。

また、この論文では、妊婦の尿から抽出された「アントゥイトリン（Antuitrin）S」と呼ばれる物質の効用も論じられており、この物質が動物に実験的に作り出した潰瘍に対して治療効果を発揮したことが報告されています。この論文では、尿からの抽出物質を使った治療を、他の治療手段（潰瘍治療薬や食餌療法）と比較し、実際の（ヒトの）患者を使って行なった臨床治験の結果を次のように報告しています――

尿からの抽出物質を投与した被験者（潰瘍患者）のほうが、治療期間の最中に潰瘍の症状が治まった者の比率が高かったし（だから、管理食を食べれるようになった患者も多かった）、症状が現われない期間が長くなった者の比率はもっと高かった（つまり大多数の患者は、はるかに長期間にわたって、より自由な食事を楽しめるようになった）。

この論文（一九四一年）には、胃潰瘍の治療に尿からの抽出物を用いて成果を上げたことを報告した先行研究が一三件引用されています。つまり胃潰瘍に限っただけでも、すでに少なくともそれだけの試みが成果を出していたというわけです。

効能報告11

書名『生命の水（ウォーター・オヴ・ライフ）』

一九四四年、ジョン・アームストロング著(16)（邦訳書『生命の水――奇跡の尿療法』、寺田鴻訳、論創社、一九九四年）

この書物を著したのは医者でも研究者でもありません。しかし、この本は、尿療法の絶大なる効用を証言した書物として、これまで世に出たもののうち最も強力な説得力を有しており、尿療法についての特筆すべき文献として、必読の一冊なのです。

ジョン・アームストロング（John Armstrong）氏は〝ごく普通〟の英国人でした。だが、その洞察力は人並みはずれていた……。彼は三四歳の時に結核にかかり、糖尿病にもなって、さまざまな医者を渡り歩いたのですが、二年にわたる治療はことごとく失敗に終わりました。そこで「自分の病気は自分で治すしかない」と決心したのでした。でも、どうやって？　自分でできる医療手段を探し求めたすえに発見したのが尿療法だったのです。

アームストロング氏は、四五日間にもわたって尿と水だけしか口にしないという断食を実行した。その結果、どうなったか？

> この治療が終わったとき、私は〝全く新しい人間〟であることを感じ、また実際にそうなっていた。私の体重は六三キロで、元気に満ちあふれ、実際よりも一一歳ほど若く見え、若い少女のような膚（はだ）をしていた。
> （邦訳書、三三一〜三四頁）

彼はあまりにも見事に病気から立ち直ったことに感動して、多くの人々に〝飲尿断食〟による自己治癒の秘訣を教えはじめたのでした。そして、彼が伝えた方法は実際に素晴らしい効き目を発揮したため、癌、心臓病、壊疽（えそ）、腎臓病、性病、肥満、前立腺障害など、ありとあらゆる疾患をかかえた無数の人々が彼に救いを求め、見事に病苦から生還してきたのです。アームストロング氏自身も、バランスのとれた食事と健全なライフスタイルと毎日ちょっとずつのオシッコを飲みつづけることでその後も健康な人生を送り、八〇代になっても病気知らずであると伝えられています。

アームストロング氏の書物には、科学的な証拠が呈示されていないという唯一の弱点がありますが、病魔に蝕（むしば）

まれた瀕死の人々が尿療法を始めて奇跡的な生還を成しとげていくという驚くべき〝復活〟の事例が次から次へと紹介されているので、たいていの読者はそれだけで尿療法への大いなる確信を抱くことができるはずです。『生命の水』を読めば素晴らしい勇気と希望が湧くことは間違いありません。しかし尿療法は実際に数多の科学的証拠によって支持されているのです。その事実はちゃんと認知されるべきであるし、ひろく社会に知れわたる必要がある。なぜなら、そうした事実が〝隠蔽〟されたままだと、不勉強な医者や医学の〝権威者〟たちが「尿療法なんぞ安全性も効き目も、科学によって証明されていない」と患者や一般市民にいつまでもインチキを語りつづけるだろうし、そのせいで大多数の人々は、尿療法をいたずらに怖がりつづけるでしょうから……。

効能報告12（尿素の細菌破壊作用）

※警告――この論文は、尿の成分を素材にして人為合成で作り出した誘導体化合物を、治療薬として使うことの危険性を念頭において読んでいただきたい。

論文題名「尿素とそのいくつかの誘導体の、細菌に対する作用」

一九四六年、ルイス・ウェインステインおよびアリス・マクドナルド（エヴァンズ記念病院、マサチューセッツ記念病院、マサチューセッツ州ボストン市医療部）、『免疫学雑誌（ジャーナル・オヴ・イミュノロジー）』第五四巻、一一七～一四九頁(17)

この論文は、ウェインステイン（Weinstein）とマクドナルド（McDonald）が行なった尿素の抗菌作用についてのいくつかの研究のうちの一つを発表したもので、まず尿素の抗菌作用についての先行研究を概観したのち、「尿素が、赤痢菌、腸チフス菌、ブドウ球菌、連鎖球菌などさまざまな種類の病原菌の成長を抑制し、さらに菌体そのものを破壊することが確認できた」という彼ら自身の実験成果が報告されています。その結論は次の一言に集約できるでしょう――

尿素もウレタンも、数多くのグラム陰性およびグラム陽性の細菌に対して静菌（細菌発育阻止）および殺菌作用を発揮する。

つまり彼らも、他の研究者たちと同様に、尿素が数多の病原菌の成長を止めたり殺したりすることを立証したわけでした。尿素の抗菌効果を確認したことは、合成抗菌剤の常用をやめて、もっと単純な天然薬物を使うようにすべきであるという主張を支持するものと言えましょう。しかしこの研究自体は、必ずしもそうした考えで行なわれたものではありませんでした。彼らの結論は、尿素だけでなく、それを原料に（尿素を加熱して、それにアルコールその他の薬品を加えて）人為合成でつくりだした化合物であるウレタンも殺菌効果を示すことを確認し、この両方の物質を「抗菌剤として使用すべき」と主張していたからです。

ウェインステインとマクドナルドは、「場合によっては尿素よりもウレタンのほうが細菌を迅速かつ強力に殺す」と報告し、ウレタンの使用を特に推奨しています。しかし当時の彼らには知りえなかった事実が、後に明らかになった。ウレタンが人体に発癌性を有しているという事実が……。

一九八六年の『最先端の癌研究雑誌（ジャーナル・オヴ・アドヴァンスト・カンサー・リサーチ）』に、その前年まとめられた「発癌物質に関する第四回年次報告」と題するレポートが掲載されている。そこには次のように記されているのです――「この物質（ウレタン）は、発癌物質であると考えるのが妥当である(18)」。

つまり、ここに紹介したウェインステインとマクドナルドの論文は、天然の薬用物質を人為的に〝改良〟して創り出した「新薬」を、単に「よく効くから」という理由で持てはやすのがいかに危険なことか、そして科学者といえどもそうした近視眼的過ちをいかに犯しやすいかを示した、格好の例とも言えるわけです。彼らがこの論文を世に出した当時は、ウレタンが人体に及ぼす長期的影響なんて確めるすべがなかった。しかし現在出まわっている新薬だって事情は変わっていない。「奇跡の新薬」などと持て囃されて市場デビューを飾っても、結局とんでもない毒物だったことが後でわかるクスリなんて、別に珍しくもない……。それが現実なんです。

尿内の特定の成分に手を加えてつくりだした誘導体化合物は、医学研究者の目から見れば確かに「よく効く」ように思われる。しかしたとえ「よく効く」クスリでも、後で有害な副作用が出たり死の危険さえある物質は、医療の〝消費者〟である我々にとっては決して「良薬」ではないのです。

まるごとの尿や、そのなかに含まれている天然の尿素の、医薬としての安全性は、すでに二〇世紀の最初の瞬間から科学的に立証されているわけです。だから通常の医療においては安全な尿療法から始めるべきである。危険な副作用の恐れがつきまとっている合成医薬品に頼るのは、それからでも充分に間に合う。これが賢明なクスリの使い方なのです。

効能報告13（ウイルス等の感染症、喘息、アレルギー、偏頭痛、枯草熱、糖尿病、痛風、副腎および甲状腺の機能不全、そして心臓病に対する尿の治療的使用）

論文題名「尿療法（ユーリン・セラピー）」

一九四七年、J・プレッシュ医学博士、『医学新報（メディカル・プレス）』誌、一九四七年八月六日号（第二一八巻）、三七一〜三八二頁(19)

英国の内科医プレッシュ（Plesch）博士は、尿療法を用いてさまざまな疾患の治療を行ない、素晴らしい成果を上げていた。その詳細が、この論文で具体的に披露されています。

感染症の患者に本人の尿を与えるという〝自家ワクチン療法（オート・ヴァクシネーション）〟は、実を言えば、ジェンナーやパスツールのワクチン療法の方法論を拡張したものにほかならない。だからこそ私は尿療法を推奨しているわけであるが、奇妙なことに〝自己尿ワクチン療法〟は〝尿を使っている〟というだけの理由で、これまで医師たちはこの方法に手を出さなかったのである。パスツール・ジェンナー流のワクチン療法と、自己尿療法との最大の違いは、患者本人の新鮮な尿を自家接種するというやり方で自己尿療法を行なうと、自分の排泄した尿が体内を再び循環することになり、その過程で、感染症の原因となっている病原体が弱体化してしまうという点である。

私は、自分の実践体験から、今では次のように確信するに到っている。つまり、あらゆる感染症に対して、尿療法がどのくらい有効かを真剣に評価してみる価値があると思うのだ。そうした感染症のなかに、目下の脅威である灰白髄炎も含まれていることは言うまでもない。

ところで私は尿療法の使用を通じて注目すべき効果を見いだした。尿療法を治療に用いだした当初、私は典型的な喘息の症状を呈している患者にこの方法を使ってみた。すると、尿を最初に注射した直後に――当然この時点ではまだワクチンとしての効果は生じ得ないわけだが――この患者を毎日襲っていた喘息の発作が、ぴたりと止んでしまったのである。

これにヒントを得て、私は過敏症（アレルギー）の患者たちにも自己尿療法を試してみた。その結果、自己尿を注射すると、過敏症を改善（脱感作）できることが確認できた。さらに調べた結果、自己尿療法は、あらゆる種類の過敏症（アレルギー）――枯草熱（花粉アレルギーなどの植物アレルギー）や蕁麻疹、猛烈な腹痛をともなう下痢など――に、感心してしまうほどの効き目があることが判った。そればかりか、偏頭痛や痙攣のような症状にも治療効果を発揮した。

三年前に自己尿療法を行なうようになってから、私はすでに自家尿注射を数百回も行なってきたが、これまでただの一度も、患者に有害な副作用が出たことはなかった。

まさにこの優れた効果と安全性ゆえに――しかも尿療法はどんな医者でもなんなく実施できるほど簡単き

わまる方法であるから――私は、この療法についてこれまで得た知見を、初期の段階で発表しておこうと決心したわけである。

ここに紹介する観察事例の数々を知れば、医学の専門家なら、必ずや次のような確信を得ることができるはずである。すなわち、まったく新たな研究領域が今まさに開けつつあるということを。そしてこの、尿療法という新領域の発展によって、細菌学や免疫学や血清学にさらなる発展が期待できるということを。

男性の新鮮な尿は事実上、無菌状態であるし、女性の尿も、外性器を洗浄してから採尿すれば無菌状態のものが得られる。したがって、尿そのものを注射液として用いる場合には、採取容器さえ清潔にしてあればよい。

尿療法の実施法はきわめて簡単だ。殿筋（おしり）に注射するのが最も適切であろう。尿を自家ワクチンとして使う場合には、通常は、一回分の注射に新鮮な尿を四分の一ccも使えば充分である。過敏症（アナフィラキシー）（アレルギー）の治療においては、最初の注射には新鮮な尿を五cc使い、以後は尿の分量を――最終的には二分の一ccにまで――徐々に減らしながら注射を続けていけば有効だということが、実践のなかで確認できた。（中略）

このように尿療法は、病原体に対する免疫付与にも、過敏症の脱感作にも、ともに有効である。つまり、細菌やウイルスによる感染症もアレルギーの諸症状も、患者本人の尿を投与することで治療できるのである。（中略）おまけに尿には完成形態（エンド・プロダクト）の各種のホルモンや酵素が含まれているから、糖尿病や痛風のような代謝障害や、卵巣や甲状腺のような内分泌器官の機能障害の治療にも、おそらく有効であろう。

治療事例

◉黄疸

症例1——少女M。一四歳。学校で黄疸の発作に何度か襲われ、一九四五年一月二日以来、抑うつ状態、頭痛、食欲不振、苔舌（消化不良や高熱などの徴候として舌の上表面が白色の層で覆われること）、それに微熱が続いていた。その後、腹部が破裂したような感覚を覚え、右下腹部が痛みだした。一月一三日に黄疸が全面的に現われ、尿は濃い茶色を呈していた。一月一六日に殿部に二分の一ccの自己尿注射を実施。注射による局所的（アレルギー）反応は皆無であった。一月三一日の診察では皮膚、眼球強膜（いわゆる白目の部分）、尿に現われていた黄疸の症状が完全に消え去っていた。各種の自覚症状も消失した。

◉潰瘍、消化不良

症例2——一等兵L氏。二八歳。一九四二年にニュージーランド軍に入隊。アフリカで感染性の肝炎にかかった。病院での治療で黄疸は消えたが、体力の衰弱、腸の不調、抑うつ状態は以後も続いた。その後、数年にわたって入退院をくり返し、数回のレントゲン撮影で十二指腸潰瘍と胆石が確認された。以来、食欲不振や疲労感や食後の腹痛、便秘、鼓腸（胃腸内にガスが溜まること）にともなう腹部の膨脹と不快感、さらに何ごとにも興味が持てないなどの症状が続いていた。四五年の三月一四日に、新鮮な自己尿を二分の一cc注射した。

この尿注射の後の経過は、患者本人が次のように記している——「（自己尿）注射の直後から気分がすぐれてきた。翌三月一五日、気分は良好、腸の働きも正常。三月一六日、気分は良好だが胃に少々の圧痛あり。三月一七日、前日と同じ。三月二一日、気分は良好だが胃の圧痛は悪化。三月二四日、のどの痛み（咽喉炎）と発熱あり、体力なくなり気分すぐれず。三月二五日、のどが痛くて食事できず、発熱あり、体力が出ない。三月二六日、のどの痛みが和らぎ食事ができるようになる。三月二九日、気分はすぐれて良好で腸も快調に働き、体力が戻った。四月三日、体調・気分とも良好なまま、気分は壮快である」。

同年の八月二六日には、この患者は日誌に次のように書いている――「私の健康は一〇〇％回復した。今では何でもおいしく食べられるし、よく眠れるし、活力がみなぎっている。もう胃のもたれや痛みは感じなくなったし、いろいろな症状もすっかりなくなった」。

◉喘息

症例4――少年T。一七歳。一歳の時に最初の喘息発作に襲われた。その時の発作の様子は〝顔面は紅潮、チアノーゼを呈し、喘ぎながら辛うじて息をする状態が何時間も続いた〟という。住居を変えたが喘息に改善は見られなかった。喘息発作は毎日おきていたので、胸郭が変形してしまった。一九四五年の一〇月一二日に尿療法を開始し、新鮮な自己尿を二cc注射。この注射の後は喘息の症状がまったく出なくなったが、同年一一月八日に喘息発作が再発。そこで再び自己尿二ccを注射したところ、五分もたたずに発作が収まった。ただし、この時の尿注射では、注射部位の過敏性反応が三〇時間も消えなかった。同年一二月三〇日に風邪をひいたが、喘息発作はごく軽いもので終わった。最後に尿注射を行なって以来、一九四六年四月一二日の時点では、強烈な喘息発作はまったく起こらなくなっていた。四月二五日に補足的に二分の一ccの新鮮尿注射を行なった結果、喘息発作は以後まったく出なくなった。

◉枯草熱

症例5――J・B氏。四四歳。幼少時より重症の枯草熱をわずらっていたが、一九四六年五月三一日に新鮮な自己尿二ccを注射。六月八日にも二ccの自家尿注射を実施。六月九日に若干、涙が出て目にヒリヒリとした痛みが感じられたが、枯草熱の症状はそれ以上は重症化せず、六月二九日には症状は完全に消え去った。

◉偏頭痛と月経前症候群

症例8——H夫人。三二歳。少女のころから月経前になると、きまって消化不良、鼓腸、腹部の膨満（中略）、重い偏頭痛の発作に襲われていた。一九四五年の四月四日に二ccの新鮮な自己尿を注射。四月一〇日と一七日にも尿注射を実施。以後、二年を経た現在も、月経前の消化不良や偏頭痛はまったく起きていない。他の月経前症候群につきものの痙攣（けいれん）性の症状なども完全に消失した。

◉関節炎と心臓疾患

症例9——F氏。四三歳。二〇歳の時に舞踊病（神経疾患）と多発性関節炎を発症。さらに心臓に僧帽弁閉鎖不全症をわずらい、左の心耳（心房から出た小さな円錐形の突起）が異常に拡張するという障害をこうむっていた。そのせいで何度か心臓発作に襲われていた。しかも過去四年間は肺水腫で血痰（けったん）が出るという発作がくり返し起きており、過去二年のあいだに気管支喘息のせいで、この症状はますます悪化していた。

この患者への尿療法は一九四六年一月一二日に、新鮮な自己尿三ccの注射で始まった。尿注射をした当日に、患者はすぐに症状が格段に改善され、重い喘息発作は尿注射から二四時間で消失した。しかし心機能の低下は依然として続いていたので、さらに尿療法が必要であった。三月三日に軽い喘息発作があり、二ccの自家尿注射を行なった。

ひどい心臓発作で眠れない状態であったが、患者は回復に向かいだした。気管支喘息の発作はすっかり収まり、心臓の疾患も実質的な改善が見られた。患者はうたた寝や運動ができるほどに回復した。最後に尿注射を行なって以来、この患者はもう心臓のクスリを飲む必要がなくなった。

◉百日咳

症例3――W少年。四歳半。百日咳が地域流行している村に住んでいるため、この男児も嘔吐をともなう猛烈な咳の発作にかかった。夜間就眠中に粘度の高い大量の痰をともなう咳の発作に襲われたため（中略）、自己尿注射を実施した。翌日、患児の症状はあらゆる点で格段の改善が見られ、呼吸の際にゼイゼイと音をたてるなどの慢性の喘息症状は、すっかり消え去った。自己尿注射を実施してから数週間後に、この患児の母親から手紙をいただいたが、そこには次のような感謝の言葉が書かれていた――「おかげさまで、あの注射で息子のぜんそく発作はすっかりなくなり、かつてないほど健康になりました」。自己尿注射を実施してから四か月になるが、まったく病気をせずにすくすくと育っている。慢性の湿疹と眼瞼腺炎（ものもらい）もすっかり治った。

プレッシュ博士は、この他にも自分が行なった尿療法の成功例を多数紹介しており、尿が老若男女を問わずあらゆる人のあらゆる疾患に素晴らしい利き目を発揮することが、一目瞭然に理解できるわけです。なのに現実には尿療法がほとんど知られていない……。このギャップには驚かずにはいられません。

効能報告14（尿の抗結核作用）

論文題名「結核菌に対するヒト尿の効果について（続報）**――尿の各種成分の結核菌発育抑制作用」**

一九五一年、K・B・ビョルネシュ博士、ウプサラ大学（スウェーデン）医化学部、『スカンジナビア医学雑誌』第二五巻五号、四四七～四五五頁[20]

血清や唾液などのさまざまな体液に結核菌を抑制する作用があることは、昔から一部の医学者によって知られてはいたのですが、北欧の医学研究者であるビョルネシュ（Bjornesjo）博士は、尿の結核菌発育抑制作用が他のどんな体液よりも格段に強力であることを発見し、次のような観察報告を行ないました――

我々の実験室では、さまざまな動物から採取した唾液、血清、尿（のそれぞれの水溶液）を用いて予備実験を行なったが（中略）、実験条件下では唾液と血清の結核菌発育抑制作用はきわめて弱いことが明らかになった。（中略）ところが尿の結核菌発育抑制作用はこれらと比べて格段に強いらしいことが判った。実際、五〇%の尿（水溶液）を含んだ細菌培地で結核菌の培養を試みたが、その発育は完全に抑制されてしまった。

ビョルネシュ博士は尿の抗結核特性について広範な実験を行ない、その結果を次のようにまとめています――

①実験に採用した尿の大多数は、強力な結核菌発育抑制効果を示した。
②ヒトの尿も、結核菌に対する殺菌効果を持っている。
③ツベルクリン反応が「陰性」の者も、「陽性」の者も、健康な菜食主義者でも、結核が盛んに進行している患者でも、いずれの人間の尿にも〝抗結核成分〟が含まれていることが実験で明らかになった。
④尿路は、尿が存在しているおかげで抗結核作用が働き、その結果、尿路内での結核の感染や拡散が抑制されていると考えられる。

ビョルネシュ博士は、人尿が結核菌の発育を抑制し、そればかりか菌そのものを完全に破壊さえできることを、実験によって立証したのでした。ただし、結核菌の発育を抑制している尿中の成分の正体を突きとめこの物質だけを抽出することまでは、さすがの彼もできなかった。彼はこの後、長年にわたって尿中の抗結核物質を特定しようと努めたのです。その物質だけを取り出すことができれば、化学的にコピーして〝夢の抗結核剤〟をつくることも可能にちがいない、と期待をいだきながら……。しかしこれは空振りに終わった。そして尿中の抗結核物質の分離にかけたビョルネシュの夢は、それから一四年も後に、なんと地球の裏側のニッポンで実現されることになったのです（効能報告16）。

ビョルネシュ博士は当初、尿中の抗結核物質の正体は尿素ではないか、と考えていました。しかしすぐにその可能性を否定してしまった。けれども彼は結論を急ぎすぎたと言うほかない……。

尿素の抗結核作用を確かめるために彼が実験で使ったのは、二％の尿素水溶液でした。これは平均的なオシッコに含まれている尿素の濃度である。しかし、それからずっと後の一九六一年になってからですが、米国のシュレーゲル（Schlegel）らの研究チームが、それよりも濃度が若干高い（八％の）尿素水溶液を使って、グラム陰性およびグラム陽性の細菌に対して尿素が「静菌」（発育抑制）どころか「殺菌」まで行なうことを立証しているのです。この結果から推測するに、尿の抗結核作用の担い手として、尿素が多大な貢献をしている可能性はきわめて高いと言えましょう。

ただし、たとえ尿素に抗結核作用があるとしても、ここであらためてクギをさしておく必要があるでしょう。つまり、結核の治療にまるごとの尿ではなく尿素の〝純正品〟だけを用いるとすれば、それはやはり〝欠陥医療〟ということになってしまう。まるごとの尿が抗結核作用を持っている事実は、すでにビョルネシュ博士が実験的に立証しているわけです。だから尿から分離した尿素の単体だけを使うなら、まるごとの尿の治療効果は確実に失われることになる。

しかし逆に、こう考えることもできます。つまり尿素そのものにも抗結核作用があるとするなら、オシッコ療法に尿素を組み合わせれば、結核に対する尿療法の効果を一段と高めることも、おそらく可能でありましょう。

効能報告15

論文題名「アスコルビン酸（ビタミンC）誘導体の結核抑制特性と、尿の結核菌抑制作用にこの物質が果たしていると思われる役割」

一九五四年、クエンティン・マーヴィック博士、R・ワイザー博士、B・ハグラム博士、L・バーガー博士、ワシントン大学（ワシントン州シアトル）医学部・微生物学科、『全米結核評論（アメリカン・レビュー・オヴ・ツベルクローシス）』第六九巻三号、四〇六～四一八頁[21]

ビョルネシュ博士は、尿が結核の病原菌の発育を抑制したり破壊することを確認したわけですが、その知見を活かして伝統的な尿療法の推進を図ろうとはせずに、尿の中から抗結核成分だけを分離できればそれで新薬が発明できると野心をいだき、抗結核成分の特定に血道をあげた。そして結局、この目論見は失敗に終わったのでした……。

尿の抗結核作用を確認しながらも、そのなかの抗結核成分だけを分離しようとしていたのはビョルネシュだけではなかった。その一例として紹介するのが、Q・マーヴィック（Myrvik）博士らのこの研究論文です。マーヴィック博士らの研究チームは、抗結核成分の正体は尿に含まれているアスコルビン酸（ビタミンC）である、と見当をつけたわけです――

「尿や血清に含まれているアスコルビン酸が、結核菌の発育を抑制しているのかもしれない」という考え方は、別に新しいものではない。（中略）ビョルネシュは結核菌に対する尿の発育抑制作用を報告しているが、これは「尿中のアスコルビン酸が何らかのかたちで尿の抗結核作用を成り立たせているのであろう」と考える我々の推測と、矛盾するものではない。

この推測はハズレでした。この論文が出てわずか数年後（つまり一九六五年）に日本の研究チームが尿中の結核菌発育抑制物質を、不完全ながら突きとめることに成功したからです（効能報告16参照）。

効能報告16

論文題名「顕著な結核菌発育抑制作用を有するポリペプチドの、ヒト尿からの分離」

一九六五年、辻周介医学博士ほか、京都大学結核研究所・第五部（病態生理学）、『全米呼吸器疾患評論（アメリカン・レビュー・オヴ・レスピラトリー・ディジーズィズ）』第九一巻六号、八三一〜八三八頁[22]

この論文の序文には、次のように書かれています――「日本の成人の大多数はツベルクリン検査をすれば陽性反応を呈する」[*6]。

＊6――「ツベルクリン」というのは、結核菌培養濾液から精製して得た蛋白質である。結核菌に感染した経験がある個体にツベルクリンを注射すると、このツベルクリンが〝抗原〟として働き、遅延型の過敏症（アレルギー性接触皮膚炎）として一、二日後に発赤硬結が現われる。この発赤硬結は、「ツベルクリン皮内反応」とか発見者の名にちなみ「マントー反応」と呼ばれる。ツベルクリンを注射することによって「マントー反応」が現われるか否かを調べ、結核感染経験の有無を推定するのがツベルクリン皮膚テストだ。つまり「陽性反応を呈する」とは結核菌蛋白に対する遅延型の過敏症が生じることを意味するが、これは過去または現在に結核菌に感染していることが前提条件になる。だから「陽性反応」は結核菌感染の〝証拠〟と推測できるわけである。

成人国民の大多数が過去か現在に結核に感染しているとなれば、日本の研究者たちが尿の抗結核作用に関心を持つのは当然でしょうし、尿中の抗結核物質を自分たちで探しあてたいとも思うでしょう。おそらくそうした動機で、彼らは尿の抗結核作用の秘密を探りあてようとした――

要するに、人尿が間違いなく結核菌の発育を阻止できるということは、すでに良く知られているのだが(中略)、その活性を発揮している物質の化学的な正体は、これまではっきりしなかった。だが我々の研究により、少なくともそうした活性成分のうちの一つはある種のポリペプチドだということが明らかになった。

かくして京都大学の研究チームは、尿の抗結核作用を担っている要素のひとつが、ポリペプチドと呼ばれるアミノ酸の短い鎖だということを解明したわけですが、彼らは、このポリペプチドの他に尿中の「まだ発見されていない未知の物質」が、やはり抗結核作用を担っているのだと記している。

かつて結核は〝死の病〟であった。しかし現在では食糧も豊富だし、公衆衛生も発達したし、合成新薬も出まわっている。こうした〝文明の進歩〟のおかげで、我々は結核を絶滅できたかのように錯覚してしまっている。だからアメリカのような〝文明国家〟に暮らす人々の大部分は、結核はもはや〝過去の病気〟になったかのように思っている。

しかし前章でも触れたことですが、最近の新聞に、背筋が寒くなるような報道が載った。我々の気づかぬうちに、結核が復讐を始めているというのです――

米国で結核が再び台頭しつつある

ワシントン発――新型の結核が驚異的な勢いで増加している。しかもその被害を最もこうむりやすいのは貧困者層とエイズ(後天性免疫不全症候群)ウイルスに感染している人々だ、と警告する議会報告書が木曜日に発表された。(中略)同報告書によれば抗生物質に耐性を持った結核菌が出現してきたため結核制圧は困難になっているという。

(『アリゾナ・リパブリック』紙、一九九三年一〇月八日付)[23]

結核菌ばかりでなく、他の多くの病原体が（細菌だけでなくエイズウイルスやマラリア原虫なども）化学療法剤に対して耐性を獲得しているという事実を、我々はきっちりと認識し、警戒心を常に保持しておく必要があるでしょう。生物進化のプロセスとは、要するに新たな環境に適応して生きのびて行くことである。そしてこの新聞記事や他の報道などが警告しているように、病原体はみずからの〝生体防御のメカニズム〟を駆使して、我々が提供した「新薬」という名の〝新たな環境〟に見事に適応し、生きのびつつある。しかし我々はどうか？　人類は〝進化した病原体〟をうまく出し抜いて、生きのびていけるのでしょうか？

今や我々は、不自然な医薬品に頼って、自分自身の生来的な自然治癒能力をわざわざ押さえ込みながら、病気とたたかっている。化学療法や外科療法や放射線療法が崇拝され、患者自身の大切な自然治癒力は等閑（なおざり）にされてきたのです。ところがそうした医療テクノロジーでは手に負えない病原体が、安心しきった我々の、未熟で虚弱な自然治癒力を脅かしているのが現実です。そんな状況が続いていけば人類が〝進化した病原体〟に勝ち抜くなんて、到底おぼつかないでしょう。

実際、我々は、自分の身体に生まれつき備わった最も基本的な自然治癒能力さえも合成化学医薬品で抑え込み、強引に病原体や体内の病んだ組織を破壊するという〝なりふりかまわぬブチ壊し戦術〟をひたすら信奉してきたのです。たとえば「熱がでた」場合に我々は当然のように「下熱剤」を飲む。しかし感染症や各種の疾患の際に起きる〝発熱〟は、免疫系を活性化させて病原体を弱らせるために身体が自動的に発動させる生体防御反応に他ならない。それをクスリで抑圧して〝病気を直した〟つもりになっているのだから、現代人がやっていることは愚かである……。

本当は、新たな病原体が現われても、人体にはなんとかそれを出し抜いて疾病に打ち勝っていくという能力が生まれつき備わっている。でも合成医薬品にはそうした能力はない。この決定的に重要な事実を、現代医学時代の人間は見落としてきたのです。

二〇世紀の〝文明国家〟に生まれ育ち、現代医学しか知らない我々は、病気への取り組み方がアホらしいほどに楽観的で無責任だ。我々は、新たな感染症が現われても、「科学者ががんばって強力な新型薬品を発明してくれるだろう」と無邪気に信じている。しかし実際には新薬開発が常に成功するとはかぎらないし、新たなクスリを生み出すには莫大な年月がかかる。つまり、新薬の成功にただただ願(がん)をかけるという現代医学のやり方は、成功する新薬が運よく現われて、しかもそれが普及するまでは、病人にだまって死んでくれと言っているに等しい。

現代医学が提供してくれるはずの〝魔法の弾丸〟的な医薬品に頼っているかぎり、我々は、新たな細菌やウイルスに対して〝無力と無能〟を晒(さら)すしかありません。エイズを思い出してください。この病気は当初、原因も対策もわからぬ〝謎の病気〟でした。〝謎の病気〟のまま、その特徴的な症状（症候群）に「エイズ」という呼び名が付いただけでした。そして「エイズ」と診断された患者は、施す術(すべ)もないままに、いたずらに死んでいったのです。莫大な研究資源とカネが投入され、何年もたってからようやくエイズの病原体らしいウイルス（ＨＩＶ）が見つかって、今度は世界中の製薬会社と医学研究者がこのウイルスを殺すための化学療法を模索しはじめたのですが、その間に、やはり無数の「エイズ」患者がいたずらに死んでいったのです。……製薬会社のなかには、「ＡＺＴ(アジドチミジン)」の商品化に漕ぎつけた英国のウェルカム・バローズ製薬のように、〝エイズの特効薬〟を売り出すところも現われました。「ＡＺＴ」はエイズに対する化学療法としては、最初の〝成功したクスリ〟でした。しかしこの途方もなく高価で危険なクスリを運よく利用できた患者とて、やはり多くは、エイズで弱った体力がＡＺＴの副作用でさらなる打撃を受け、いたずらに死んでいるのです……。

これに対して、伝統的な自然療法はどうか？　薬草(ハーブ)療法や尿療法や同種(ホメオパシー)療法が人体の自然治癒力をやさしく維持し、穏やかに増強してくれることは、昔から知られています。これは、人体内部の自然的な調和を無視し、体内の生物学的秩序を攪乱(かくらん)しながら〝独善的〟な化学作用を強引に押しつける、現代医学流の合成新薬とは大違いである。

これは我々の健康にとっては致命的な違いです。だからこそ自然療法を見直し、危険な合成新薬への依存を減らしていくことが、決定的に必要なのです。

〝魔法の弾丸〟を発明して〝病魔〟を撃ち殺す――という現代医学の方法論は、大切な免疫力までも撃ち殺してしまう無闇な方法論なのです。そうした医療手段に今後も全面的に頼りつづけるなら、現代医療は〝進化する病原体〟にますます安易に出し抜かれて、医療としての働きをまったく失ってしまうでありましょう。つまり、簡単に薬剤耐性病原体を生み出してしまうような医学は、人間よりも病原体に味方していると言ってよいほどなのです。

効能報告17（脳脊髄液の圧力亢進の、尿素を使った緩和。尿素の利尿効果を利用した髄膜炎の治療）

論文題名「ヒト被験者の脳脊髄液に対する、尿素の作用」

一九五六年、マヌチャー・ジャヴィッド医学博士、ポール・セトレッジ医学博士・哲学博士、ウィスコンシン大学医学部・神経外科、『全米医師会雑誌』（ＪＡＭＡ）第一六〇巻一一号、九四三～九四九頁[24]

これは、古来から知られていたオシッコの（正確に言えば尿素の）利尿効果を、現代医療のなかでも最先端の分野である神経外科に応用して成果を上げるという、まさに〝温故知新〟を地で行く尿療法の開拓例であり、しかも、これに刺激されて後続研究が行なわれることになったという意味で、きわめて興味深い研究です。

脳腫瘍、水頭症（脳脊髄液の過剰貯溜によって脳やその保護組織に破壊的な効果が及ぶこと）、脳出血、髄膜炎などの疾病や損傷では、脳脊髄液が頭蓋内に溜まってしまい、脳や脊髄を圧迫して、致命的な結果を招く恐れがある。そこで、こうした疾患に対しては、なんとかして脳脊髄液の圧力を下げてやる必要があります。

脳外科手術の最中にも、脳や脊髄が腫れて頭蓋内などでの圧力が高まり、患者の生命にかかわる問題が起きる恐れがある。だから、脳や脊髄の部分の腫れを引かせ、脳脊髄液の過剰貯溜を、副作用の出ない方法で治すことは、脳外科にとっては切実な課題だったわけです。

ジャヴィッド（Javid）とセトレッジ（Settlage）の両博士は、「尿素は優れた天然利尿薬なのだから、異常亢進してしまった脳脊髄液圧を下げることもできるのではないか」と考え、実際に患者を使って尿素の効果を確かめたのでした。ここに紹介するのはその〝予備的研究〟となった試みですが、異常に高まってしまった頭蓋内圧を正常なレベルにまで下げる治療手段として、尿素を利用するという方策の、土台を築くことになったのでした――

> 我々は、頭蓋内圧の低減のために尿素の静脈注射が有効であるということを確認し、その安全性と効果を見きわめるために予備的な研究を行なったが、その成果を報告するのがこの論文の目的である。こうした（頭蓋内圧の低減という）処置の際には、従来、さまざまな薬剤が使われてきたが、いずれも望ましからざる副作用をともなっていたために、こうした目的で用いるには限界があったし、まったく利用できない場合すらあった。

かくしてジャヴィッドとセトレッジは、尿素を使った臨床治験を実施し、上々の成果を得ました――

> 尿素を投与すると、ショ糖やブドウ糖を投与した場合に比べ、平均して四・五倍も頭蓋内圧を下げることが確認できた。（中略）しかも尿素のほうが、この効果の持続時間がはるかに長かった。

この論文では尿素の優れた利尿作用についても、次のように絶賛されています――

もっとも、尿素はすでに頭蓋内圧の低減の他にも、臨床の現場ではさまざまな用途で使われつづけてきた。たとえば効き目のある利尿剤として、尿素は古来から有名であった。ソルターは次のように断言している――「最も効き目のある利尿剤のひとつが尿素である。この物質は非電解質の利尿剤として、まさに自然の恵みといえるのだ」。利尿をうながすには、二〇グラムの尿素を一日に二～五回、経口投与するだけでよい。*7

＊7――「二〇グラムの尿素を一日に二～五回」という記述は原文どおりである。しかし成人の尿素の総排泄量は一日当たり二〇～三〇グラム程度なので、この文面を「一回二〇グラムで一日に二～五回」と解釈すると過剰投与になるように思われる。実際には一日の総投与量を二〇グラムと決めておき、それを二～五回に分けて投与していた可能性もある。

髄膜炎の治療には尿素とサルファ剤との併用が効果を上げることは、古くから知られていたそうです。その点についても、この論文で紹介されています――

ラロンドとガードナーは、髄膜炎に対して尿素とスルホンアミド（サルファ剤でスルファニルアミド基を含む静菌性薬剤）を併用して治療を行なっている。（中略）だから尿素の臨床現場での使用は、明らかに先例がある。しかも尿素は人体にとってはありふれた代謝産物であるから、大量投与が十分に許容できるのである。

神経外科分野での尿素利用の〝予備的〟な試みは大成功して、さらに研究が進められていくことになりました。その利尿効果を着目して、尿素による治療の対象疾患も格段に広がっていきました（尿素の利尿効果を活かした対象疾患は、いずれも何らかの形で、体液の圧力の異常な高まりが重大な健康問題をもたらしている疾患です）。そうした発展的な研究や臨床治験の成果を、一つだけ次に紹介しておくことにします。

効能報告18（脳脊髄液圧の異常亢進、手術不能の脳腫瘍、脳水腫、月経前の水腫、髄膜炎、慢性緑内障、水頭症、振顫譫妄および癲癇に対する、尿素を使った治療）

論文題名「尿素／古くから知られた薬理物質の新たな利用」

一九五七年、マヌチャー・ジャヴィッド医学博士、ウィスコンシン大学医学部（神経外科）准教授、「頭部および頸部外科に関するシンポジウム」(25)

前年の〝予備的〟研究の成功に励まされて、ジャヴィッド博士は、尿素の治療効果を試すための大規模な臨床治験に着手しました。今回の治験の対象となったのは、三〇〇〇人もの患者たちです。そして適応疾患の種類も次のように一気に拡張されました——脳腫瘍、水頭症、偏頭痛、緑内障、髄膜炎、脳膿瘍、網膜剥離、月経前水腫。

この臨床治験は大成功。その結果、ジャヴィッド博士は次のように結論づけています——

この物質（尿素）は神経科および神経外科の治療手段として確固たる地位を占めるべきものである。（中略）我々は現在、尿素と一〇％の転化糖（ショ糖の加水分解で生じたブドウ糖と果糖の等量混合物）の混合溶液の静脈注射を、神経外科における治療薬として日常的に用いている。

この論文でジャヴィッドは注目すべき治療例を紹介していました。それは小さな脳腫瘍を外科手術で摘出した後に重症の脳水腫が起こった女性患者の事例で、この患者は尿素を投与したおかげで文字どおり〝命びろい〟したのです。

手術から四日後に彼女には頭蓋内圧亢進の徴候が現われた。それから数時間のうちに彼女は嗜眠状態におちいり、突然、反応しなくなった。（中略）瞳孔は拡散したままになり、収縮期血圧（全心周期の動脈血圧の最高値）は上昇していった。（中略）そこで（頭蓋内圧を平常にもどすため）結合開頭手術の実施が必要になり、すぐさま彼女を手術室に送る準備を始めた。

緊急の救命手段として尿素を静脈注射したところ、注射開始から二〇分以内に彼女の血圧は平常にもどり、瞳孔も再び（中略）光に反応するようになった。これ以後、彼女は順調に回復に向かった。（中略）この患者は尿素注射で文字どおり命びろいしたのである。危篤状態を尿素注射で乗り越え、減圧手術によって生存は確実となった。（中略）

これと類似しているが、やはり尿素によって一命をとりとめた例が数多観察されている。

脳腫瘍に対してジャヴィッド博士が実施した尿素治療の例をもう一つ紹介しておきましょう。次に挙げる患者は、外科手術で脳腫瘍を摘出したものの、三か月後に広範囲に及ぶ脳腫瘍が再発し、尿素治療を実施することになったものです。

この患者には二五六ミリリットルの三〇％尿素水溶液を投与した。二時間がかりの投与が終わるころには広範囲にわたる腫脹が完全に消失していた。

さらにこの論文でも、ジャヴィッド博士は尿素の利尿剤としての優秀性を次のように絶賛しています。

尿素は、非電解質性であり代謝最終産物なので体内で不要な物質に変わることもない、最も使い勝手のよい利尿剤のひとつである。尿素の利尿特性は、酸を生み出す塩類と同様に、投与が長引いた場合でも減じられるものではない。

尿素は緑内障や他の眼科疾患においても、異常亢進した眼球内の液圧を平常にもどすのに有効です。この論文では次のように記されています。

急性および慢性の緑内障、眼窩（がんか）（眼球が収まっている顔のくぼみ）にできた各種の腫瘍、網膜剥離やその他の眼科疾患の患者二五人に、尿素を投与した。眼内圧異常亢進に対する尿素の治療効果を〝ダイアモックス〟（市販の利尿剤）と比較したところ、尿素の効果のほうが一段と優れていることが判った。

ジャヴィッド博士をはじめ多くの研究者が立証していることですが、尿素は安全で、無毒で、驚くほどよく効き、しかも安価な利尿剤である。ところが残念ながら、臨床現場の医者たちが治療薬えらびに用いる販売認可薬品のカタログである『内科医療必携』には、尿素の利尿効果については一言も触れられていないのです。なのに、合成医薬品の「ダイアモックス」は、薬効が尿素に劣ることがジャヴィッド博士によって確認されているのに、『内科医療必携』にはしっかりと掲載されている。尿素が「ダイアモックス」よりも安全でよく効く利尿薬だということは周知の事実です。それに「ダイアモックス」やその他の合成利尿剤ばかりでなく尿素だって米国政府（ＦＤＡ）の販売認可は受けているのです。なのに、利尿薬としての尿素は『内科医療必携』から爪はじきにされている。医者は『内科医療必携』を手がかりにしてクスリを選んでいるわけですから、それに載っているかいないかでクスリの使われ方は全然違ってくる。利尿薬として、どうして尿素でなく「ダイアモックス」が医者に勧められているのか？　そこには不純な事情がからんでいるのです。

「ダイアモックス」はサルファ剤だ。そしてあらゆるサルファ剤がそうであるように、このクスリも危険な副作用を起こす恐れがある。『内科医療必携』（一九九二年版）には「（ダイアモックスの使用により）死を招く恐れがある」という警告さえ書かれているほどで、死なないまでも重症のアレルギー反応や骨髄機能の抑制、白血球の減少、貧血など、各種の重大な副作用を起こす恐れがあるわけです。

一方、尿素はよく効くし安価だし、副作用も毒性もない、米国政府（FDA）も認可している利尿薬である。なのに医者たちは、それを知らずにいる。知らないままに、製薬会社が猛烈に売り込みをかけている「ダイアモックス」その他の合成利尿剤を、患者に処方しているわけです。信じがたいことですが、医薬品産業を中核に組織化されている現代の産官学および医師会の医療支配体制（エスタブリッシュメント）は、現実には患者やマスコミを相手に、詐欺師まがいのインチキ商売をやっている。本書に紹介したような説得力のある医学的研究成果があまりにも見事に無視されているので、一般大衆は（開業医も患者も）そのウソを真に受けてしまっている。かくして、「ダイアモックス」は無知な町医者が〝販促係〟の役割を担ってますます患者に売りつけられ、尿素は出番を奪われてきたわけです……。

化学合成された利尿薬には、体内の電解質（ナトリウムとカリウム）のバランスを変えてしまうという問題もある。その結果、患者の健康状態はますます乱されることになる。けれども尿素はジャヴィッド博士も指摘しているように非電解質性の物質なので、体液の圧力を安全に下げることができるし、その薬効も他の合成利尿薬より長続きする。

〝尿素を飲ませる〟ことが正式な医学的治療行為だなんて、一般の市民や開業医には〝寝耳に水〟かもしれません。しかし勉強熱心な医学研究者のあいだではべつに突飛な話ではなかったのです。他の研究者たちと同様に、ジャヴィッド博士も尿素治療の実施法として、静脈注射だけでなく、尿素の大量経口投与を行なっています。

我々は尿素を錠剤にしたり、砂糖を使っていないフルーツジュースに尿素粉末を溶かしたりして、経口投与を実施した。

この〝尿素を飲ませる〟臨床治験でも、やはり尿素の安全性が立証されました。つまり経口投与という方法を用いれば、（注射の場合よりも）大量の尿素でも、きわめて簡単かつ効果的に、投薬できるわけです。その投薬量について、ジャヴィッド博士は「尿素を大量に投与しても充分に許容できると判明したので、投薬量を次第に上げていった。現在では大多数の患者に、体重一キログラムにつき尿素一グラムを投与するまでになっている」と報告しているほどです。

各種の疾患に対する尿素治療の予備的な臨床治験が大成功を収めたので、彼は次のように〝尿素治療のすすめ〟を説いていたほどです。

各種の脳疾患（エンセファロパシー）患や（中略）メニエール病（内耳疾患）、いわゆる月経前水腫、子癇（しかん）（妊娠中毒症による重い痙攣（けいれん）発作）、眼科の手術、緑内障、振顫譫妄（しんせんせんもう）、癲癇（てんかん）などの諸疾患については、尿素治療を試してみることを是非おすすめしたい。

そして彼自身も尿素治療の適応範囲の拡大をめざして研究を続けている最中であるという報告で、この論文は結ばれていました。

効能報告19（尿素の尿路感染症に対する治療効果）

論文題名「尿素の殺菌作用」

一九六一年、J・U・シュレーゲル、ジョージ・キューラー、R・M・オデール、トゥレーン大学（ルイジアナ州ニューオリンズ）医学部・外科学泌尿器科、『泌尿器科学雑誌（ジャーナル・オヴ・ユーロロジー）』第八六巻六号、八一九～八二二頁。[26] この研究は連邦公衆衛生総局およびアボット・ラボラトリーズ社からの補助金を受けて実施された。

尿素の抗菌作用を調べた先行研究の総括が行なわれています。

尿素がどのような抗菌作用を持っているかを実験的に確かめてこの論文を書いたわけですが、同論文ではまず、シュレーゲル（Schlegel）らの研究チームは、膀胱や腎臓のような尿路の感染症に通常見られる細菌に対して、

尿素が病原体を変形させて殺菌効果を発揮することは、一九〇六年以来、知られていたことである（プジュ、ラジャおよびウィルソン）。

一九一五年にはシンマーズとカークが尿素の粉末を〝殺菌消毒剤〟に用いて創傷の治療を行なっている。それ以後、尿素は外科手術の際に感染症の拡大を予防するために局所的に使われもしてきた。フォーシェイ（一九三五年）は耳炎（耳の感染症）の治療に尿素を局所的に使用して高成績を上げている。

マッケイとシュローダー（一九三六年）はポリオと狂犬病のウイルスに尿素を使用し、これらのウイルスが尿素によって弱められ、最終的には破壊されることを確認した。ホルダーとマッケイ（一九四三年）は創傷治療のために尿素を局所的に用いたところ、壊死した組織が取れて、それに代わる新組織の再生がうながされることが確認された。（中略）

ウェインステインとマクドナルドは微生物に対する尿素の殺菌作用を立証した。（中略）尿素は腸チフス菌、

パラチフス菌、赤痢菌の殺菌に有効であることが判った。（中略）これらの知見を踏まえて、我々は、生理学的に自然な濃度の尿素が、尿路感染症に通常見られるある種の細菌に対してどのような作用を及ぼすかを調べてみることにした。

シュレーゲルらは、尿素がどのような仕組みで細菌の発育を抑制したり殺菌を行なうかは解明できませんでしたが、重要な知見を得ています——

実験結果から見て、尿素が静菌（細菌発育抑制）または殺菌作用を有していることは明らかである。（中略）予想されたとおり、尿素の濃度が高いほど、そして細菌が尿素にさらされる時間が長いほど、その効果は高まる。

この発見は重大です。なぜなら、尿中の尿素の濃度が高いほど、尿の抗菌作用が強まることが判ったからです。尿の抗菌作用は、尿路への細菌の侵入を阻止するための重要な生体防御機能であり、膀胱や腎臓の感染症を予防し、自然治癒を遂行するうえでの決め手になっているのです。

では、尿の（つまり体内の）尿素の濃度を高めるにはどうしたらよいのでしょうか？　効能報告20のドナルド・ケイ博士の研究成果にも示されていますが（つまりケイ博士が患者に行なった方法ですが）、尿中の尿素の濃度を高めるには、尿素そのものを経口摂取や注射によって体内に入れるという方法が、まず考えられる。しかし尿にはもともと尿素が含まれているわけですから、自分の尿を飲めば体内の尿素の濃度は自然に高まるわけです。

ところで、尿路感染症については、一般の人々や開業医が昔から広く行なってきた〝治療法〟がある。それは「水分をガブ飲みしてオシッコをうながす」という〝水利尿〟療法です。「大量の水分をとればオシッコがたくさん出るから、泌尿器のバイキンが洗い流されるだろう」と思いこんで、こうした〝治療法〟が勧められているわけですが、実はこれは大間違いである。〝水利尿〟を行なうと、尿中の尿素は高まらず、むしろオシッコは薄まってしまう……。

シュレーゲルや他の研究者たちが臨床治験ですでに立証していることですが、〝濃いオシッコ〟こそ、腎臓感染症など諸々の尿路感染症を防ぐ決定的に重要な役割を果たしている。だから水をガブ飲みしてオシッコを薄めてしまうのは、明らかにこれに逆行する間違ったやり方である。この点について、シュレーゲルらは次のように述べています――

水利尿を行なうと、尿中の尿素は、殺菌効果がなくなってしまうほどに濃度が落ちるのである。したがって、急性腎盂(じんう)腎炎やその他の尿路感染症に対する補助的な治療法として、なにゆえ強制的に水分を摂取させて〝水利尿〟を行なうのか、我々にはまことに不可解なのである。

要するにシュレーゲルらは「尿路感染症と闘うには水をガブ飲みするのは非合理だ」と言っているわけです。なぜなら水をガブ飲みすれば尿が薄まり、尿素の濃度が下がって、その結果、尿が本来もっている抗菌作用が大幅に失われるかまったく無くなってしまい、尿路感染症にかからないようにするための身体の防衛機能が働かなくなるから……。

シュレーゲルは、慢性の腎臓感染症が、〝濃いオシッコ〟がつくりだせない状態と関係しているという観察結果も報告しています。つまり〝濃いオシッコ〟がつくりだせないと尿素の濃度も下がり、尿の抗菌作用が失われ、身体が尿路感染症と闘う能力が発揮できない。どうやらそれが、腎臓の感染症の遠因になっているらしいのです。

この観察事実から、次のような推定が成り立つ。つまり、病勢が進んだ慢性の腎盂腎炎で見られるように、尿を濃縮する能力が失われ、その結果、尿素の濃度を高める能力も失われると、尿素は濃度不足で抗菌作用を発揮できなくなるのであろう。

シュレーゲル博士が指摘しているように、大量の水分を摂取したり腎臓の働きが弱ったりしてオシッコが薄まってしまった場合には、尿中の尿素を〝抗菌剤〟として利用するという身体の本来的な感染症防御機能は失われてしまうのです。

ところで酸性の尿がそうではない尿よりも抗菌作用が強いことも、これまでの科学研究で明らかになっている。この場合、大量の水をガブ飲みすると尿の酸性が弱まるので、抗菌作用が弱まるというわけです。

たとえば、シュレーゲル博士らの論文が発表されてから一四年も後のことですが、一九七五年にマイルズ研究所の二人の研究者（A・H・フリーとH・M・フリー）が著した『臨床検査の実践における尿検査』にも、大量の水をガブ飲みすると尿の抗菌作用が損なわれてしまうという記述が見られる。(27)そして、この尿検査の専門書では、尿の酸性が〝抗菌作用〟の源泉であると捉えているわけです。すなわち――

ヒトが大量の水を摂取した場合には、その結果として利尿すなわち尿の排泄がうながされる。その際、尿のpH（水素指数（ペーハー））はほぼ中性の値にまで近づく傾向がある。つまり（水をガブ飲みした場合）通常の尿のpH調節機能では（生体防御機能を）有効に働かせる機会は失われてしまうことが、この現象から説明できるかもしれない。

『臨床検査の実践における尿検査』には、次のような指摘も見られます。

尿路感染症にかかっている場合には、尿素を分解する微生物の働きのせいで、尿が決定的かつ継続的にアルカリ性になってしまう恐れがある。

つまり、尿路が感染症にかかるとそれだけで尿の酸性が弱まり本来必要な尿の抗菌性も弱まってしまうので、「感染症の治療」と称して大量の水をガブ飲みさせるのは、尿の抗菌作用を薄める無意味な行為である——という考え方が示されていたわけです。では尿の酸性を高めて抗菌作用を強めるにはどうすればよいか？　その一つの方法として、たとえばクランベリー（ツルコケモモ）のジュースを飲むことが勧められてきました。

しかし、尿の抗菌性をただちに酸性と結びつける考え方や、〝水利尿〟で尿の抗菌性が低下するのは尿中の尿素が薄まるからだと断言する主張に対しては、異論も出ているので、それも紹介しておく必要があるでしょう。

一九六八年にドナルド・ケイ博士が発表した論文（効能報告20）では、尿の抗菌性を決めているのは酸性ではなく尿素濃度らしいのです。ただし彼は、水分を大量にガブ飲みしても実際には尿中の尿素濃度には影響が及ばないとも記していますが……。

だがいずれにせよ、〝水利尿〟が尿路感染症の治療に効果的とは言いがたい。だからたとえば、膀胱炎（これは特に女性がかかりやすい尿路感染症なのですが）などにかかった場合に、医者が「お薬を出しておきますから、お水をタップリ飲んでくださいね」と〝決まり文句〟の指示をだすのは、実は深刻な問題と言わざるをえない。

その理由は二つあります。第一は、すでに述べたように、大量の水を飲めばオシッコの抗菌作用が薄まってしまうため、尿路感染症に対する身体の防御機能が損なわれてしまうということ。第二は、「お薬」の危険性です。

膀胱炎の症状である痛みを押えるために、医者は通常、尿路消毒薬で麻酔作用もある塩酸フェナゾピリジン製剤（米国では「ピリディウム」「ビステリル」「ピリディシル」「ウリディナール」などの商標名で発売）を処方していますが、あいにくこの薬物は発癌物質としても知られている。『一九八五年版・有毒および有害の化学物質および発癌物質ハンドブック』を繙く（ひもとく）と、尿路感染症の痛みを止めるために過去四〇年にもわたって使われてきた塩酸フェナゾピリジンが、実は発癌物質であるとはっきり書いてあるのです――

> 雌（メス）のマウスを使った実験では、この薬物の使用によって腺腫（アデノーマ）および癌腫（カルシノーマ）の発生率が顕著に増加した。[28]（中略）ラットを使った実験では雌雄の別なく大腸と直腸に腫瘍の誘発が認められた。

――なのに、米国における塩酸フェナゾピリジン製剤の処方件数は、一九八〇年だけでも四四〇万件を数えており、いまだに尿路感染症に対しては痛み止めとして日常的に処方されている……。

もしも読者の皆さんが尿路感染症にかかったら、まず尿療法を試すべきでしょう。尿療法は、既存の尿路感染症の治療法（水のガブ飲みやクランベリージュース、塩酸フェナゾピリジン製剤）よりも、いうまでもなく安全で安価だし、治療効果だって格段に優れているのですから。

それから、尿路感染症の有無を診断する簡易尿検査キット（第六章2－4の質問5を参照）は薬局でも購入できるので、尿療法を実施しながら自宅で病気回復の様子を自己観察しつづけることが大事です。

尿路感染症の予防と治療に尿そのものが有効だということは、効能報告20でも立証されています。尿は、尿素濃度が充分に高ければ、殺菌・抗菌作用を発揮するのです。

効能報告20
論文題名「人尿の抗菌作用」

一九六八年、ドナルド・ケイ博士、コーネル大学医学部・准教授、『臨床的研究雑誌（ジャーナル・オヴ・クリニカル・インベスティゲーション）』第四七巻、二二三七四〜二二三九〇頁(29)

尿にはまちがいなく抗菌作用がある。これは二〇世紀の医学研究が見いだした一大成果です。しかし、ここで一つの疑問が浮かび上がりました。それは「尿に抗菌作用がある人もいれば、ない人もいる。このような個人差が出るのはなぜか？」という問題です。その答えを求めて多く研究が行なわれ、尿の抗菌作用の源泉について次のような推定も現われました——「尿の抗菌作用の源泉は、その酸性度にある。つまり酸性が高い尿は抗菌作用を持つようになる」。この仮定にもとづいて、尿路感染症の治療には、尿の酸性度を高めるクランベリージュースの飲用が推奨されてきたわけです。

しかし「尿に抗菌作用を与えている最大の原因は酸性度である」という従来の仮説に異議を唱える科学者が現われました。それが、ここに紹介するドナルド・ケイ（Donald Kaye）博士です。異議を唱えることになったそものきっかけは、彼が、次のような疑問をいだいたからでした——「たとえ尿の酸性度が抗菌作用に関係しているとしても、抗菌作用の実体となっているものはまだ科学的に確定されていないじゃないか」。そこでケイ博士は、自分で尿の抗菌物質の追究に乗り出したわけです。

彼はこの論文で、尿の抗菌作用の源泉は（尿を酸性にしている）有機酸などの物質よりもむしろ尿素である、という知見を発表しています。

この研究によって人尿中の尿素が抗菌剤としての役割を果たしているという証拠が得られた。しかも、尿の濃度が通常範囲内にあるかぎり、尿の抗菌作用は、有機酸やアンモニアの濃度よりも、尿素の含有量との相関関係が顕著に認められた。

ここで言及されている「相関関係」について、もう少し詳しく見ておきましょう。ケイ博士は、尿中の尿素濃度を徐々に上げていったところ、尿の静菌（病原菌の発育抑制）作用がこれをじかに反映して上昇することを、立証できたのでした。彼はこう宣言しています――

一連の実験で、尿素を補充投与すれば、尿の（病原菌発育）抑制特性が顕著に向上することが立証できた。

尿素は濃度を高めると抗菌作用を発揮しますが、この論文は、それを立証した先行研究の数々にも言及しています――

尿素が尿の抗菌作用の一因である可能性を示した研究は、これまでにも数多行なわれてきた。（中略）シュレーゲルとキューラーとオデール（一九六一年）は（中略）、細菌培養肉汁に尿素を添加し（中略）、肉汁一〇〇ミリリットルにつき尿素一～四グラムの濃度で抗菌作用が現われることを見いだした。ニーターとクラーク（一九四四年）は、人尿に尿素を添加して、尿の抗菌作用が顕著に増強されることを立証している。最後に、シュレーゲルとラッフィとフリンナー（一九六四年）や、オデールとブラズィルとシュレーゲル（一九六七年）は、イヌとラットの尿路に細菌を接種したのち尿素を投与するという実験手順で、尿素が尿路感染症の発生率を低減できることを立証した。

自分の尿を再び体内に取り入れれば、体内に尿素が補充されることになりますが、ケイ博士は、尿素を経口投与することによって体内の尿素の濃度を高めれば尿の抗菌作用が増強されることを実験的に立証し、次のように報告しています――

ボランティア被験者を使った実験では、尿の抗菌作用は、尿素を経口投与する前に採取した尿よりも、尿素を経口投与した後で採取した尿のほうが、明らかに増えていることが判った。（中略）すべての被験者で、尿素を経口投与すると、尿中の尿素の窒素成分が少なくとも（尿一〇〇cc当たり）〇・五グラム増加していることが確認された。

尿の酸性度と抗菌作用との相関関係を示す証拠は、たしかに見つかっているのですが、しかしケイ博士はこの二つを安易に結びつけてしまうことにはクギを刺しています。次のような慎重な言いまわしで――

尿の（病原菌発育）抑制作用に貢献している可能性がある諸要因を探り出し、それらの要因の重要性に順位をつけるような研究は、これまで集中して行なわれたことなど一度もないのである。

また、この論文でもシュレーゲルらの研究（効能報告19）と同様に、大量の水をガブ飲みして排尿をうながせば尿の抗菌作用がいちじるしく低下することが実験的に証明されています。つまり〝水利尿〟を行なえば、身体が本来備えている感染症への防衛能力が損なわれてしまうわけです。

尿は（中略）、水利尿を行なう前には大腸菌一四番株（*E. coli* 0111B4）への殺菌性を示したが、水利尿の最中に得られた尿はむしろこの細菌の発育を促進する結果となった。（中略）この研究や、ロバートとビアード（一九六五年）やアッシャー他（一九六六年）の研究から示唆されるのは、人尿の抗菌作用が尿路感染症を予防する重要な要因として働いており、感染症が起きた場合には（その患者の尿路で生存を遂げていくことができるかどうかという）細菌の淘汰の一因となっている可能性が高いということである。

ケイ博士の論文は、尿素が尿の抗菌作用の最大の源泉になっていることを強く示唆しています。この研究成果は、尿療法が古来から各種の感染症の治療に素晴らしい成果を上げてきたことの有力な証左であるといえそうです。

効能報告21（尿には天然生産された抗体が含まれている）

論文題名「通常の人尿に含まれている、ポリオウイルスに対する中和抗体」

一九六二年、マーティン・ラーナー、ジャック・レミントン、マックスウェル・フィンランド、スロンダイク記念研究所、ハーヴァード医学サーヴィス、ボストン市立病院、ハーヴァード大学医学部、『臨床的研究雑誌』第四一巻四号、八〇五～八一五頁(30)

尿には各種の重要な天然抗体が含まれています。ここに紹介する研究はそれについて調べたものですが、それはこの分野のいくつかの先行研究を大幅に踏まえたものになっています。

実際、尿中に抗体が存在していることについては従来、非常に多くの研究がなされており、その全部を論じるのは不可能なくらいです。ここではとりあえず二つの研究成果を紹介しておきますが、いずれの研究もこの分野の概観を知るにはもってこいの事例といえましょう。

周知のように、身体が病気と闘うには抗体が決定的に重要な役割を果たしています。我々の身体が〝健康上の脅威〟と感じるような、微生物などの異物（外来蛋白質）が体内に侵入すると、身体の免疫系はさまざまな抗体を生産して、この抗体を〝鉄砲玉〟のように駆使して外来異物に射撃を加え、体内への侵入者を弱体化したり破壊しています。

たいていの人は、そうした抗体は血液の中にしか存在していないと思っている。でも、これまでの数多の研究により、人体がなんらかの疾患と闘っている場合にはきわめて多様な抗体が尿中にも含まれていることが、すでに確認されているのです。つまり、尿療法を行なえば、自分の身体がわざわざ〝闘病用〟に生産した貴重な抗体を、再利用できるわけです。

一九六二年のM・ラーナー（Lerner）らの研究は、尿中の抗体は〝闘病用〟の天然医薬としてはきわめて有効であり、凶暴なポリオウイルスでさえ活発に中和し、すっかり破壊してしまう作用を持っていることを、立証しています。

> 多くの健康被験者の尿からその蛋白質成分だけを取り出して濃縮した〝尿蛋白エキス〟は、ポリオウイルスに対する中和活性を発揮することが確認できた。尿の（ポリオウイルスに対する）中和活性は、生物学的な特徴としては、血中の特異抗体（抗ポリオウイルス抗体）と変わりなかったのである。
> **尿が含んでいるこの中和活性物質は、まさに抗体の特性を備えている。**我々は目下、尿が含んでいるこの抗体や他の抗体について、生物学的作用や物性のさらなる探究を進めているところである。

この論文には、他の研究で尿中から抗ポリオウイルス抗体の他にもさまざまな抗体が見つかっていることも紹介されています。

コレラや腸チフスのワクチンを接種した健康なボランティア被験者から尿を採取し、その尿を濃縮しない状態で調べたところ、尿中からそれぞれのワクチンに対応する抗体が見いだされた。

ジフテリア菌、肺炎菌、レプトスピラ菌、そしてサルモネラ菌の抗体も、ワクチン接種を受けたり感染症にかかった人々の尿から検出されている。


ならばその尿を再び体内に取り込めば、感染症への治療効果が見込めるはずである。それがまさに尿療法の原理なのですが、「だけど病人の尿から常に抗体が見つかるとはかぎらない」とか「たとえ尿に抗体が含まれていても疾病の予防や治療に効果が出るほどの濃度ではないはずだから役に立たない」などと否定的な決めつけを行なって、尿療法の効用を頭ごなしに否定しようとする連中が、きっといるに違いない。しかし、現実はこうした医者の憶断とは大違いである……。

なぜなら尿中の抗ポリオウイルス抗体について調べたラーナーらの研究は、抗体が検出されるかしないかのきわめて薄い濃度でも、尿は感染症の予防や治療に効果を発揮するという事実をはっきりと確認しているからです。

> だが尿中の抗体は、たとえ従来の方法では検出できないくらいにわずかな分量でも、ウイルスを検知して感染症を予防できることが判明した。

もう一つの研究成果。それはマウント・サイナイ病院（ニューヨーク）の免疫学者R・バーガー（Berger）らが『ネイチャー』誌（一九六七年二一四号、四二〇～四二二頁）に発表した、「唾液（だえき）、十二指腸液および尿における免疫グロブリンA・抗ポリオ抗体の存在の実証」と題する論文です。この論文には、次のような記述があります――

免疫グロブリンA（IgA）抗ポリオ抗体は（中略）尿中に存在していることが判明している。（中略）こうした抗体が、生体を微生物の侵入から守る防衛機構において重要な役割を果たしていることは、充分に考えられる。[31]

ラーナーらとバーガーらの研究成果は、尿中の天然抗体はことさらに濃縮精製して製剤に加工しなくても、そのままの状態で充分な活性や効果が期待できるということを、はっきりと示しているわけです。それに皆さんご存知のように、天然の薬理物質を自然のままの状態で使ったほうが、はるかに安全だし毒性は少ない。つまり、尿中の抗体を最も有効に再利用するには尿療法をおいて他にない、ということになるでしょう。

しかも尿療法による尿中抗体の再利用には、もうひとつ重要な利点がある。それは、すでに見てきたように、「あなたの尿の中の抗体は、あなたの健康状態を正確に反映してあなたの身体がつくりだした、〝オーダーメイドの抗体〟だ」ということです。だから尿療法で自分の尿を再び体内に取り込めば、〝オーダーメイド抗体〟の恩恵を得ることができる。そして自分でも気づいていないような諸々の病気に対して身体は日々〝オーダーメイド抗体〟を自動的につくりだしているわけですから、それを再摂取すれば、自分でも気づかぬような病気を（自覚症状が出るほど疾患が深刻化する前に）治すことができる。

牛肉や鶏肉の細菌汚染が原因で起きる食中毒がいまや世間を騒がせていますが、こうした危機にこそ尿療法や尿素治療が威力を発揮するはずです。ラーナーらの論文に書かれているように、サルモネラ中毒のような感染症にかかった人は、その抗体が尿に現われます。そしてすでに多くの人々が、尿療法で食中毒を見事に治しているのです。さらにいえば尿素を投与した被験者の尿は、尿素濃度が高まって抗菌作用が強まることが知られているわけですから、食中毒などの治療には尿療法と尿素投与の併用が威力を発揮するはずです。

入院患者に対しては、患者に自己尿を与えるとともに、尿素を（静脈注射で）投与すれば、免疫学的な生体防衛システムの主力兵器である天然の抗体と、尿の抗菌作用を確実に高める化学成分である尿素が相い合わさって、食中毒だけでなくあらゆる種類の細菌やウイルスの感染症に、素晴らしい治療効果が期待できます。

我々がふだん病院でどんな医療を受けているかを考えてみてください。医者はまず、来院者がどんな健康障害をかかえているかを見定めようとして、徹底的な診断を実施する。これだけでも途方もない時間と医療費が使われているわけです。そしてもちろん診断には見落としや誤りがつきものなのです。けれどもとにかく「診断」をつけてから治療に入る。これはたいてい抗生物質などを用いた化学療法である。けれどもそうしたクスリが効くこともあるが、効かないことだってあるし、予期せぬ副作用が出て、もとの病気よりも深刻な問題に襲われる場合だってある……。

ところが我々の身体は（自覚症状や最新の科学的診断技術でさえ検知できないような）きわめて微妙な異常や隠れた疾患を自律的に発見して、病原体を攻撃したり患部を修復する物質をこれまた自律的に、日々、生産しているのです。薬理学的に見れば、尿とはそうした〝オーダーメイドの天然薬物〟のカクテルにほかならないわけですから、患者本人にとって最も安全で最も効果的な〝オーダーメイドの天然薬物〟を投与するという尿療法が、本質的には（たとえ最新の医学技術を駆使していても）暗中模索でしかない医者の診断と、本質的には（まさに患者の命がかかった）バクチでしかない治療行為よりも、はるかに優れた医療手段であることは、よく考えてみれば誰にでも理解できることでしょう。

尿療法は膨大な種類の疾患に適用できるし、完ぺきに安全である。しかも〝予防薬〟としても素晴らしい効果を有している。人体の免疫システムは、たいていは健康異常が「症状」となって顕在化するはるか以前から、その異常を修復しようとして全力で働いているのです。だから尿療法を実践すれば、健康異常が「症状」として現われる以前から身体がひそかに生産しつづけていた各種の抗体、ホルモン、酵素、それに複雑多様な栄養物質などを〝追加投与〟できるわけで、疾病は重症化する前に癒（いや）すことが可能になる。「症状」が医者の目にとまるようになった段階というのは、健康異常がかなり悪化して他人にも判るような著しい徴候が現われていることを意味するわけですが、尿療法を行なえば、医者の診断では見落とされてしまうような健康異常も治療できるのです。

効能報告22

論文題名「健康人および尿毒症患者において観察された、体外から投与されたり体内で合成された尿素の、蛋白質(たんぱくしつ)合成に果たす効用」

一九六三年、カルメロ・ジョルダーノ博士、ナポリ大学（イタリア）医学部、『臨床検査および臨床医学雑誌(ジャーナル・オヴ・ラボラトリー・アンド・クリニカル・メディシン)』、六二巻、二三二〜二四六頁(32)

腎臓病になると、蛋白質の合成能力が（正確に言えば蛋白質の分解・利用能力ですが）阻害されてしまいます。通常、蛋白質は、肝臓と腎臓の両方で、窒素やその他の成分に分解されるわけですが、感染症や何らかの損傷によって腎臓の機能が損なわれた場合には蛋白質をうまく分解することができなくなるため、その結果、分解されなかった蛋白質が尿によって体外に捨てられてしまい、体内の窒素が不足し、重大な健康障害が引き起こされる結果となるのです。だから蛋白質の利用障害とその結果として起こる蛋白尿は、腎臓病がもたらす最も重大な障害の一つといえるわけです。

ジョルダーノ（Giordano）博士の論文も、腎臓病にともなうこの重大問題を扱ったものですが、彼をはじめ、他の研究者たちも、腎臓病患者が蛋白質をより効率的に利用し、体内の窒素バランスを適切に保つうえで、実は尿素が重要な役目を果たしていることを、すでに確認しているのです（体内の尿素は、蛋白質合成の過程で生み出されており、尿素そのものも窒素を含んでいます）。

彼は論文にはっきりとこう書いています――

食餌に尿素を添加すると、非必須アミノ酸が充分に合成されるようになり、体内の窒素量が均衡をとりもどし、むしろ窒素量が過剰になる場合さえ起きる。

あるいはこんな記述も見られます――

必須アミノ酸を少量含んだ合成食餌を用いた場合には、体外から投与した尿素でも、尿毒症の尿に窒素性の老廃物として含まれていた尿素でも、いずれの尿素も非必須アミノ酸の合成に利用されることが確認できた。

つまり尿素を蛋白質の生合成の〝材料〟として利用した場合には、尿毒症患者の健康状態が改善されたり、腎臓疾患の治療が進むことが判明しているのです。

腎臓病における尿素の役割についての研究成果を、もう一つ紹介しておきましょう。ジョンズ・ホプキンス大学（米国）医学部のマッケンジー・ウォルサー（Mackenzie Walser）が、一九六八年にフロリダで開催された国際シンポジウムで『尿素と腎臓』と題する論文を発表しました。その中でウォルサーは次のように断言しているのです――

食餌制限によって蛋白質の摂取量を少量に抑えている尿毒症の（腎臓病）患者の場合は、あきらかに尿素が、蛋白質合成に必要な窒素の、主要供給源になっている。これらの知見をさらに深く研究していけば、腎臓病治療に有益な情報が得られるであろう。

ウォルサーの論文には、次のような指摘も見られます――

尿素は蛋白質の合成に使われていると言える、もはや〝窒素代謝の最終産物〟と見なして済ませるわけにはいかない。

たとえば身体は炭素化合物を利用(代謝)すると、最終的に水と炭酸ガス(二酸化炭素)が生み出され、それらは体外に排泄されるわけですが、我々は尿素についても、そうした〝不要な代謝ゴミ〟でしかないという通念を抱えてきました。つまり従来は、尿素なんて単に「身体が蛋白質を利用した結果、副次的につくりだされてしまった〝代謝最終産物〟にすぎない」のであり、身体には不要な「老廃物」だから排泄されるよりほかなかったのだ、と信じて――いや信じさせられて――きたわけです。ところが実際には、健康な生命維持には欠かすことのできない蛋白質代謝の順調な進行や体内窒素量の適正な維持に、尿素は重要な役割を果たしている。それを科学的に立証したのが、これらの研究なのです。

効能報告23
論文題名「人尿中の抗体の特性を探る」
一九六五年、ラース・A・ハンソン(カロリンスカ研究所・小児科病院、スウェーデン)、エング・M・タン(ロックフェラー研究所、ニューヨーク)、『臨床的研究雑誌』第四四巻五号、七〇二~七一五頁(33)

人尿中の抗体についての研究プロジェクトは、効能報告21で言及したM・ラーナーやR・バーガーらの他にも存在してきたわけで、ここではハンソン（Hanson）博士がストックホルムで開催されたスウェーデン医学会の微生物学分科会で発表した研究成果を紹介しておきます。

この論文では、尿についての次のような知見が報告されています——

　人尿には、血清免疫グロブリン（すなわち抗体）とまったく同じ蛋白質が含まれていることが判った。

そして、尿中の抗体の働きは——

　尿中の抗体は、コレラ菌、サルモネラ菌、ジフテリア菌、破傷風菌、さらにはポリオウイルスなどの各種微生物に対して活性（破壊力）**を持っていることが実証されている。**

ダンカン（効能報告2）やプレッシュ（効能報告13）のように二〇世紀の前半に尿療法を実践に活かしていた医者たちの多くは、患者に本人の尿を経口摂取や注射によって投与すると、細菌やウイルスが原因で起こるきわめて多様な感染症（肝炎、百日咳、流行性耳下腺炎（おたふくかぜ）、水痘、インフルエンザなど）に、たいていは驚異的な治療効果が現われることに気づいていたわけです。こうして経験的に確かめられていた尿の感染症治療効果の秘密が、二〇世紀の後半になると最先端の医学研究者たちによって探究され、各種の抗体が尿から見つかって、それが尿療法の驚異的効果の一因だということが判った。これは医療における温故知新の——つまり治療効果が経験的・歴史的に確認されておりその根拠を最新科学が〝後追い的〟に解明するという——興味深い例と言えます。

医学文献を調べて見れば、尿中の抗体についての研究は次から次へと出てきます。ここではその若干の事例を、論文題名だけ挙げておきましょう。抗体は物質名としては「免疫（イムノ）グロブリン」と総称されていますが、その代表格は「ガンマグロブリン」という物質です。論文の題名で〝尿中のガンマグロブリン〟を扱っていると宣言しているものだけでも、たとえば——

「人尿中の血液型抗体」（プレーガー［Prager］とビアデン［Bearden］、『輸血』誌［*Transfusion*］、一九六五年）

「健康尿に含まれているガンマ関連蛋白質についての研究（続報）」（『臨床的研究雑誌』［*J. of Crin. Inv.*］、一九六二年）

「ゲル濾過と抗原分析による健康人尿中の抗体の特性記述」（M・W・ターナー［Turner］、『生物学的液体中の蛋白質』誌［*Protides of the Biological Fluids*］、一九六四年）

「健康人尿中の蛋白質、糖蛋白質、ムコ多糖類」（I・ベルクガルド［Berggard］、『化学雑誌』［*Ark. Kem.*］、一九六一年）

「ある患者の血清と尿から検出された異常なミクロ・ガンマグロブリン」（フランクリン・メルツァー［Franklin Meltzer］、グッゲンハイムおよびローウェンスタイン、『連邦研究公報』［*Fed. Proc.*］、一九六三年）

「健康人尿中のガンマグロブリンの生理化学的・免疫学的研究」（E・C・フランクリン［Franklin］、『臨床的研究雑誌』、一九五九年）

「ループス腎炎患者の尿中のガンマグロブリンの重要性」（スティーヴンズ［Stevens］とノウルズ［Knowles］、『ニューイングランド医学雑誌』［*N.E.J.M.*］、一九六二年）

尿療法は誰でも実践できるまったく簡単な方法ですが、この実践によって「血液中にしかない」（とこれまで信じられてきた）きわめて貴重な天然の抗体やその他の重要な免疫物質が、実に簡単に服用できるのです。

薬害エイズの拡大が大きなきっかけとなり、今や「血液製材には、どんなに恐ろしい病原体が混入しているか判らない」という危険性が広く認識されるようになりました。[*8]

＊8——目下、血液製材への混入で社会問題化しているのは、エイズや肝炎のウイルスのほか、〝狂牛病〟にそっくりの

ヒトのスポンジ状脳症であるクロイツフェルト・ヤコブ病（ＣＪＤ）の病原体（プリオンと呼ばれる〝感染性の蛋白質〟）などであるが、これ以外にも、いまだ検出技術が開発されていないために見落とされている未知の病原体が混入している可能性は充分に考えられるため、血液製材の原料を、従来のような不特定多数からの献血ではなく、化学的代替物や遺伝子組換え蛋白質に切り替えたり、日頃から自家血を保存しておいて事故や手術の際にそれを用いるという〝自家血バンク〟の普及が図られているほどである。

人命にかかわるほど貴重な血液製材が安全に使えなくなってしまった現状を考えれば、血液中のものと同質の各種免疫物質を含んだ尿の医学的価値は、きわめて大きいと言えましょう。

効能報告24（健康な人の尿の成分）

論文題名「健康な被験者から得られた尿の特性と組成」

一九七五年、Ａ・Ｈ・フリー、Ｈ・Ｍ・フリー、マイルズ研究所、『臨床検査の実践における尿検査（ユーリナリシス・イン・クリニカル・ラボラトリー・プラクティス）』三二一頁(34)

尿は血液から派生した途方もなく医学的価値の高い体液であり、尿の中には健康の維持増進に役立つ何百種類もの成分が含まれている。——たいていの人は、オシッコがそんなに価値あるものだなんて、思いもつかないでしょう。でもこれは厳然たる事実です。そして近年ようやく科学者たちも、尿の途方もない価値をようやく理解しはじめたわけです。

Ａ・Ｈ・フリー（Free）とＨ・Ｍ・フリー（Free）は、尿の成分についての科学者としての認識を、次のように説明しています——

健康尿からは、これまでに文字どおり数千種類の成分が同定されており、その大多数は血液から派生した

ものである。（中略）化学や生理学といった諸科学の発展にともない、尿の成分についての理解は徐々に進展を遂げている。（中略）今日では、尿は数千種類の化合物を含んでいることが知られている。今後、分析技術が改良されて検出感度がますます向上していけば、現在知られていない尿成分が次々と発見されていくことは確実である。

この説明のあと同論文ではおよそ二〇〇種類の尿の成分の、詳細な一覧表を掲げているのですが、それにはこんな但し書きがついています――「この成分一覧は完全なものではない。重要な化合物（だけ）を明示したにすぎない」。

この一覧表の二〇〇種類ほどの成分を全部列挙するのはいささか大変なので、ビタミン剤の瓶などに書かれていたり、テレビや新聞などで名前くらいは見聞きしたことがあるような、多少なりとも我々にお馴染みの成分だけを、かいつまんで列挙しておきましょう（表1・表2参照）。

皆さんはオシッコが〝栄養剤〟だなんて考えたこともないでしょうが、次に挙げる尿の成分を見れば、オシッコはたくさんの栄養物質を含んだ〝スタミナドリンク〟とも呼ぶべきものだということが、すぐに理解できると思います。しかも尿には、アミノ酸やビタミンやミネラルばかりでなく、各種のホルモンやステロイド、重要な生理機能調整物質なども含まれているのです。

興味深いのは、これらの尿成分の多くが天然の――つまり体内での――合成形態で存在している重要栄養素だということです。たとえばビタミンＢ６（ピリドキシン）の場合、〝すでに消化された状態〟のピリドキサル（一日排尿中七〇ミリグラム）やピリドキサミン（同一〇〇ミリグラム）が尿中に見出されるわけです。食物やビタミン剤に含まれているビタミンＢ６はピリドキシンですが、これを摂取すると体内では、身体が利用しやすいもっと単純な形の化合物へと分解される。こうして分解によって生じるのがピリドキサルやピリドキサミンなのです。

表１　健康人の尿に含まれている代表的な成分

アラニン	ブドウ糖	フェニルアラニン
アルギニン	グルタミン酸	燐
アスコルビン酸	グリシン	カリウム
アラントイン	イノシトール	蛋白質
アミノ酸	ヨウ素	リボフラビン
重炭酸イオン	鉄	トリプトファン
ビオチン	リジン	チロシン
カルシウム	マグネシウム	尿素
クレアチニン	マンガン	ビタミンＢ６
シスチン	メチオニン	ビタミンＢ12
ドーパミン	窒素	亜鉛
エピネフリン	オルニチン	
葉酸	パントテン酸	

表２　健康人の尿に含まれている代表的なホルモン

アルドステロン	エストリオール（黄体期の女性）
アンドロゲン	エストロン（黄体期の女性）
アンドロステロン	17-ケト原性副腎皮質ホルモン
エストラジオール（黄体期の女性）	ケトール・ステロイド

ピリドキサルもピリドキサミンも、ものすごく重要な栄養物質です。どのくらい重要かは、これらの物質が、たとえば次に挙げる（いずれも生命維持に不可欠の）おびただしい種類の体内化学反応に関与していることから理解できるはずです――①アミノ酸の合成と分解、②トリプトファンからのニコチン酸の合成、③グリコーゲンの分解によるブドウ糖の生成、④抗体の産生、⑤ヘモグロビン（赤血球の赤色呼吸蛋白（たんぱく））のヘム（色素成分）の形成、⑥脳の働きに不可欠のホルモンの形成、⑦ビタミンＢ12の適切な吸収、⑧体液の成分調節（ナトリウムとカリウム

の均衡の維持、等々)。

だから尿療法を行なえば、尿中に含まれているビタミンB6(ピリドキシン)だけでなく、その〝体内で消化された形態〟であるピリドキサルやピリドキサミンも摂取できるわけで、これはなんらかの事情(消化不良、同化障害、老化、医薬品や経口避妊薬や抗生物質の使用など)でビタミンBのような栄養素を身体が適切に利用できない状態にある時は、非常に重要な意味を持ってくるわけです。

身体をつくっている細胞は、複雑な栄養物質をそのままのかたちでは利用できないので、身体にはそれを、細胞でも利用できるくらいに単純な栄養素に分解するための消化機能が備わっています。そうした機能が働かない人のために、今では数多くの〝消化ずみ〟の栄養物(その代表例は点滴用の栄養剤)が売り出されていますが、尿には身体がすでに利用可能な状態に分解してつくりだした単純なかたちの無数の栄養素が、絶妙の調合で含まれています。しかも尿療法を行なえば、自分自身がつくりだしたそうした栄養素を摂取することができるわけです。こんなに優れた〝栄養ドリンク〟は、どこの製薬メーカーだって絶対につくりだせない。事実、ビョルネシュ(効能報告14)は尿の抗結核作用についての研究を行なっただけでなく、いろいろな成分を混ぜ合わせた〝人工尿〟をつくって、その抗結核作用をも調べたのですが、結局、**天然の尿は結核菌を殺したりその発育を止めるが、天然尿に含まれている抗結核成分を人工的に再現することができないため、〝人工尿〟で結核菌に対する殺菌効果や静菌効果を再現することはできない**と判ったのでした。

ここから先は、癌、エイズ、精神的疾患、皮膚病への尿療法と、尿の化粧品としての効用について、それぞれのテーマごとに関連論文をまとめて、順を追って紹介していきます。あなたの関心のあるテーマについて、二〇世紀半ばから最近までの科学者たちが尿療法の可能性をどのように探ってきたかがよく判るでしょう。

効能報告25
論文題名「H－11の抗癌効果」
一九四三年、J・H・トンプソン博士、『英国医学雑誌（ブリティッシュ・メディカル・ジャーナル）』一九四三年七月三一日号(35)

一九三〇年代後半から四〇年代のはじめにかけて、トンプソン（Thompson）博士を筆頭に多くの医学研究者が、尿から抽出された「H－11」と呼ばれる抗癌物質の効果についての実験を行ないました。

およそ一二年間にわたって何百人もの研究者が「H－11」を使った癌治療の研究を行なったわけですが、残念ながらその成果は医学界から無視されてきたのです。聞くところによれば、これらの研究者たちは医学界が「H－11」に関する研究成果を不当に無視していることを告発し、正当な評価を行なうために医学研究評議会を設置するよう求めたそうです。そのせいかどうか、英国医学研究評議会（MRC）は一九四八年に設置されることになりました。しかし「H－11」の癌治療効果を立証した数千件の実験成果と数百件の臨床治験例を、この評議会は癌のまともな「医学的治療」として取り上げようとはしなかったのです。

尿由来抗癌物質「H－11」を実際の癌患者に試した実験室レベルと臨床レベルの研究成果の数々は、トンプソン博士が『英国医学雑誌』で紹介していますが、それによれば総計で三〇〇名にもおよぶ医師や研究者たちが、それぞれの研究のなかで、「H－11」にヒトの悪性細胞の増殖を抑制する作用があり、実際の治療に利用できることを立証していたのです。

効能報告26

論文題名「自己尿から得た抽出物を、悪性腫瘍に用いた場合の治療効果」

一九六一年、ノヴァック博士、『内科医学雑誌（ファイトシュリフト・インネレ・メディツィーネ）』（ドイツ）[36]

これはドイツの医学者が発表したきわめて興味深い研究報告です。ノヴァック（Novak）博士は癌患者に本人の尿からつくった天然尿抽出物を注射して、実にさまざまな種類の癌（胃癌、大腸癌、乳癌、肺癌、子宮癌、リンパ節癌、胆嚢（たんのう）癌など）の治療を行なったのです。

報告された二一例のうちの大部分は、この治療が目覚ましい成果を上げました。それらには治療成果を示すX線写真も添えられています。ここでは二例だけ紹介しておきましょう――

◉症例2――六〇歳の女性。上胃部と肝臓にできた転移性の悪性腫瘍を、尿抽出物で治療した。四回目の注射の後、これらの腫瘍は主観的症状も客観的症状も改善が現われ、X線撮影でも顕著な癌の縮小が確認された。六週間後、上腹部の閉塞（へいそく）がまったく消失し、肝臓も正常にもどっていることが確認された。尿抽出物による治療を実施してから二年が経ったが、癌の再発はまったく起きていない。

◉症例3――五二歳の女性。黄疸を呈していた（血清ビリルビン一一ミリグラム％）。右の上胃部と胃間膜にメロン大の腫瘍ができており、診査のために開腹手術を行なったところ、胆嚢の癌が進行して肝臓と盲腸と横行結腸に転移していたことが判明した。尿抽出物を五回にわたって注射した後、腫瘍が縮小し、癌による肝臓の肥大も縮小し、ビルビリン濃度は一・六ミリグラム％にまで減少していることが確認された。この治療後の追跡調査で、食事の習慣が不規則になった時には胃に不調を感じることがごくまれに観察されたものの、治療後一〇か月以内に患者の症状が完全に消失したことが確認された。

効能報告27（悪性癌腫に対する尿抽出物の効果）
論文題名「人尿から抽出したレチンの調製」
一九六三年、アルバート・セント・ジョルジ（一九三七年ノーベル生理医学賞受賞者）ほか、『サイエンス』誌、一九六三年一二月三〇日号、一五七一～一五七二頁[37]。この研究は米国・国立衛生研究所と全米科学基金、それにセント・ジョルジが所長を務めていたマサチューセッツ州の筋肉研究所からの助成で行なわれた。

この研究の主役は、尿から抽出された「レチン（retine）」と呼ばれる抗癌成分です。

小児の尿から分離したある成分が、マウスに移植した悪性癌腫の増殖を止めることが実証できた。この作用を示した物質は〝レチン〟と呼ばれる。その後、我々は、二〇～二五歳前後の成人の尿でも、同様の（抗癌）作用を発揮することを見いだした。

セント＝ジョルジ（Szent-Gyorgi）博士率いる研究チームは、各種の癌腫に対してこの〝尿由来レチン〟の抗癌効果を確かめた結果、次のような知見を得ました――

このレチンは微量でも腫瘍の増殖を抑制したが、投与量を増やすと実際、腫瘍の退縮が起きた。

この実験では、実験操作群（エクスペリメンタル・グループ）のマウスの皮下に生の癌細胞三〇〇〇万個を注射して、腫瘍を発症させた後、一週間にわたってレチンを投与して様子を見るという手続きをとったのですが、その結果は次のようなものでした。

一週間に六単位のレチンを投与したマウスでは、癌組織はきわめて小さな状態のまま発育が抑えられ、しかも観察された腫瘍の大部分で癌細胞が死んでいることが観察された。

残念ながら、レチンが〝抗癌剤〟であるということはいまだに社会に知らされていません。しかしセント・ジョルジらの研究成果は、他の研究者たちのこの分野における業績と同様、尿が重要な抗癌物質を含んでおり、しかも悪性の癌腫や癌細胞を破壊したりその成長を止めたりする効果が目覚ましいことを立証していたのです。

効能報告28
論文題名「癌患者尿から得られた抗原性物質〝HUD〟による胃癌の術後再発防止療法について」
一九六八年、添田百枝（そえだももえ）、防衛庁（日本）技術研究本部第二研究所・主任研究官衛生研究室長、『日本医学放射線学会雑誌』第二八巻九号、五五〜六八頁[38]

この研究論文は、人尿から抽出したある種の抗癌物質——添田博士はこれを「HUD」（人尿派生物質、Human's Urine Derivative）と名づけました——を用いた癌治験の目覚ましい成果を報告したものです。HUDは癌患者の尿の中にかなり大量に含まれている物質で、抗癌作用があることが確認されています。

さまざまな人々について調査した結果、癌患者の尿はほとんど常にHUDと呼ばれる天然の免疫防御物質がかなり大量に含まれていることが判った。

一九六五年の六月に、転移性の卵巣癌にかかっていた難治性癌患者にＨＵＤを臨床使用したところ、転移性の腫瘍が後退するという顕著な成果が得られた。

ＨＵＤ療法の臨床治験の成果を、添田博士は次のように総括しています――

ほとんど全ての転移癌病巣がＨＵＤ療法の開始から三か月のあいだに完全に消滅し、この患者はまったく良好な状態で退院した。彼女は、退院してから三〇か月以上たった今でも完全に健康で、順調な生活を送っている。

添田博士は、胃癌の手術を受けた患者たちにも、癌の摘出手術の後でたいてい起こる再発を予防すべく、ＨＵＤ療法を施し、次のような成果を得ています――

八人の患者に対して、手術後ただちにＨＵＤ投与を施した。そのうちの五人は、手術前には癌が胃壁に浸潤し、リンパ節にも広がっていた。これらの患者集団は手術後も経過は非常に悪いと予測されていた。三年生存率は四〇％未満という見積りだった。

ところがＨＵＤ療法を行なった結果、この八人の患者のうちの七人までが、手術から三年たった今でも完全に健康であり、ほとんど健康者と変わらぬ生活をしているが、癌再発の徴候はまったく見られない。

これらの事実から、ＨＵＤが胃癌の術後再発の抑止効果を有していることは明らかである。おそらくこの抑止効果は、ＨＵＤが癌患者の免疫系を強化できるせいだろう。

しかもこの論文では、従来の癌治療の常套（じょうとう）手段である放射線療法と化学療法に関して、その危険性と効き目のなさが、はっきりと指摘されているのです。

　放射線療法と抗癌化学療法については、これまで長年にわたって、腫瘍細胞の手術後の拡散転移や増殖を防止する効果が広範に調査されてきたが、はっきり申し上げれば、このいずれの方策も、これまでのところほとんど全く、この目的を遂げることができていないのである。

添田博士は、癌治療の際には患者自身の免疫系がまずもって十全な働きを維持することが重要であると指摘し、放射線療法と化学療法が人体の免疫系にいかに深刻なダメージを与えるかを告発しました。特に問題なのは、抗体が産生し身体の抗癌抵抗力の源泉ともなっている形質細胞（プラズマ）が、放射線や抗癌剤のダメージをこうむることです。それゆえこの論文では、次のような留意事項が記されています――

　抗癌物質を見つけ出す際には次の点に留意することがとりわけ重要だ。つまりＨＵＤの例が典型的なのだが、患者の身体に備わった本来的な免疫防衛力を損なわずに、悪性細胞には抑制的な効果が発揮できることを確認する必要がある。

抗癌化学療法の効き目のなさに対する添田博士の指摘は、しかし世界中の医学界から無視されてきたのです。現にこの論文が発表されてから二〇年ちかくたった近年（一九八五年）になっても、『サイエンティフィック・アメリカン』誌が癌医療のぶざまな現状を次のように告発しているのですから……。

癌による死亡で、化学療法剤で抑止できているのは、全体のわずか二〜五％にすぎない。なのに抗癌化学療法はまさに壊滅的な副作用を伴うのである。（『調査・承知・納得ずくの医療消費者のためのクスリの知識』からの転載）

添田博士の研究が実証しているように、癌治療の際には、終始、患者自身の免疫機能の維持・増強を図ることが決定的に重要なのです。実際、この論文でも、胃癌がすでに手術では治せないほどに進行してしまった患者は免疫機能がひどく衰弱し、ＨＵＤ療法を実施しても病状に改善が見られぬ場合が多かった、と報告されています。

しかし冷静に考えれば、添田博士のＨＵＤ療法は尿から抽出した単一成分だけを用いた〝半端な尿療法〟と言わざるを得ません。尿からの単一抽出物（ＨＵＤ）を用いるよりも、患者の尿をまるごと用いれば、癌治療の効果はもっと上がるでしょう。まるごとの尿には、免疫機能を増強したり抗癌作用を発揮することが立証された物質が何百種類も含まれていることが、すでに確認されています。ＨＵＤといえども、そうした何百種類のうちのたった一つでしかない。癌が進行していてＨＵＤ投与を受けたが良好な結果が得られなかった患者というのは、尿から抽出した有用成分をたった一種類投与されただけだったのです。しかしまるごとの尿が治療に使われていれば、ＨＵＤの何百倍もの効果が、まさに総合力となってこの患者に発揮されたはずです。おそらく、まるごとの尿を使った尿療法を基本にして、（抗癌作用や免疫増強作用が確認されている）何種類かの尿抽出物質を濃度を高めた状態にして補助的に投与するという〝援護射撃〟を追加すれば、理想的な癌治療が行なえるでしょう。

現実には、すでに多くの癌患者がまるごとの尿をそのまま用いた尿療法で、癌の治療を成功させている。しかも彼ら〝癌からの生還者〟は、尿療法が免疫機能を大幅に増進させながら癌の症状を取り去っていく安全で効果的な癌療法だということを、身をもって立証してきた。しかし考えてみれば、これは当然の成果です。なぜなら尿にはＨＵＤやレチンのような免疫増強物質だけでなく、あらゆる種類の栄養素や酵素、それに抗体が含まれているのですから。尿療法が優れた癌治療手段だということを多くの人々が立証し続けてきたのは、実は驚くにはあたらないことなのです。

効能報告29

論文題名「癌治療における〝抗腫瘍物質(アンチネオプラストン)A〟」

一九七七年、スタニスラフ・R・ブルジンスキー博士ほか、『生理学、化学および物理学(フィジオロジー・ケミストリー・アンド・フィジックス)』誌、九巻、四八五頁(39)

ブルジンスキー（Burzynski）博士は人尿から抗癌物質を発見して「抗腫瘍物質(アンチネオプラストン)（antineoplaston）」と名づけ、この物質の効果について多くの研究成果を発表してきましたが、ここに紹介するのもそのうちの一篇です。彼は何種類もの「抗腫瘍物質」を見つけだし、実験室レベルと臨床レベルの研究を続けるなかで、尿から抽出したこの物質が各種の癌に目覚ましい治療効果を示すことを立証してきたのです。

近年、我々は健康人の尿から分離した数多のペプチド（二個以上のアミノ酸の結合物）が（中略）、通常の細胞には問題となるような抑制効果はまったく及ぼさずに、各種の腫瘍性の細胞（癌細胞）だけを顕著に抑制することを観察することができた。（中略）我々の実験ではこの抗腫瘍物質の採取源として健康人の尿を用いたが、これは最も経済的な材料である。

ブルジンスキー博士の抗腫瘍物質を使った癌治療の研究は、これまで医学界の主流勢力(メディカル・エスタブリッシュメント)によって抑圧されてきました。これは、従来型医療に代わりうる癌治療が、実際にはどのような扱いを受けているかを示す一大スキャンダルであり、本書といえども無視して済ませられる問題ではありません。ですからここで、尿療法そのものの議論からは多少はずれますが、「抗腫瘍物質」の研究が医学界の主流からどのような扱いを受けてきたかを紹介しておくことにします。

その前に、これだけは申し上げておきたい。あなたがもしも癌をわずらっているなら、放射線療法や化学療法の問題点を指摘した本や雑誌などは必ず読んでおく必要があります。信ずるに足る情報はたくさんあります。しかしここに紹介した論文もその一つなのです。れっきとした医学研究者たちが、有毒でたいていは効き目すらない従来の癌治療（化学療法や放射線療法）の使用を戒めるような研究成果を発表しているわけです。

『ペントハウス』といえばヌード写真で名の知れた男性雑誌ですが、その記事は不真面目なものばかりとは限りません。良質のルポや問題提起的な読物が載ることでも知られた雑誌です。同誌では一九七九年に、ゲイリー・ナル氏（ニューヨークの有名なトークショーの司会者）による、癌治療をめぐる現代医療の恐るべき現実を告発する連載キャンペーンを行ないました。

これまでに数々の癌治療法が医学界から抑圧されてきたわけですが、ブルジンスキー博士が尿から発見した天然の「抗腫瘍物質」もそうした弾圧を受けたのです。『ペントハウス』（一九七九年一〇月号）に載った「圧殺された癌治療」と題する記事（九〇〜九五頁）(40)で、ゲイリー・ナルはブルジンスキー博士にインタビューを行ない、「抗腫瘍物質」群のうちの一つである「抗腫瘍物質A」がどのような悲劇にあったか、その真相を聞き出しました。以下はナル氏が執筆したこの記事の抜粋です――

癌治療の圧殺は、どのように行なわれるのだろうか？　その典型的な一例を、これから紹介しよう。悲劇の主人公はポーランド生まれの青年科学者。その名もスタニスラフ・ブルジンスキー。この数年のあいだに、博士は、〝抗腫瘍物質A〟と呼ばれる物質がある種の腫瘍の治療に有効であることを示した論文を一〇篇も発表している。ブルジンスキー氏は、祖国ポーランドでは医学博士号と哲学博士号を最年少で受けた早熟の天才である。しかし共産主義体制の下での生活に嫌気がさし、自由に研究ができる米国への亡命を決めた。

（中略）

癌患者のなかには、癌が自然退縮したり、癌の増殖が長期間停止してしまう例が知られている。こうした事例を知ってブルジンスキー氏は考えた。いったい人体は、どのように癌と闘っているのだろうか？　人体はきっと、細胞分化の最中に生じたエラーを修復し、癌細胞になりかけた細胞を〝正しい道〟に連れ戻す、更正補導の仕事も行なっているはずだ。彼はそう見当をつけた。つまり癌細胞は、特定の臓器を構成する特殊な細胞へと分化するために必要な〝情報〟を欠落させている、と考えたのだ。

ペプチド（アミノ酸がつながってできた鎖状の分子）は生物の体内で情報の最良の担い手として働く。ブルジンスキー博士は、欠落した〝情報〟をペプチドのかたちで癌細胞に与えて癌細胞の内部情報をプログラムし直し、正常な成長へと立ちもどらせているのが〝抗腫瘍物質Ａ〟の働きなのではないか、と推測している。

〝抗腫瘍物質Ａ〟は健康な身体のあらゆる組織と体液から見つかっているが、**尿から抽出すれば最も簡単に手にはいる。**この物質が正常細胞の成長を阻害せずに癌細胞を〝正常化〟しているのは明らかだ。

事実、尿療法は、癌やその他の疾病を治す民間療法として二〇〇〇年以上にわたって実践されつづけてきた。過去三〇年だけにかぎっても、米国とヨーロッパ各国で少なくとも四万五〇〇〇回もの尿注射が行なわれてきたが、毒性を示すような副作用はまったく観察されていない。

ゲイリー・ナル氏だけでなく、たいていの人は知らないわけですが、過去三〇年間の尿療法の普及ぶりを語るなら、注射や経口投与のかたちで尿療法や尿素治療を受けた人の数は数十万人に達するでしょう。ナル氏の記事は続きます――

ブルジンスキー博士は語る――「〝抗腫瘍物質〟の研究のなかで、健康人の尿に含まれているペプチド類が（中略）、骨髄芽球性白血病、骨肉腫、線維肉腫、軟骨肉腫、子宮頸癌、結腸癌、乳癌、リンパ腫などの、我々が調査対象にしたあらゆるタイプのヒトの腫瘍に対して、抗癌作用をもたらすことが観察できました」。かくして博士は自分が見いだした驚くべき成果をアメリカ実験生物学会連合（ＦＡＳＥＢ）の年次大会で発表した。（中略）ところがこの発表の直後からブルジンスキー博士への研究資金は減らされ、ついには完全に資金提供が途絶えてしまった。そして彼は別の研究分野へと配置変えされ、もう癌治療の研究に手を出すなと上司から恫喝を受けた。

この記事には、「抗腫瘍物質」を用いて大成功をした治療の一例が詳しく紹介されています。

最近二年間は、ブルジンスキー博士は自分で研究所を主宰して比較的自由な研究を続けているが、そこでいくつかの印象的な成功例を目撃している。たとえば次に紹介する六三歳の白人男性。この紳士は肺癌が脳にまで転移し、ブルジンスキー博士のもとを訪れるまでは化学療法とコバルト照射を受けていた。これら現代医学の治療のおかげで、脳腫瘍は部分的に退縮させることができたが、しかし脳の別の部分に新たな腫瘍が出現してきた。結局、前の主治医がサジを投げたので、この紳士の家族がブルジンスキー博士を捜し出し、勇気をだして治療を願いでた。むしろ慎重だったのは博士のほうである。この患者をひととおり診察して、治療しましょうと恐るおそる同意したのだった。

この老紳士に〝抗腫瘍物質〟の静脈注射による投与を開始して、わずか二週間後には、左肺の腫瘍にはっきりと退縮が認められた。六週間後にはこの肺癌が完全に消滅した。脳腫瘍のほうは治療開始から一か月で旧来からの転移巣も新たにできた転移巣も、両方ともに退縮が認められ、六週間後にはいずれも消滅した。驚くべきことに、治療効果がこんなに劇的だったのに、副作用はわずかに寒気と発熱だけだったのである。

しかもこれらの副作用は、投与した〝抗腫瘍物質〟が原因だったのではなく、むしろこの物質が癌細胞を壊し、その際に癌細胞から漏れ出した毒素が引き起こしたものだった。彼がそれまでに受けてきた癌治療は、これとは大違いの有害なものだった。なにしろ副作用のせいで、癌の転移がかえってうながされてしまったわけだから。

ブルジンスキー博士は現在もヒューストンの自分の研究所で〝抗腫瘍物質〟を用いた治療を行ない大成功を続けています。ところが相変わらず地元の医師会から迫害を受け、全米癌協会や国立癌研究所は研究資金の給付を拒絶しつづけている。すでに〝抗腫瘍物質A〟の抗癌作用は全米の第一線の研究機関で調査研究され、乳癌をはじめさまざまなタイプの癌や白血病に治療効果があることも科学的に確認されているというのに……。

これまでの効能報告の数々が示しているように、「H－11」「レチン」「HUD」「抗腫瘍物質」など、尿からの抽出物は実際に癌治療で優れた成績を収めています。しかしあらためて強調しておきたいのですが、こうした抗癌物質は、わざわざ繁雑な手間をかけなくともオシッコのなかにすでに全部含まれているし、尿療法を行なえば誰でも簡単かつ安全にタダで、その恩恵にあずかれる。しかしトンプソン博士やセント・ジョルジ博士や添田博士やブルジンスキー博士みたいに、たとえ自然薬物を原料に使っていても、そこから特定の成分だけを抽出して〝純正医薬品〟として利用しようとすれば、まず困難だし途方もなくお金がかかる。これは本書の執筆者である私（マーサ・クリスティー）自身が経験していることだからウソじゃない。

私の経験をお話させていただくと、子宮内膜症の手術は何度やっても効き目がなく、症状再発のたびに医者から「また手術しなきゃいけませんね」と言われ、それればかりか勝手に手術のスケジュールまで組まれていたことについに愛想をつかして、私のほうから医者にサジを投げ、メキシコに癌の代替療法クリニックがあると聞いて藁をもすがる思いでそこを訪ねたことは、本書の冒頭ですでに述べました。で、そのメキシコのクリニックですが、ここは一言でいえば、悲惨な患者たちが悲壮な決意で、癌と決闘している場所だった。あの哲学者のサルトルみたいに坊主頭の末期癌患者たちが、点滴チューブをつながれて、そんなのが一〇人も二〇人も、一列に並んで横たわっている。なかには癌がすっかり熟してぱっくりと割れ、その潰瘍の部位からじゅくじゅくと血がにじみ出している患者もいた。私のベッドの隣は、脳腫瘍の患者で、頭にグレープフルーツ大の瘤(こぶ)がぽっこりと突き出ていた。彼はすでに片目が癌に侵されており、目玉とは似ても似つかぬ、血だらけの癌細胞の塊に変わってしまっていました。

患者たちの様子は実に悲惨なものでした。けれども考えてみれば、ここに入院していた人々は〝幸福〟だったと言わざるをえない。私は静脈注射の点滴チューブにつながれたまま、窓の外をぼうっと眺めて日々を過ごしていたわけですが、そうすると次から次へと癌患者がクリニックにやってくる。この人たちの目当ては何かというと、実は私や他の入院患者たちが受けていたような治療ではない。もっと安い、別の治療を行なっていないかと訪ねてくるわけです。ちなみに私がしていた点滴は「免疫力増進コース」の治療レシピに盛り込まれていたもので、このコースの価格は一万ドルもしたのです。そんな大金、誰もが用意できるものじゃない。だからせめて〝低価格コース〟がないかどうか、癌に病む多くの人々が調べにきていたのでした。

しかしあのクリニックに来ていた人は、みな同じような経験をしていた。何か月も何年も、放射線や高価なクスリを当てがわれたすえに、結局、癌が再発して死の淵に追いこまれ、最後の手段で自然療法に賭けてみる。ところが自然療法クリニックは一万ドルとか五万ドルとか、とにかくバカ高い値段をふっかけてくるわけです。可哀想な患者は、もはや体力ばかりか経済力も、それに耐えられぬくらい弱っている……。

あそこに入院していたのは、たいていは二〇代か三〇代の患者でした。癌がすっかり進行し、現代医学から見放され、けれども懸命に生きのびようとしている人たちでした。……でも彼らに何ができただろう？　現代医学はすでにサジを投げている。本当の、素朴な自然療法のことなんて彼らは知らないままだ。だから癌で弱りきった身体を自分で癒すことすらできない。これはまさに、一度はまったらもう抜けられない現代のクスリ漬け医療体制という底なし沼のなかで、癌患者が生きながら葬り去られていくという〝地獄のシナリオ〟である。しかし全米癌協会や全米医師会は、現代の癌医療のこうした真実をけっして明らかにしない。

しかもこうした境遇で苦しんでいるのは、少数派ではないわけです。『医療という名の裏切り』は、次のように指摘していた——

米国のすべての癌患者のうちのほぼ三分の二は、どこを起点に〝五年生存率〟を計ろうが、遅かれ早かれ結局は、診断された癌が命取りとなって死んでしまう。(41)

メキシコでの療養時代に私はまだ尿療法を知らなかった。そして今でもそれが悔しくてならない。あの時、尿療法を知っていれば、多くの仲間を救うことができただろうに……。ある日クリニックにたった一人でやってきた女の子を、私は今でも忘れることができない。たまたま彼女に声をかけ、その身の上を知ることができた……。その子はまだ二四歳でした。卵巣癌と診断されて、心身に打撃的な手術や抗癌剤や放射線治療を受けたのに、まったく効果はなかったそうです。結局、主治医から〝もはや手の施しようはない〟と宣告された。彼女は、両親の経済力も底をついていた。おまけにまだ結婚していなかったし、働ける状態じゃなかったし、蓄えもなかった。だから私が受けていたような代替医療は受けられなかった。

彼女は必死な思いでアメリカ中西部の自宅から車を運転してメキシコにやってきた。しかし私がかかっていたクリニックは、お金がないため門前払いされた。落胆している彼女に声をかけると、私にこう訪ねてきた……。「どこか〝レアトリル〟が購入できる店をご存知ありませんか?」〝レアトリル〟は、アンズやアーモンドの核から抽出してつくった抗癌物質で、米国政府は認可を拒んだものの、抗癌代替医療の〝期待の星〟と見なされて七〇年代に大きな話題となったものでした。〝レアトリル〟さえ手に入れば、彼女はなんとか自家治療を行なえると考えていたのです。なのに……私は彼女の力になれなかった……。

あの時の彼女の、絶望に打ちひしがれた表情……。それを思い出しただけで、つらくて胸が張り裂けそうになる。尿療法のことを書いた本を、彼女に教えてあげることができたなら、どんなに良かったか……。尿療法なら彼女にもできただろう。しかもまったくタダで、自宅にいたままで。尿療法なら独力で健康をとりもどせたかもしれない。少なくても、末期癌と互角で闘うくらいはできたに違いない。ずっと後になって知ったことだけど、尿療法はあの時すでに優れた抗癌作用が立証されていた。こんなに安全で良く効く自然療法なのだから、彼女にとっては本当に福音だったはずなのに……。

一九三〇年代から四〇年代にかけて尿療法のセラピストとして大活躍したジョン・アームストロング氏は、断食飲尿療法とマッサージと尿湿布だけで、女性の癌疾患を完治させた事例を多数報告しています。そのうちのいくつかはここで紹介しておく価値があるでしょう――

さて今度は、一九二七年に私のところにやってきた婦人のケースについて述べることにしよう。またしても手術は単に結果だけを扱って、病気の原因をからだから除去しようとはしないということを示している点で教訓的である。

問題の婦人は四五歳で、太り気味。左胸にかなりの大きさの腫瘍をもっていた。右の胸は二年前にこれと似たような腫瘍で取り除かれていた。彼女は私の方式（メソッド）に従って一九日間絶食し、治療を受けた。その結果腫瘍は完全に消えたことを報告してきた。（中略）二八日目に彼女を検査したが、腫瘍の痕跡はなくなって（中略）いたのである。（中略）

六十二歳の婦人。大腸ガンと診断。医者に結腸切開を勧められたが拒否。（中略）三週間で治癒。

四十二歳の婦人。胸部ガンと診断。切開（中略）を勧められる。けれども医者は治癒に関してはほんのかすかな希望しか与えてくれない。患者は手術を拒否。飲尿による絶食療法で完治。二一年後の現在もなお元気に生存。

（『生命の水』、邦訳書、五三〜五七頁）[42]

アームストロング氏の治療経験は科学的な研究データが欠けていました。だから医学界がこれを完全に無視してきたのも、無理のないことではなかった。けれども興味深いことに、さまざまな癌をすっかり治してしまうような各種の抗癌物質が実際に尿に含まれていることを医学研究者たちは次々と発見し、アームストロング氏の正しさを後追いしながら裏付けているのです。いたずらに「医学者」を気取る不勉強者たちは、アームストロングの治療記録をホラ話よばわりして安心してきた。だが、本書に示した効能報告に限ってみても、『生命の水』が提示した治療実績に根拠があることは明らかなのです。

癌はたしかに恐ろしい病気です。しかし、尿療法、適切な栄養療法、薬草（ハーブ）療法、充分な休養、ホメオパシーなど、各種の自然療法をかしこいやり方で根気づよく続けていけば、大切な免疫機能まで壊してしまう化学療法や放射線療法に頼らなくても、癌を制圧して健康をとりもどすことができる。これはすでに多くの人々が実践し、歴史的に証明できていることなのです。

もしもあなたが癌と宣告されたなら、化学療法や放射線療法に頼る前に、ぜひとも町の図書館へ行って、自分の癌を治すにはそうしたアブナイ方法しかないのかどうか、いろいろな本を探して自分なりに勉強してみるべきです。それから、もしも医者から化学療法や放射線療法などの治療方針や提案を聞き出すことができたら、その治療法の（失敗例などもちゃんと勘定に含めた）ウソ偽りのない「治療成績」のデータを手に入れることが、まさに致命的に重要になってきます。とにかく、癌治療の担当医の〝治療方針の売り込み〟をむやみに信じて無批判に追認するのだけは、おやめなさい。医者は神さまじゃないし、医学は宗教じゃないんです。医者が勧めた治療にあなたの身体が耐えられなくて、あなたが死んだとしても、医者はあなたを天国に連れていってくれるわけではない。たとえ癌細胞とともにあなたの命まで〝消滅〟しても、医者は責任をとってはくれないのですよ。

私の親戚にも、医者の勧めに従ってアブナイ現代医療を受け入れて、あやうく死にかけた人がいます。私は、入院中のこの女性から呼び出しを受けた。相談したいことがあるという。……話を聞いてみると、彼女は結腸癌の手術を受けたのですが、その後、医者が「念のために化学療法も追加しておきたい」と言ってきたという。医者は彼女にこう言ったそうです――「転移していない腫瘍はぜんぶ摘出しました。でも万一の場合にそなえて、クスリで叩いておきましょう」。抗癌化学療法のすさまじい副作用と危険性、それにこうしたリスクの大きさの割にはあまりにもお粗末な効用について、すでに私はいろいろと読んでいたので、そうした情報を彼女に教えました。ところが彼女は医者のプレッシャーに負けて、この〝念のための治療〟なるものを受け入れてしまった。

そして不幸にも、この〝予防的〟な化学療法があだになって、彼女はひどいアレルギー反応に襲われたのです。ほとんど死にかけて、この副作用から立ち直るために数週間もよけいに入院し、まったく必要のない激痛に苦しみつづけねばならなかった。しかも、そのアレルギーは今でも尾を引いている。彼女は当面必要のない化学療法を受けたばっかりに、取り返しのつかない健康障害まで背負ってしまった……。

化学療法や放射線療法は身体にあたえる打撃があまりにも大きいし、にもかかわらず治療の成功率があまりにも小さい。だから、こうした〝現代風〟癌医療の危険性と効き目のなさを一度知ったら、尿療法や他の自然療法などを試してもみないでわざわざアブナイ現代医療に生命を委ねるなんてことは、到底できないだろう。……ところが多くの医者は、自分たちが手がけている癌の治療法が、危険で効き目がないことをよく承知しているのです。

一九五五年に、カリフォルニア大学の医療物理学のハーディン・ジョーンズ教授（故人）は、過去二三年間の癌の治療成績の統計データを解析して、こう結論づけた――「**治療を受けていない癌患者は、治療を受**

けた癌患者よりも余命が最大で四倍も長い」。
同博士によれば、医者が引き合いに出す治療成績はたいていの場合、自分たちの都合のよい症例だけを勘定したインチキなものだと指摘していた（しかしこうした統計詐欺は現在も相変わらず行なわれている）。治療がうまくいかなかった事例までも勘定に入れると、従来の現代医学による癌治療はあらゆる癌患者を対象としてみた場合には非力、いやまったく無力で、それどころか有害な衝撃しか及ぼさないものに一変してしまうのである。

（『医療という名の裏切り』）(43)

最近の『フォーブズ』誌（一九九三年六月二一日号）に、「最良の患者とは、自分で勉強している患者である」と題する記事が載っており、ジャニス・ガスリーという患者の〃かしこい闘病生活〃が紹介されていました。この女性は「顆粒膜細胞腫」と診断され――これは卵巣にまれに生じる腫瘍です――緊急の手術を受けたのですが、驚いたことに、医者は〃念のため〃に放射線療法を行ないたいと提案してきたそうです。

ガスリー婦人は手術から回復してある程度身体が動くようになるとリトルロックにあるアーカンソー大学医学部の図書館に直行した。「私は自分がどんな治療を受けるか知っておきたかったんです。それに副作用の危険性に備えておきたかったし……」。ところが自分で調べてみると〃顆粒膜細胞腫〃に放射線療法を行なっても延命効果が期待できず、定期検査でとどめておいても効果に変わりがないことが判った。彼女はこの調査結果を主治医に告げたが、「余計なことを知ってもしょうがないですよ」とまともに取り合わない。「医者の無責任な言い方に、さすがの私も激怒したんです」と、彼女はその時の気持ちを語った。(44)

結局、ガスリー婦人は医者の提案を拒否して、自分の病気についての優れた治療方策を調べつづけました。そしてヒューストンのＭＤアンダーソン癌センターに放射線療法を使わずにこの病気を治している医者がいることを探し当て、その医者にかかりなおして〝事無き〟を得たのでした。

そう。この記事の題名どおり「最良の患者とは、自分で勉強している患者」なのです。しかし癌にかかっている場合には、「勉強」だけでは足りません。なによりも大切なのは自分自身の体力・免疫力を健全な状態で維持していくことです。そのために必要なのは、まずもって日常的な養生。つまり、充分な栄養と休息をとって心身のリラックスを図ることです。そして薬草療法やホメオパシー、あるいは尿療法を、自分なりに使用法をよく調べて理解したうえで、かしこく根気づよく続けていくことで〝癌からの生還〟を遂げることができるでしょう。

そもそも、人間の身体には生れつきの自然治癒力が備わっているのです。だから、この自然治癒力を有毒な化学療法や不健康な生活習慣によって弱らせてしまうのは、愚の骨頂である。そんな馬鹿なまねをしないで自然治癒力を維持してやれば、もうそれだけで癌に対する治癒力は格段に増強されるし、現代医学のアブナイ癌医療につきものの、本来必要のない副作用で苦しむこともないのです。

効能報告30（エイズ、肥満、癌、老化に対する尿内物質の予防・治療作用）
論文題名「ＤＨＥＡは〝奇跡〟のクスリか？」
一九八二年、ソール・ケント、『老年医学（ジェリアトリックス）』誌、三七巻九号、一五七〜一六二頁(45)

この論文は、尿中に大量に見いだされる「デヒドロエピアンドロステロン（dehydroepiandrosterone）」——略称「ＤＨＥＡ」——という物質についての研究成果を報告したものです。ＤＨＥＡは人体のホルモンの一種で、男性ホルモンの「テストステロン」と密接な関係があります。

最近一〇年ほどのあいだに、科学者たちはこのホルモンの分析や実験的研究を精力的に進めてきたのですが、それには大きな理由がある。つまり、ＤＨＥＡは癌や肥満や老化に対する予防・治療効果があることが判り、エイズの治療にも用いられてきたのです。

ＤＨＥＡはすでに動物実験でさまざまな生物学的作用を持っていることが確認されていますが、ケント（Kent）博士は次のような注目すべき特性を指摘しています――

二種類の強力な発癌物質を加えておいた培地に、ＤＨＥＡも添加して、そこでネズミの細胞を培養したところ、ＤＨＥＡがこれらの発癌物質から培養細胞を守ることが確認できた。

しかしＤＨＥＡの効用は抗癌作用だけではない。シュワルツ（Schwartz）博士は、実験動物を使って、ＤＨＥＡを投与した個体は非投与個体に比べ、齢（とし）をとっても体重増加がはるかに穏やかであることを確認しています。

ＤＨＥＡは明らかに、食欲を抑制したり摂食量を制限しなくとも、体重を減らしつづける効果がある。（中略）ある研究では、大人になると必ず肥満するような遺伝的特性を備えたマウスでさえ、ＤＨＥＡの投与によって体重増加を抑制することが確認されている。

しかもＤＨＥＡを与えたマウスは、非投与マウスよりも体毛の（老化にともなう）脱落や脱色がはるかに少なく、外見がはるかに若く見えることも確認されています。

この観察結果から、ＤＨＥＡには抗癌作用や肥満抑制作用ばかりでなく、老化抑制作用もあることが窺（うかが）える。

尿療法の実践者は、継続的に尿療法を行ないはじめると肥満が改善されて若々しい外見になることが、古くから報告されてきました。ここに紹介した論文は、その根拠を提示しているとも言えるわけで、尿療法が癌や肥満や老化の防止に顕著な効果を示している原因の一端は、おそらく尿中のＤＨＥＡにあるのでしょう。

ケント博士の論文には、もうひとつ興味深い研究報告が紹介されています。それによれば、乳癌にかかっている女性は体内のＤＨＥＡ濃度が通常よりも低い。しかもそういう女性は、時として癌が発症する何年も前から、ＤＨＥＡの不足が認められるという。……となると、ＤＨＥＡの補充療法を施せば、乳癌のような疾患は予防することができるかもしれない。尿療法なら、ホルモン投与にありがちな副作用をこうむらずに、タダで簡単に、それが実行できるのです。

ところで、癌や老化の進行にはフリーラジカルが〝悪玉酸化物質〟として関与していることが知られている。第二章で紹介したように（『オムニ』一九八二年一〇月号の「尿酸は若さの源泉」、巻末の「参考・引用文献」第二章（18）を参照）、尿酸はフリーラジカルを破壊することが確認されている。つまり尿療法による抗癌作用には、尿酸も一定の貢献をしていると思われます。

癌と尿療法――まとめ

尿には、身体が容易に利用（同化）できる栄養素や、ホルモン、酵素、抗菌物質抗体など、癌に対する免疫機構の闘いを支える成分が無数に含まれています。しかもそれに加えて、実際に抗癌作用が確認されている物質が、少なくとも、これだけ含まれているのです――

人尿派生物質「ＨＵＤ」

「H－11」
レチン
抗腫瘍物質（アンチネオプラストン）
DHEA
尿酸

つまり尿療法が、癌治療のための優れた自然療法であることは、もはや歴然としている。尿は〝栄養剤〟としての効用だけでも驚異的な価値があるというのに、そのうえ健康増進や疾病の予防・治療を実現できる成分が、精妙なる調合で、無数に含まれているのです。

尿のよる癌検査の効用――尿は優れた〝癌治療薬〟であるばかりでなく、優れた〝癌診断の試料〟でもある

これまでの医学的研究によって、尿の沈澱物のなかに、膀胱（ぼうこう）癌、腎臓癌、前立腺癌の発見の決め手となるような成分が含まれていることが判明しています。つまり尿は、〝癌治療薬〟としてばかりでなく、〝癌診断の試料〟としても重要なのです。『臨床検査の実践における尿検査』（一九七五年）には、米国屈指の医学研究病院であるメイヨー・クリニック（メイヨー医科大学付属病院）が、そこの泌尿器科にかかっている患者を被験者にして行なった、尿を手がかりにした癌の検出の研究の成果が報告されています。

泌尿器の腫瘍の場合は、初期段階であっても、癌細胞が尿のなかに見つかる。つまり尿を試料に用いて癌細胞を捜すことで、従来の診断方法では検出できないようなできたばかりの腫瘍を発見することも可能になる。

これまでは卵巣の健康状態を知るための検査法としては、膣や子宮頸部から細胞塗抹（とまつ）標本を採取して調べ

るという「パップ塗抹標本（パパニコラウ・スメア）」検査が用いられてきたが、尿から得た沈澱物も、そのなかに含まれている細胞を調べるという方法で、パップ検査と同様の使われ方をしてきた。実際、一九七一年には、パップ検査よりも尿検査のほうが細胞の異常な活動を検出する成績が高いという調査結果が報告されている。

尿路の悪性腫瘍を検出するための方法としての尿検査は、安全かつ容易に実行できるので、他の諸々の癌検査を補足したり、代替的に用いることが可能である。

尿検査の専門書がこうして結論づけているように、尿を利用した癌検査は非常に大切です。なぜなら、すでに多くの医者と癌患者が経験していることですが、従来の癌検査はお金がかかるし検出感度も比較的低い。それに臓器の粘膜を剥（は）ぎとったり切りとって細胞標本を採取する方法には、危険がつきものである。だから患者が実害をこうむる恐れさえある従来の癌検査とくらべると、尿を使った癌検査は格段に利点が多いのです。

エイズと尿療法

効能報告31
HIV感染症とエイズに対する尿療法の実証的治療効果

癌治療のところ（効能報告30）で見てきたように、DHEAは、尿に大量に含まれており、しかも健康増進へのさまざまな効用が確認されている。そのDHEAが、実際にエイズの治療に用いられているのです。

ジャーナリストのセリア・ファーバーはエイズをめぐるさまざまな方面の最新状況を伝える「AIDS――最前線からの報告（ワーズ・フロム・ザ・フロント）」という優れたルポルタージュを書きつづけていますが、『コファクター・マガジン』（一九八八年六月号）に載った同記事には、『エイズ治療（トリートメント）ニュース』（一九八八年一月号）の興味深い情報が引用されています。それによれば――

研究者たちは、エイズ患者はＤＨＥＡのレベルが異常に低いと見ており、そればかりか、ＤＨＥＡだけでも抗ウイルス作用が期待できるはずだと考えている。(46)

ところが米国政府はこれまでＤＨＥＡを「エイズ治療に使用する理由が明確ではない」と言いがかりをつけて、この物質の販売を強引に禁じてきた。しかし尿療法を行なえば、エイズを病んだ人々は誰でもタダで容易に無尽蔵のＤＨＥＡを利用することができるわけです。

尿を服用すれば体内のＤＨＥＡレベルを向上させることができる。しかもこれは確実に安全だし簡単な方法だから、癌の患者もエイズの患者も間違いなくＤＨＥＡの恩恵を受けることができるのです。おまけに、尿に含まれているのはＤＨＥＡだけではない。免疫機能を増強し健康維持に役立つ決定的に重要な物質が、何百種類も含まれている。

尿（と尿素）には顕著な抗ウイルス特性があり、しかも途方もない治療効果と免疫増強効果を発揮する。だからこの自然療法は、エイズの治療にも計り知れない意義を有していることは明らかである……。

事実、尿療法によるエイズの治療はこれまで〝ニュース〟として伝えられてきました。ただし、現在までのところ尿療法のエイズへの治療効果を示す科学的実証のデータがまとめられていないし発表されてもいないので、医学界はエイズの尿療法を認めていないし、エイズの治療手段として尿療法が存在していること自体、広くは知られていない。

『スピン』誌（一九八九年六月号）に掲載されたセリア・ファーバーの「ＡＩＤＳ――最前線からの報告」は、その前年に行われたエイズ治療について論じていますが、このなかで尿療法が実践されていることが紹介されています。

現代医学に頼らない医療実践者たちが大きな期待をかけている最も最新の、最も興味深いエイズ治療法は、たぶん人類にとっては最古の治療法であろう。その名は〝尿療法〟。つまり自分のオシッコを飲んだり、全身に塗りつけるという方法だ。（中略）

医療目的のためにオシッコを飲むなんて、ちょっとびっくりするような治療法だが、尿の本当の価値を考えれば、これは道理に適っている。（中略）

「尿療法は大昔から行なわれてきたんですよ」と語るのは、この治療法を実施しているニューヨークのある開業医。（中略）「実際に効き目があり、しかも大昔から行なわれてきた治療法で、従来の〝科学〟が太鼓判を押していないものは沢山あります。そうしたものは是非とも試してみる価値がある。（中略）もしも私がエイズなら、絶対に試しますね」(47)。

おあいにくさま。実際には、尿療法はあらゆる自然療法のなかで最も治療効果が立証されている。そして医学界〝主流〟の最先端の研究者たちが、二〇世紀の幕開け以来ずっと、科学的に正当な治療手段として使い続けてきたのです。

この記事には、尿療法が効果を上げた一人のエイズ患者の体験記も載っています――

クィック・パラディーノ氏は昨年、エイズとカポジ肉腫（エイズ患者に共通して現われる癌の一種）と各種の感染症にかかっていると診断された。しかし尿療法のおかげで今ではすっかりこれらの症状が収まったという。彼は言う。「最初は尿療法なんて馬鹿にしていたし、まともには取り合わなかったんです。（中略）でも患部に塗るだけでもよいと言われて、試してみる気になったんです」。
「実は私はひどい水虫に悩まされていて、どんなクスリを使っても全然治らなかった。それでオシッコを塗ってみたんですが、三日後にはすっかり治ってしまっていた。これにすっかり感心して、今度は飲んでみる気になりました」。
「（今では）カポジ肉腫も完全に消え去ってしまいました。口のなかに潰瘍ができていて、ずっと苦しめられてきましたが、これも回復しました。それに、以前は性器ヘルペスが毎月出ていたんですが、これも治ってしまいました。もっと大切なことですが、Ｔリンパ球の数もぐんと増えたんです」。（中略）
ニューヨークで毎週会合を開き、エイズ治療のための代替医療（たいていは総合的養生（ホリスティック・アプローチ））を追究している患者団体「健康（ヘルス）・教育（エデュケーション）・エイズ連合（リエゾン）」（ＨＥＡ）のジーン・レドーコ会長は、こう証言する。「今では尿療法を実践するエイズ患者がますます増えています。そして驚くべき成果が続々と報告されているのです」。

エイズと尿との関係については近年、重大な医学的発見が行なわれているので、それも紹介しておきましょう。カリフォルニアの『ベイエリア・リポーター』紙（一九九〇年八月九日付）は「ＨＩＶ尿検査まもなく実現へ」と題する記事を載せています――

ニューヨーク大学医療センターのアルヴィン・フリードマン・キーン博士らの研究によって、一九八八年に、エイズと診断された患者たちの尿にはHIV-1ウイルスに対する抗体が見いだされることが明らかになった。（中略）
この研究チームによれば「尿には（エイズウイルスの）抗体は含まれているが、ウイルスそのものは含まれていないので、エイズ患者の尿には感染性がないことが判明した」。これに対して、血液はＨＩＶ-１や、あるいはB型肝炎ウイルスなどの感染の恐れがあるウイルスを含んでいることが多い。
尿は〝無菌〟の液体であり、腎臓病患者の場合は別かもしれないが、これまでのところHIV－1やB型肝炎ウイルスは尿中からは見つかっていない[48]。

もうひとつ。これは自然療法の紹介に力を入れている医者向けの専門雑誌『タウンゼンド・レター・フォア・ドクターズ』（一九九三年六月号）に載っていた記事ですが、それによれば尿内〝抗腫瘍物質（アンチネオプラストン）〟の発見者であるS・ブルジンスキー博士（効能報告29）が、なんと政府当局（FDA）から認可を取りつけて、この〝抗腫瘍物質〟を使ってエイズ治療を行なっているというのです。

ブルジンスキー博士の研究によれば、〝抗腫瘍物質（アンチネオプラストン）〟は生体が自然産生しているペプチドやアミノ酸派生物で、これらは体内で免疫系と協同しながら働く〝生化学的な防御システム〟をつくりあげており、**癌やエイズ、あるいは各種の自己免疫疾患や良性腫瘍などに到る恐れがある欠陥細胞を、プログラムしなおし正常細胞にもどす**ことによって、我々の身体を疾病から守っているという。

しかも、まさに医者向けに編まれた『医家用・免疫寛容ハンドブック（フィジシャンズ・イミュノトレランス）』（国際免疫学研究所編、一九八二年）にも、注目すべきデータが掲載されています。それによれば、天然の尿を用いたアレルギーの治療研究（効能報告34）の最中に、次のような事実が判明したというのです――

（尿は）免疫反応を増進し、T細胞（胸腺（タイムス）［thymus］由来リンパ球）[49]の総数と、ウイルス感染症に対する身体の抵抗力に顕著な影響を及ぼして、これらの働きを増進する。

同ハンドブックには、次のような研究成果も記されています――

(尿を投与すると) 免疫系が刺激されてその反応が高まるようである。特にT細胞の総数を増やす効果がある。この (尿を投与するという) 治療を行なうと、患者は (風邪その他の) ウイルス感染症が消失し、症状が大幅に軽減した。

T細胞が減少しつづけていた若干の患者では、(尿を投与する) 治療が終了した後でT細胞の減少が止まった。

そもそもエイズ (後天性免疫不全症候群) とは、どんな病気なのかを考えてみてください。その原因は今のところ、白血病ウイルスの一種であるHIV (ヒト免疫不全ウイルス) の感染によるものと考えられている。つまり原因疾患はウイルス感染症である。初期のHIV感染症では、ウイルス感染症にありがちな〝風邪(かぜ)をひいた時のような〟発熱や寒気などの症状が出るが、これはウイルス感染に対する免疫反応である。

HIV感染症が進行し、免疫系の働きが全(まっと)うできなくなると、通常のあらゆる感染症にかかりやすくなるし (結核やヘルペスウイルス感染症など)、健康な免疫状態では絶対にかからないような感染症 (これを「日和見感染症」という) にもかかってしまう (カリニ肺炎など)。免疫力が衰えてしまうので、癌にもかかりやすくなり、カポジ肉腫のようにきわめて珍しい癌が発症することもある。しかも、免疫不全のために、こうした感染症や癌は、放置しておけば無論のこと、そまつな対症療法でどんどん悪化し、ついに肺炎や敗血症などの末期感染症に至って死に到る。要するにエイズとは (ウイルス感染という) 「後天的」な原因で起きた免疫不全により、細菌・ウイルス・原虫などのあらゆる感染症や癌にかかって「症候群」を呈する病気にほかならない。

本書に示してきた諸々の研究成果から、我々はすでに、多くの医者や研究者が尿療法を使って広範多様な細菌・ウイルス感染症を治療してきた事実を知ったわけですが、こうした尿療法の効用は、すべてエイズの治療にとっては重要な意義を持っているわけです。

エイズに対する尿療法については、治療において留意すべき点を第六章（2-1-13-C「休め、休め、病気が治っても存分に休め」）に、治療体験談を第七章に示してあります。

アレルギーと尿療法

アレルギー研究の分野は途方もなく広く、しかもきわめてややこしいので、専門の研究者はともかくとして、一般市民には判りにくい。しかし、現代では誰もがなんらかのアレルギーを最低一つは持っている。これはもはや〝現代人の常識〟になってしまった。

科学者とて、アレルギー反応が体内のどういうメカニズムで起こるかを、正確に解明できているわけではない。しかしこれまでのところ、通常なら〝無害〟な物質を免疫系が〝有害〟と見なして過剰に攻撃するために、その煽（あお）りを受けてアレルギー反応が生じることが判っています。

人体は白血球をつくりだしていますが、白血球は、体内の有害な細菌やウイルスなどを探しだして破壊するという任務を遂行しています。しかしたいていのアレルギーでは、なんらかの理由で、身体にまったく脅威を及ぼさないような物質にまで、白血球が攻撃を仕掛けてしまうのです。

たとえば花粉アレルギーの場合、花粉そのものは病原微生物のように人体に脅威を及ぼす物体ではないし、有毒物質でもない。人類は古来から空気中の花粉を吸い込んで生きてきたし、進化の過程でそれに適応してきた。つまり花粉は本来、健康上の脅威ではない。ところが「花粉アレルギー」の患者の免疫システムは、そうした無害な花粉を「有害な外来異物」と判定して免疫反応を発動させる。その結果は鼻水、鼻づまり、頭痛などの、皆さんおなじみの「アレルギー」の自覚症状となって現われるわけです。

あるいは穀物アレルギー……。我々はみな、何世紀も前からパンや穀類を日常的に食べてきました。こうした食物が健康に良いことは、何世代にもわたる体験で確認されてきたわけです。ところが現在、万人にとって有益な食物なのに、それを食べたとたんに激しい有害反応を起こす人がどんどん増えている。

これまでの歴史のなかで人類にとって無害だった物質を、現代人の免疫系がなぜ〝有害〟と見なしてしまうのか、その理由は誰にも判らない。しかし一つだけ確実に言えるのは、免疫系がなんらかの蛋白質を〝有害異物〟だと認識すれば、それを攻撃するための白血球（Tリンパ球とBリンパ球）が出動してしまうということです。

Tリンパ球は〝有害〟な外来蛋白質（これは「抗原」とか「アレルゲン」と呼ばれる）を探しだし、文字どおり〝体当たり〟攻撃をします。Bリンパ球は、この〝有害蛋白質〟を最も効果的に攻撃できるような抗体をつくる特定のリンパ球だけが、抗原からの刺激で急速に増殖して（抗原と特異的に反応する）抗体を産生します。つまり、特定の抗原を攻撃できる「抗体産生細胞」が、抗原の刺激を受けて大量につくりだされるわけです。Tリンパ球もBリンパ球も、外来異物蛋白である〝抗原〟を、実質的には〝記憶〟することができる。そして、この抗原が再び体内に出現した場合には、それを覚えていて攻撃に及ぶ。アレルギー反応も、免疫学的に見ればこの〝抗原・抗体反応〟の一種なのです。

免疫系の〝調子っぱずれな反応〟がアレルギーを生み出している。たとえ本来的には身体にとって無害なありきたりの物質であっても、免疫系が一度それを〝有害異物〟と思い込んでしまったら、あとはとにかくそれを破壊するようにプログラムされてしまう。そういうわけで、同じ物質（アレルゲン）に対して何度でもアレルギー反応が起きるわけです。だから、食物や化粧品や石鹸などがアレルゲンになっている場合には、それを使わないようにすれば——たとえば別のものを使うとか可能ならすっかり除去（まったく使わない）するなど——アレルギー反応を抑えることは可能です。

しかし常にこの方法で解決できるとは限らないし、免疫系の〝調子っぱずれな反応〟が、もっと厄介な問題を起こすことだってある。

つまり現実にはアレルゲンを除去できない場合もあるし、もっと厄介なのは身体が自分自身を〝アレルゲン〟と見なしてしまう場合があるのです。

花粉や食物のような外来物に過剰な攻撃を仕掛けているうちは、アレルギーで済んでいますが（それだって患者にとっては大変な苦しみですけど）、免疫系がもっと〝調子っぱずれ〟になると、自分の身体の細胞を〝異物〟と見なして攻撃するようになる。これがいわゆる「自己免疫疾患」で、「全身性紅斑性狼瘡（エリテマトーデス）」（ＳＬＥ）や「慢性関節リウマチ」はその代表格なのです。「自己免疫疾患」にかかると身体が徐々に蝕（むしば）まれていき、場合によっては命とりになる。これはまったく厄介な病気である。

現代医学のクスリ漬け医療ではアレルギーや自己免疫疾患は治せません。にもかかわらず、こうした疾患は、現代工業社会のなかで〝伝染病〟のような勢いで、猛烈に広がりつつある……。

現代医学のアレルギーの専門家たち――すなわち「免疫学者」たち――は、アレルギーの発症メカニズムを次のように推測しています。つまり、いまだ解明されていない理由によって免疫系の働きが弱まったり調子はずれになってしまうと、「有害」蛋白質と「無害」蛋白質の見分けがつかなくなる。その結果、体内の「有害」蛋白質の探索と破壊を専門に行なう白血球が、体内に普通に存在している（食物から得た蛋白質などの）有用蛋白質まで攻撃するようになる、というシナリオです。

ならば、なぜ我々の免疫系はここにきて急に調子っぱずれになってしまったのか？　これについては免疫学者たちは、こんな推測をしています。つまり、我々現代人は、工業社会が日々あらたに生み出す無数の合成化学物質に日常的にさらされている。我々の身体の免疫系は、常にこれら無数の新物質を見きわめて、それに対処するという過重労働を強いられている。その結果が免疫機能のこうした異常となって現われている、というのです。

実際、『医家用・免疫寛容ハンドブック』には、こんな記述があるほどです――

工業諸国では、人々は推定一五万種類の人造物質、農薬類、プラスチック、化学物質などに接触するに到っており、毎年、推定五〇〇〇種類の化学物質が新たに登場している。免疫系がかくも膨大な〝新奇〟物質との対応を迫られて、酷使されているとしても、まったく驚くには当たらない。

あと数年もたてば米国の人口の一〇〇%が、程度の差こそあれ何らかの形態のアレルギーや免疫学的不寛容をこうむることは確実であろう。(50)

アレルギーに悩む患者が普通の病院にかかれば、現代医療体制の〝使徒〟である医者連中から充血除去剤や抗ヒスタミン剤、抗炎症剤、免疫抑制剤などをあてがわれるのが関の山ですが、アレルギー症状の腫(は)れや痒(かゆ)みなどを抑えるだけのそうした対症療法は、結局、免疫系のまともな働きまでも抑え込んでしまうので、免疫力は〝治療〟の結果ますます弱まり、患者はかえってアレルギーやさまざまな病気にかかりやすくなってしまう。こうして〝治療〟自体が新たな健康問題をつくりだしてしまうわけです。

アレルギーに悩む人々は、その症状が重いものであれ軽いものであれ、治療を受けても効果がなく医者から医者へとわたり歩いているうちに経済力まで消耗しつくし、すっかり衰弱してしまう場合が多い。アレルギーに対する現在の診断技術はまだ大雑把だし当たりはずれが大きいので、患者の多くは、アレルギー治療どころか、まともな診断さえできていない状況に置かれているのです。実際、アレルギー患者の原因(アレルゲン)を正確に特定するのは、医者にとっても患者本人にとっても容易なことではありません。それに、アレルゲンが特定できても、アレルギーを根治させる治療法は現代医学はまだ開発できていない……。

そこで尿療法の出番となる。尿には、アレルギー患者の身体自体がつくりだした〝抗アレルゲン抗体〟が含まれており、これを尿療法によって再び体内に取り込むとアレルギー反応が止まることが、すでに科学的に確認されているのです。しかも尿療法によってアレルギー治療を行なう場合には、いちいちアレルゲンを特定する必要がない。なぜなら、あなたの身体自身がアレルゲンを的確に見きわめて、そのアレルゲンを確実にやっつける抗体を、〝自然の営み〟として当たり前に生産しているからです。その抗アレルゲン抗体がオシッコとともに排泄され、そのオシッコを尿療法で再度、体内に入れる。すると抗アレルゲン抗体が体内のアレルゲンを抑え込むので、そのアレルゲンによって起きていたアレルギーは根本から治るというわけです。

ヨーロッパでも米国でも尿療法を使ったアレルギーの臨床治験がこれまで数多く行なわれ、この分野の研究者や医者は、たいていは劇的な展開をたどって患者のアレルギーが治ってしまうという信じられないような光景を目撃し、それを記録にとどめてきました。しかも尿療法はきわめて多様な食物アレルギーや化学物質アレルギーに効果を発揮することが確認されているのです。そうした研究成果の一部をこれから紹介しますが、これらをお読みになれば、アレルギーの治療や研究の分野で尿療法が本格的に利用されていることが判るはずです。

ところでアレルギー反応は、白血球のなかの言わば「反乱兵」が、身体に無害な蛋白質に〝不心得にも〟攻撃を加えてしまう結果として生じることが、これまでの研究で判っています。この「反乱兵」的な白血球は、アレルギーを誘発する抗原（アレルゲン）を受けとめる役割を果たしているので、次の紹介するウィリアム・リンスコット博士などはこれを「抗原受容体」と呼んでいるほどです。アレルギーを治療するには、その原因として働いている「反乱兵」的白血球――すなわち「抗原受容体」――の活動を抑え込む必要がある。ところが免疫抑制剤などの化学療法は「抗原受容体」だけでなく健康な白血球や免疫系全体の働きまで害してしまうので、アレルギーの治療に使うのは不適切なのです。アレルゲンを環境中から除去できればいいが、これはなかなか難しい。だから「抗原受容体」だけを選択的に抑え込めれば一番いいわけだが、それをやり遂げるには、どうすればよいか？　最も無理のないやり方は、「抗原受容体」とだけ反応（結合）する抗体を、身体に生産させればよい。尿療法を使えばこれができる、というのが次に示す論文です。

効能報告32

論文題名「特異的で免疫学的な非感受性」

一九八二年、ウィリアム・D・リンスコット哲学博士著、『基礎および臨床免疫学（ベイシック・アンド・クリニカル・イミュノロジー）』(51)

リンスコット（Linscott）博士は、アレルゲンを受け入れてアレルギーを引き起こす「反乱兵」的白血球——すなわち「抗原受容体」——を体内に（外来異物として）再び送り込むと、身体がこの「抗原受容体」に対する抗体——すなわち「抗〝抗原受容体〟抗体」——をつくりだして「抗原受容体」の活動を抑え込んでしまうため、「抗原受容体」が惹起するアレルギー反応が根絶できることを、科学的に立証しました。

こうした「抗原受容体」は低濃度の尿のなかにも見いだされた。「抗原受容体」を注射すると、それに対する抗体を産生させることができたが、この抗体は、すでに起きているアレルギー反応を軽減したりまったく止めてしまう能力を発揮した。こうした抗体は免疫反応を制御するための重要な手段として利用できるかもしれない。

リンスコット博士の研究は、尿療法をアレルギー治療に応用していく土台となる重要な業績です。なぜならこの研究で人体の〝自然治癒力〟がアレルギー反応を治していくメカニズムが、免疫学的に理解できたからです。アレルギー患者のオシッコには、アレルギーを惹起する「反乱兵」的白血球（抗原受容体）が含まれている。この事実を知ったことで、アレルギー学者たちは、「アレルギー患者に本人の尿を投与すれば、尿に含まれている〝抗原受容体〟に対する抗体が患者の体内で生産されるので、その抗体の威力によってアレルギーが根絶できるはずだ」と考えられるようになったのです。実際にアレルギー治療の一環として尿療法を行なうと、たいていは信じられないほどの治療効果を現わして、素晴らしい成果を収めている。いくつかの例をこれから紹介していきます。

まず、一九八一年三月にオックスフォード医学シンポジウムで発表されて名誉ある賞を受けた、尿療法によるアレルギー治療の実践報告です。

効能報告33
論文題名「各種アレルギーに対する尿の注射および舌下投与による適用／中間報告」
一九八一年、ナンシー・ダン博士、アイルランド・アレルギー治療研究協会・医学顧問、オックスフォード医学シンポジウム(52)

ナンシー・ダン（Nuncy Dunne）博士はアイルランド・アレルギー治療研究協会・医学顧問、アイルランド分子矯正医学協会の創設者であるとともに、いくつかのアレルギー関連学会で活躍しているこの分野の専門家です。彼女はこの報告のなかで、尿療法と出会ったきっかけをこう記しています――

現在、米国ではアレルギー治療のための簡単な方法――すなわち自家免疫尿（オート・インミユン・ユーリン・セラピー）（AIU）療法――が急速に認知を得つつあり、未来の治療法になるのは確実な趨勢（すうせい）である。自家免疫尿療法の原理は、患者に本人の尿を再摂取させることにより、アレルギー反応の元凶となっているアレルゲンに対する特異抗体を含む免疫蛋白質（グロブリン）を患者の体内に送り込み、それによって病的な抗原抗体反応（アレルギー）に対する新たな免疫を患者に与えるというものである。

私は、一九七九年に米国で精神医学の発展について研究していたおりに（カリフォルニアの）ウィリアム・ファイフ（William Fife）博士からこの方法を教えられた。ファイフ博士は四〇年ものキャリアを持つ神経精神科医で、健康上の理由で過去数年間、休業を余儀なくされていた。いろいろと調べて見たが、特定の病気は見つからなかったという。たまたま博士は尿療法のことを耳にし、それを試してみたところ、もう何年も経験したことがなかった健康と活力がもどってきた。おかげで彼はフルタイム労働にもどることができたし、その医師としての仕事のなかで、自分の患者に対してもこの療法を実践している。

自家免疫尿療法の最も魅力的な点は、アレルゲンの特定作業をまったく行なわなくてもアレルギー治療が遂行できるということだ。わざわざそうした作業をしなくても、各人に備わった絶対確実なアレルゲン識別システムがそのまま利用できる。だからこの療法はこれといった診断設備を必要とせずに実施できるし、しかも実践法そのものもまことに簡単だし安全なので、すぐに習得できる。おまけにこの療法では、治療後に特に症状が現われないかぎり、何でも自由に飲み食いできる。たいていの医師は多忙をきわめており、アレルギーにかかわる臨床生態学（クリニカル・エコロジー）分野の診断や治療をめぐるさまざまなテクニックを丹念に追究している余裕はない。しかし、自家免疫尿療法はこうした諸々の利点があるので、そうした医師たちでも容易に利用できる。

（中略）

自家免疫尿療法の実践法としては、（尿の）注射を週に一度行なう。患者の症状を消失させるまでに必要な注射の回数は、患者によって異なる。（中略）ファイフ博士が仲間の医者とともに行なった一連の臨床研究では、この治療を施した患者全体のうちの八〇％以上が、それ以上の治療を施さなくても数年間にわたって臨床的な軽快状態が持続できた。彼の診療所での自家免疫尿療法の治療実績は、治療を受けた患者の九二・六％が、五〇％以上の軽快を遂げたことを示している。また、患者自身に治療効果を評価させたところ、全体で平均七〇％も軽快したと答えていた。（中略）

ファイフ博士は精神病の患者たちに対する自家免疫尿療法を使った治療の過程で、患者にはっきりと現われていた多くの身体的疾患もこの療法で治ってしまうことを確認した。すなわち、多発性硬化症、大腸炎、高血圧、紅斑性狼瘡（エリテマトーデス）、慢性関節リウマチ、肝炎、多動症（注意欠陥障害）、膵臓（すいぞう）の機能低下、乾癬（かんせん）、湿疹、糖尿病、帯状疱疹（ヘルペス）、単核細胞症（異常な形態の単核白血球が循環血液中に異常に多く現われる疾患）のような、多くの身体的疾患は、尿によって軽減できることが判明した。（中略）

ファイフ博士は尿注射療法をすでに一〇万回以上も実施してきたが、これによって重大な有害反応が生じた例はまだ一例も確認されていない。この治療が小規模な反応を招く場合もないことはないが、それとて、ごくたまにアレルギーの症状が再発するとか一時的に軽い倦怠（けんたい）感が感じられるといった程度に限定されている。（中略）

私（ダン博士）は、自分でも尿療法をしばらく試したのち、投与方法に多少の改良を加えてこれを多動症と喘息（ぜんそく）にかかっている五歳の男児の治療に用いることにした。（中略）この男児は誕生以来ずっと全身の皮膚に湿疹ができていた。また、男児の顔面と頭皮からは黄色い液体がにじみ出しており、両方のまぶたは腫（は）れて閉じてしまっており、爪は黒く変色して剝（は）がれ落ちてしまっていた。

この男児は、自分で湿疹を掻（か）きちらさぬように各所に絆創膏（ばんそうこう）が貼られていたが、その絆創膏から二次感染が起きて発熱や（リンパ節やその他の）腺炎が頻繁に起きていた。しかもこの男児は、両手の先端が包帯でぐるぐる巻きにされ、手を使えない状態にされており、見るからに悲惨な様子であった。短時間であってもこの男児に一定の姿勢をとらせると全身がすっかり硬直し、歩くことができなかった。

この男児は常に耳痛を訴え、ヒステリーの発作を起こしていた。（中略）それまで専門家による治療や入院加療ばかりか、代替的医療もいくつか試したものの、ことごとく失敗して症状を軽減させることはできなかった。抗ヒスタミン剤と鎮静剤や各種の抗生物質を常用していた。

私はこの男児の母親に、「お子さんの症状がひどい時に出したオシッコを集めておいて、それを（目薬の）点眼容器に入れて一日に四回、お子さんの舌下に（一回につき）三滴投与してください」と指導した。この男児は発作的に泣きわめく状態が続いており、一度この発作が起きるとたいていは一時間半も泣きつづけていたというが、ちょうどそうした発作が起きていた時にこの治療法を初めて試し、尿投与を行なうと一分間もたたないうちに発作が収まって完全にリラックスした。

（母親による）自家免疫尿療法の開始から四日目に、この男児の全身いたるところに赤い斑点をともなった湿疹が現われ、そこから粘液がじくじくとしみ出しはじめた。しかも男児は大量の痰（たん）をともなった咳やくしゃみをするようになった。こうして大量の粘液の分泌が始まったので母親は動転したが、私は母親に対して「お子さんにはこれまでの医薬品の投与を徐々に減らしながら尿療法を続けていってください」と説得した。自家免疫尿療法の開始から六日後、男児に現われていた発疹は発赤が収まって斑状の部分にきれいな皮膚が新生してきた。まぶたの腫れもすっかり収まって、夜には途中で目を覚まさずに四時間も眠るようになった。自家免疫尿療法の開始から二週間後に男児への医薬品投与はまったく必要なくなり、両手を使うことも歩くことも自由にできるようになった。そしてもう芝生や近所のペットのせいで喘息の発作が起きることもなくなった。

私は母親に、この男児への自家尿の投与量を一日四回。一回に（点眼容器で尿を）六滴に増やすよう指示した。すると男児の一日当たりの排尿量は格段に増加し、尿には白い沈澱物（おり）が混じるようになった。男児の頭髪は健康な色つやを持つようになり、健康な爪も生えてきた。それに親にとって何よりうれしいことに、穏やかに友達あそびもできるようになった。（中略）自家免疫尿療法の開始から二か月後には、かつて男児に観察された多動症やヒステリーはすっかり解消していた。もはや夜間はぐっすり眠れるようになっていたが、これは誕生以来初めて実現したことなのである。わずかに両ひざの裏側に若干の乾皮症が残っていたが、そ

れを除けば全身の皮膚はもはや完全にきれいに治っており、かつての症状はすべて消え去った。（中略）
自家免疫尿療法は、他の諸々のアレルギー治療法と比べると多くの点で格段に優れており、ぜひとも実践する価値がある。なにしろ、アレルゲンの疑いがある物質すべてについて患者のアレルギー反応の有無をチェックするという、アレルギー診断に絶対不可欠だけれども恐ろしく退屈な単純労働を行なう必要がない。それに最小限の器材でただちに実行できる。しかも尿そのものは本来、無菌物であるから、保存剤を添加する必要がない。おまけに自家免疫尿療法では、尿投与を受けることで患者の体内の免疫系がアレルゲンの作用を抑え込み、アナフィラキシー・ショックの危険性を取り除いてしまうから、この方法は安全だ。（中略）感受性の強い患者ではアレルギー治療用の医薬品が副作用を招いてしまう恐れがあるが、自家免疫尿療法を用いれば化学療法を使う必要もないのである。

効能報告34
論文題名「免疫寛容」
一九八二年、国際免疫学研究所（カリフォルニア州カノガパーク）編、『医家用・免疫寛容ハンドブック』(53)

このハンドブックは免疫学者むけに編まれた専門書ですが、そこに登場するこの論文は、アレルギー治療手段としての尿療法の歴史と現状をきわめて総合的に、しかも徹底的に詳しく紹介し、考察しています。たとえば次のように――

経口摂取や注射による尿の治療的利用は、少なくとも四〇〇〇年前から存在してきた。現代になってこうした利用法は一時はすっかり滅びてしまったように見えたが、最近では再び復活をとげ、ますます盛んに行なわれるようになっている。長い歴史のなかには、その時々に爆発的に流行った治療法があり、インチキ療法も数知れず現われたが、そうしたものは時の流れとともにことごとく消え失せた。しかし尿療法だけは依然として健在なのである。

この論文には尿療法でアレルギー治療に成果を収めたいくつかの臨床治験が紹介されていますが、尿を注射するとアレルギーの諸症状が大幅に軽快するばかりでなく、免疫系の健全な働きが増強されるという注目すべき指摘も見られます。

（尿を投与すると）免疫系が刺激されてその反応が高まるようである。特にT細胞の総数を増やす効果がある。この（尿を投与するという）治療を行なうと、患者は（風邪その他の）ウイルス感染症が消失し、症状が大幅に軽減した。

特筆すべきは、（尿療法を受けてない）兄や姉が何度もくり返して風邪にかかっていた時に、（尿療法を受けている）幼児は風邪への抵抗性を示したことである。副鼻腔から肺気道にかけての洞肺部にくり返し感染症をこうむっていた喘息患者の場合、尿療法を施すと、こうした感染症の頻繁なぶり返しは、軽減するか完全に消え去った。

T細胞が減少しつづけていた若干の患者では、（尿を投与する）治療が終了した後でT細胞の減少が止まった。

この情報はアレルギー患者だけでなく、すでに述べたようにエイズ患者にとっても福音となるでしょう。なぜならエイズの場合はTリンパ球（T細胞）が病的に減少して免疫不全が起きているわけですから。

効能報告35
論文題名「ヒトのアレルギー疾患に対する自己免疫療法——生理学的な自己防御因子」
一九八三年、C・M・W・ウィルソン博士、A・ルイス博士、ロウ病院（スコットランド、カールーク）老人医療部、
『医学の仮説（メディカル・ハイポテーシス）』誌、一二巻、一四三頁[54]

ウィルソン（Wilson）博士とルイス（Lewis）博士は、アレルギー分野の先行研究の成果を踏まえ、アレルギーに対する自然療法の一手段としての尿療法の有効性を実際に大規模な動物実験を行なって確認したのち、現実的な治療法としての効果と用法を確定するために実際の患者を使った臨床試験を実施しました。

彼らは尿療法のことを「自己免疫〈口内滴下〉尿療法（オート・インミュン・ブッカル・ユーリン・セラピー）」（AIBUT）と呼んでいます。〈口内滴下（ブッカル）〉療法という表現を用いているのは、彼らの尿療法のやり方が、尿を患者の口の中（正確には歯ぐきと頬のあいだ）に滴下するという方法をとるからです。

この論文では、尿療法によるアレルギー治療の理論的な正当性を考察し、彼らの「自己免疫〈口内滴下〉尿療法」の実施法とその効果についての、詳細な紹介が行なわれています——

すでに明らかなのは、尿路の内壁には特異抗体が分泌されているということだ。つまり、アレルゲンも尿とともに排泄され、このアレルゲンが尿内の抗体と〝抗原抗体反応〟を起こし、その結果として患者のアレルギーの症状が現われると考えられる。こうした状況においては、患者の本人の尿を投与すれば、患者が強い感受性を有し、アレルギーの原因となるようなあらゆるアレルゲンによる特異的な反応の発生を抑止すると考えられる。（中略）

尿の効果的な投与方法を見つけだし、また、尿を投与すれば実際にアレルギーの諸症状が軽減できるかど

うかを確認するため、二五人の患者を対象に予備的な試験を行なった。（中略）

ヒトに対する「自己免疫〈口内滴下〉尿療法」の実施に際して、薄めていない尿を用いれば治療効果が発揮されることは、直ちに確認できた。

「自己免疫〈口内滴下〉尿療法」は、アレルギーの症状が（従来の治療法では）抑制できない状態に達した患者に対して、使用を開始した。なおこれらの患者が従来の療法では手に負えないほどアレルギーが悪化した原因は、たいていは花粉・カビ・煤塵を含んだ水滴などの外来抗原の空気中の濃度が高まったり、集中暖房や洗剤や塗料などによって住居内に有機溶剤などの高濃度のガスが充満したり、住居内に塵ごみ（ハウスダスト）が蔓延するなど、生活環境中の高濃度の異物にさらされたためであった。（中略）

「自己免疫〈口内滴下〉尿療法」は、排泄された尿をまるごと使い、この〝純粋な尿〟を患者の舌下に投与することによって実施する。尿をまるごと使うのは、薄めてしまうとアレルギーの症状の軽減が不完全に終わったり、症状をかえって悪化させる恐れさえあると考えたからである。（中略）患者の尿は、食事の前に採取して本人に投与した。（中略）

尿の投与を開始する前の患者の症状を、まず記録しておいた。

「自己免疫〈口内滴下〉尿療法」を開始し、患者の舌下に尿を滴下し、その量を次第に増やしていくと、そのうち患者が尿の味覚や温度などを感じなくなる滴下量にいたる。この時点における尿の滴下量が、アレルギー症状を中和するに足る尿の適正投与量であることが判明した。患者に観察された尿に対する口内感覚の変容は、免疫反応にもとづいたものだということも、すでに判明している。（中略）

「自己免疫〈口内滴下〉尿療法」を開始すると、当初はアレルギーの反応が一時的に高まるが、その後、口内投与された尿の味覚や温度に対する患者の感じ方が変わり、この感覚はむしろ強まる。しかし尿の小滴の舌下投与をくり返していくと、舌下投与された尿に対する味覚と温度の感覚がついに消えてしまう。（中略）

この、尿に対する口内感覚が消えてしまった時点での尿の滴下量が、「アレルギーを中和する適正投与量」だ。この適正投与量を毎食の前に投与する。投与に使う尿は、前回の食事の後に排泄したものを採取しておく。

「アレルギーを中和する適正投与量」が何滴であるかは、患者自身に決めさせる。（中略）投与は患者自身が鏡を見ながら行なう。自分で尿を投与する際には、滴下分の最後の四滴は、一滴ずつ慎重に行なう。慎重に行なうことによって尿の味覚と温度感覚が消える時点の滴下分量が判り、適正投与量が確認できるからである。

（我々の結論は）「自己免疫〈口内滴下〉尿療法」は、食物や環境条件や化学物質によって起こる過敏症（アレルギー）を抑制することができる。

ウィルソン博士はこの臨床試験を終了したのち、一九八四年に尿を用いたアレルギー治療についての追加的な臨床研究を行ない、そこでも尿療法がアレルギー治療にきわめて有効な望ましい方法だということがあらためて確認されました。同年の『医学の仮説』誌（第一三巻、九九～一〇七頁）に発表した「レイノー現象に対する自己免疫〈口内滴下〉尿療法（ＡＩＢＵＴ）の防止効果」と題する論文で、この療法の効用を次のように結論づけています——

他の各種アレルギー治療法と比べた場合の「自己免疫〈口内滴下〉尿療法」の最大の利点は、アレルギー患者が自分で生産した尿を利用して自分の治療を行なえる点である。（中略）

治療手段として見た場合、「自己免疫〈口内滴下〉尿療法」は、食物に対する免疫を患者に付与して食物のアレルギー誘発性を中和してしまう方法なので、アレルギー誘発食を徹底的に除去するという従来の治療法よりも優れている。

「自己免疫〈口内滴下〉尿療法」は効き目があり、費用がまったくかからず、しかも簡単に実施できる。医者は患者に最初に「アレルギーを中和する適正投与量」の見定めかたを教えるだけでよい。（中略）そうすれば患者が独力で、食物や環境条件の変化に応じて尿の投与量をみずから調節しながら、「自己免疫〈口内滴下〉尿療法」をやりつづけることができる。(55)

ウィルソン博士は、尿が治療効果を発揮できるような正確な用量を確定するために、動物実験と患者を使った臨床実験をさらに継続し、結局、アレルギーに対する尿療法は尿の味覚や温度が感じられなくなるまで舌下投与を行なうのが最善の方法だという結論を得ました。

治療に効果を発揮する尿の用量は、尿を舌下に滴下して〝異様な味や温度〟が感じられなくなった時点の尿の量だということが判明した。

またこの論文では尿療法が「レイノー現象」の治療にも有効だということを立証しています。「レイノー現象」は寒冷環境や激しい感情の動きが誘因となって特に手や指の細動脈が攣縮（れんしゅく）を起こし、血の気が引いて真っ白く冷たくなり、冷感やしびれや痛みを感じる病的状態で、何らかの病気で生じたものは「レイノー症候群」、女性に好発し原因不明のまま何年も持続するものは「レイノー病」と呼ばれています。

冷水が原因で引き起こされたレイノー現象が、熱処理を施していない生のままの尿を適量用いて「自己免疫〈口内滴下〉尿療法」を行なった結果、劇的に改善された。

以上に紹介したアレルギーに対する尿療法の応用研究の数々は、尿療法の適応範囲がいかに広く、その治療力がいかに大きいかを雄弁に証言していると言えましょう。我々現代人を悩ませているきわめて多くの疾患は、アレルギーとなんらかの関係がある。そうした現実がある以上、尿療法は現代人を癒す、ずばぬけた効用を有しているわけです。

心の病気と尿療法

効能報告36
心の病気全般に対する尿療法の実証的治療効果

尿療法が、鬱（うつ）病や、ヒステリーや小児癇癪（かんしゃく）などの心の病気を治療する効果を有していることは、この療法を行なった多くの人々によって報告されてきました。その一例が、すでに紹介したナンシー・ダン博士とウィリアム・ファイフ博士です（効能報告33）。ダン博士の報告をあらためて見ておきましょう――

> ファイフ博士は精神病の患者たちに対する自家免疫尿療法を使った治療の過程で、患者にはっきりと現われていた多くの身体的疾患もこの療法で治ってしまうことを確認した。すなわち、多発性硬化症、大腸炎、高血圧、紅斑性狼瘡（エリテマトーデス）、慢性関節リウマチ、肝炎、多動症（注意欠陥障害）、膵臓（すいぞう）の機能低下、乾癬（かんせん）、湿疹、糖尿病、帯状疱疹（ヘルペス）、単核細胞症（異常な形態の単核白血球が循環血液中に異常に多く現われる疾患）のような、多くの身体的疾患は、尿によって軽減できることが判明した。（中略）

しかしこれとは逆の例も、他の人々によって報告されてきた。**アレルギーによる身体的疾患を尿療法で治療していると、その疾患ばかりでなく精神的な症状も同時に解消されたのだ。**(56)

もうひとつ、心の病に対する尿療法の有効性を示唆する情報を紹介しておきましょう。これはある新聞に載っていたものですが、鬱病は脳内のフェニルエチルアミン（ＰＥＡ）の濃度が低いせいで起きているのかもしれない、という研究成果が現われたというのです。ＰＥＡは中枢神経を刺激する作用があり、脳内で常時生成と消滅をくり返している天然のアンフェタミン様物質です。

脳内のＰＥＡの量が異常に少ないと、物事に対する関心や集中力が失われ、喜びを感じられなくなり、物忘れがひどくなり、引きこもりを起こして人間関係が疎遠になるなど、鬱病に特徴的な各種の症状が現われる。研究者たちは、ＰＥＡの主要な分解物であるＰＡＡ（フェニルアセテート）が測定可能なほど大量に尿中に排泄されることを突きとめた。

尿療法が心の病気にも著しい効果を発揮することは、これまで多くの実践者によって報告されてきました。その秘密の一端は、尿中に排泄されたＰＡＡにあるのかもしれません。すでに述べたように、尿には無数の貴重な栄養物質や疾病治療物質が含まれているわけですが、それ以外にも各種のホルモンや脳内情報伝達物質が含まれている可能性が高い。現代科学の分析技術ではまだ同定できていない各種の物質も、尿にはたくさん含まれていることでしょう。これら諸々の物質が尿療法を通じて体内に再摂取されれば、身体機能だけでなく精神機能の不調も矯正し、健康状態を増進するはずである。そう推測するのが妥当でありましょう。

その他の、尿療法にかんする最近の注目すべき研究成果

効能報告37（淋病に対する尿の殺菌効果）
論文題名「淋菌に対する尿の殺菌特性」
一九八七年、ロバート・C・ノーブル医学博士、M・パレフ理学修士、ケンタッキー大学医学部・感染症科、『性行為感染症』誌、一四巻四号、二二一～二二六頁(57)

一九七七年にマッカチオン（Mccutcheon）らの研究チームが、尿には淋菌に対する殺菌特性があることを確認し、充分な濃度の尿は淋菌を殺し、人体に淋病に対する自然防御能力を与えるということを報告していますが、ここに紹介するノーブル博士（Noble）らの研究は、その追試として行なわれたものです。
マッカチオンらの発表から一〇年後の八七年に、ノーブル博士らも、尿が本当に淋菌を殺してしまうことを確認したわけです。彼らはこう報告しています――

この実験結果から、充分な濃度でなおかつ酸性の尿は淋菌を殺すことが立証できた。ただし、この殺菌がどういうメカニズムによって起こるかは、まだ解明できていない。

ノーブル博士らは、尿の何が淋菌への殺菌作用を発揮しているのかを解明しようと努め、その結果、とりあえず尿の濃度と酸性度が増すほど、淋菌への殺菌効果が強まることを確認したわけでした。つまり――

我々の研究でも、マッカチオンらの業績と同様に、淋菌に対する尿の殺菌作用のなかで重要な役割を担っ

ているのが、尿の酸性度（pH）と濃度の両方だということを確認できたわけである。

さらに、すでに一九六〇年代にシュレーゲル博士らの研究チーム（効能報告19）やドナルド・ケイ博士（効能報告20）が立証していたことですが、ノーブル博士らの研究でも尿中の尿素濃度が高いと淋菌の増殖が抑制されることが確認されています。

一ミリリットル当たりの尿素濃度を一〇〇ミリグラムとした場合、この溶液にさらされた淋菌は増殖が完全に止まった。

効能報告19と20ですでに述べたように、経口的な尿療法（すなわち飲尿）を行なえば、尿路内の酸性度と尿素濃度が高まるので、それによって淋菌をはじめさまざまな病原体を破壊することが可能になるわけです。なお尿の酸性度は、食事内容を工夫することで必要に応じてコントロールすることが可能です。その方法や、家庭でも尿の酸性度（pH）を簡単に知ることができる方法は、第六章に紹介しておきましょう。

効能報告38

論文題名「熱病患者の尿中から分離された、インターロイキン1に対する特異的抑制物質（インヒビター）の同定」

一九八四年、ジャンホァー・リャオ博士ほか、『実験医学雑誌（ジャーナル・オヴ・エクスペリメンタル・メディシン）』第一五九巻（一九八四年一月号）、一一二六〜一一三六頁[58]。リャオ博士は中国の福建省医学センターから米国に招かれた交換研究者で、この研究は米国国立衛生研究所その他からの補助金によって行なわれた。

インターロイキン1（IL－1）は、人体の免疫防御を調節している〝免疫調節物質〟の一つで、発熱をうながす働きがあります。感染症の症状である発熱は、世間では「病気の原因」であるかのような誤解を受けて「熱を冷ませば病気が治る」という勘違いから「発熱には即、解熱剤」という〝治療〟が行なわれているわけですが、これは致命的な大間違いなのです。実は、身体は感染症にかかると、わざわざ熱を発生させて、有害な病原体を破壊している。つまり発熱は身体に備わった感染症防御機能の一部なのです。

ところで科学者たちは興味深いことを発見しました。人体は、感染症との闘いでインターロイキン1をつくりだす一方で、おそらくそれだけでは発熱や炎症があまりにも亢進してしまうので、これを調節するためでしょうが、インターロイキン1の働きを抑える物質もつくりだしていたのです。発熱の具合を調節するこの後者の物質は、「インターロイキン抑制物質」と呼ばれています。

さらに興味深いことに、インターロイキン抑制物質は、血液中ばかりでなく尿中にも含まれており、そのうえ、熱病患者だけでなく健康人の尿にも含まれていることが判明した。それを報告したのが、この論文です。

これらの知見から判るのは、インターロイキン1抑制物質は人尿にふだんから含まれているが、発熱状態になると尿中の含有量が顕著に増加するということだ。（中略）すでに我々は、**熱病患者たちの尿には強力なインターロイキン1抑制物質が含まれていること**を見出している。

しかも、熱病患者の尿が高濃度のインターロイキン1を含んでいることも確認されている。

これまで紹介してきたようにダンカン（効能報告2）、プレッシュ（同13）、アームストロング（同11）、ダン（同33）、ウィルソン（同35）などの――つまり二〇世紀の初めから最近に到るまでの――尿療法の実践者たちは、尿の内服によって病中の発熱やアレルギー反応の炎症を緩和できることを報告してきましたが、尿に含まれているインターロイキン1抑制物質が、こうした抗炎症作用の一端を担っていることは確実でありましょう。

効能報告39

書名『ウロキナーゼ、その基礎化学的および臨床的側面』

一九八二年、P・M・マンヌッチ博士、A・ダンジェロ博士、アカデミック・プレス[59]

この本は、尿の成分の一つである「ウロキナーゼ」の薬理的特性と医学的応用についての研究成果の数々を紹介しています。ウロキナーゼは、静脈や動脈、心臓や肺の危険な血栓を効率よく溶かす酵素として知られており、血栓が原因となって起こる心臓発作や脳卒中などの致命的な疾患を治療するクスリとして有望視されています。この他にもウロキナーゼは眼球にできる血栓、出血、血液の循環不全の治療や、緑内障の手術などにも使用されます。

膨大な量の尿からウロキナーゼを抽出・精製して作り出した〝純正ウロキナーゼ〟は、「奇跡の血栓溶解剤」などともてはやされて、近年、市場に出回るようになりましたが、実際にはよほどのことがないと使用されることがない。それは、工業的にあまりにも純度を上げすぎたために、血栓溶解作用が強すぎて、出血などの重大な副作用を起こすことが判ったからです。

しかし、そうした「よほどのこと」でないかぎり、我々はむやみに効き目が強い〝純正ウロキナーゼ〟を使う必要はないし、副作用の心配などせずに天然のウロキナーゼの恩恵を受けることができる。つまり、オシッコの中には天然のウロキナーゼが人体にとっては適量、しかも安全な濃度で含まれているので、これを服用すればいいのです。マンヌッチ（Mannucci）博士らも、同書でこう記しています――

ウロキナーゼはいくつもの分子形態で存在しており、排泄されたばかりの新鮮な尿の中に見出だされる。最近、排泄されたばかりの尿の中から、高分子でありながら寸断されずに一本鎖状の分子構造を保持したままのウロキナーゼが分離された（一九八一年、フセイン、ガレヴィッチおよびリピンスキー）。

動脈や静脈に生じた血栓は血管を閉鎖して脳卒中や心臓発作を起こす恐れがあるが、ウロキナーゼにはそうした危険な血栓を効果的に溶解する作用がある。(60)

尿中に含まれている天然ウロキナーゼは、我々の健康管理にとって間違いなく有益で重要な物質です。なぜならこれは、脳卒中や心臓発作などの長期的な予防手段として有効活用できるからです。そして我々は、副作用などまったくなしに、きわめて簡単に、しかもタダで、このウロキナーゼの恩恵を受けることができる。つまり尿療法を日常的に行なえばいいのです。

お肌の手入れと尿療法——皮膚治療薬、化粧品としての尿の効用

これから紹介する五つの論文は、皮膚の保湿剤や体内の水分調整薬としての尿素の利用、さらに乾皮症・落屑（皮膚の角質上皮が魚鱗状にはげ落ちること）・湿疹・発疹などの治療への尿素の利用について調べた最新の研究成果です。尿の代表的な固形成分である尿素が、皮膚の保湿剤として有用性が科学的に立証されていたなんて、たいていの人は想像したこともなかったでしょう。しかしここに紹介する研究成果で明らかなように、尿素は、あなたが薬局で買ったり皮膚科の医者が処方するような、各種の油脂を基剤に使った既存の高価なクリームやローションなんかよりも、格段に優れた保湿剤であり皮膚病治療薬なのです。ひび、あかぎれのような皮膚の乾燥によるトラブルや、各種の皮膚病には、尿そのものが古来から優れた〝治療薬〟として使われてきました。ここでは尿素の効用を紹介するにとどめておきますが、尿素だけでもこんなに効果があるのですから、各種の栄養分や自然治

癒促進物質が無数に盛り込まれたまるごとの尿が、皮膚の治療や手入れにどんなに役立つかは推して知るべしでしょう。

効能報告40

論文題名「乾皮症の治療への尿素の利用」

一九九二年、グンナー・スワンベック博士、イェーテボリ大学（スウェーデン）皮膚科学部、『皮膚科学・性病学雑誌』（ストックホルム）第一七七巻付録、七〜八頁(61)

大部分の人はいまだに知らずにいますが、尿素は皮膚の保湿剤としてばかりでなく、湿疹や乾癬やその他の皮膚疾患の治療薬として、皮膚科学上ずばぬけた効用を有しています。スワンベック（Swanbeck）博士は、はっきりとこう断言しているのです――

尿素は生体がつくりだした物質としては卓越した特性がある。過去二〇年以上にわたって皮膚科の治療に頻繁に利用されてきたのである。（中略）

この二〇年間、尿素は乾皮症の治療剤として医療現場のみならず化粧品のかたちでも広く使用されてきた。これほど広範に用いられるようになったのは、その優れた効き目と、化粧品としての優れた特性、そして無毒でアレルゲン（アレルギー誘発物質）にならないことが歓迎されたせいであろう。

スワンベック博士は、尿素の優秀性を次のように説明しています。つまり、皮膚が柔軟性を保ち、若さを保持するには、油脂ではなく、あくまでも水分が必要である。そして尿素は、皮膚の角質層に水分子を結合させる作用がある。だから尿素を塗付すれば、皮膚は若さと柔軟性を保持できるというわけです。

「乾燥した皮膚にうるおいを与える」と称して薬局で売っているローションやクリームは、たいていは非常に高い値段がついているわけですが、それらはみな、鉱物油のような油脂が原料になっている。むろん我々〝消費者〟は、その効能書きを信じて、「このローション（やクリーム）を使えば、きっと肌が美しくなるだろう」と思っている……。ところがスワンベック博士も指摘していることですが、実際には、油脂を基剤に用いた市販の皮膚保湿剤よりも、尿素のほうが皮膚の保湿効果が格段にすぐれている。なにしろ尿素は乾燥しやすい皮膚層にじかに水分子を結び付け、しなやかで柔軟な皮膚を保つことができるわけですから。

> 尿素は皮膚の角質層に水分子を結びつける。一九五二年にブランク（Blank）は、角質層が柔らかさとしなやかさを保つためには水分が――そう、油脂ではないのだ――必要だということを突きとめた。
>
> 一九六八年に私は、乾癬や重症の乾皮症の患者たちを被験者にして、尿素が皮膚の水分保持能力を強力に増進させることを立証した。

皮膚が極端に乾いて亀裂が入り、魚のウロコのような様相を呈する「魚鱗癬」という皮膚の遺伝病がありますが、スワンベック博士らは、乾癬や一般的な乾皮症だけでなく、この難治性の「魚鱗癬」をも、尿素を使えば安全かつ効果的に治療できることを確認しました。博士は次のように証言しています――

> 尿素には止痒性（かゆみどめ）の作用があり、これは実験条件統制下で行なった二重盲検法による実験で確認できる。（中略）湿疹のような疾患の場合は、この（かゆみどめの）特性は重要な意義をもつ。
>
> 尿素は臨床的に有効であることが立証されている。（中略）尿素クリームの優れた効果は数多くの研究によ

ってすでに立証済みだ。

尿素クリームは、乾燥の程度にかかわらず、とにかく乾いた皮膚の治療に有効である。尿素クリームは、まったく症状が出ていないような皮膚の乾燥に対しても、有効な治療効果を発揮することがすぐに判った。（中略）尿素クリームには自動調整作用ともいうべきものがある。すなわち、皮膚が非常に乾燥していて鱗状の亀裂が入っている場合には、大量のクリームが角質層に吸収されるし、角質層が薄くて充分な（通常の）水分を保有している場合には、クリームは通常に塗っているかぎり角質層に浸透するのはごく少量でとどまる。（中略）尿素クリームは、手の湿疹、特に炎症を起こした（アレルギー性の）湿疹にも大きな治療効果を発揮する。（中略）

尿素クリームの副作用についてだが、影響が長期に及ぶような副作用はこれまでまったく見つかっていない。尿素クリームによる接触性のアレルギーは、これまでのところ報告されていない。長年にわたって常用されてきたが、尿素の使用による表皮や皮膚の萎縮はまだ報告されていない。

スワンベック博士は、尿素クリームの潜在的な副作用として「特に子供に使用した場合にはヒリヒリと感じるかも知れない」とも指摘しているのですが、これは他の研究によって、尿素が皮膚を刺激して炎症やなんらかの損傷を与えるからではなく、皮膚の深い層まで吸収されるからだということが、判明しています。

尿素クリームが皮膚の手入れに有効だということは、もはやはっきりと判っているのです。しかし、まるごとの尿も、やはり安全で優れた効能がある。それに尿をローションとして用いるならば、入手も塗付も簡単にできるし、ヒリヒリするような〝副作用〟もない。私はまるごとの尿をローションとして利用することをお勧めしますが、その使用法は第六章で説明します。

効能報告41

論文題名「市販の保湿剤と活性成分（尿素）の効果の三時間迅速比較」

一九九二年、ヨルゲン・セラップ医学および哲学博士、コペンハーゲン大学（デンマーク）生命工学および皮膚研究所・皮膚科学部、『皮膚科学・性病学雑誌』(62)

これは興味深い研究報告です。五種類の尿素クリームと、二種類の尿素を使っていない市販のローションおよびクリームの効果を比較したもので、後者のうちの一つは、あの有名な皮膚保湿剤「ニベア」でした。研究の結果、尿素クリームの保湿効果は油脂基剤のクリームやローションよりもはるかに優れていることが判明したのです。

油脂をもとにした保湿剤として、「ニベア」と、ピーナッツ油と鉱物油とグリセリンと各種の添加物から成るローションを研究対象に用いたわけですが、各種の尿素クリームは常にこれらよりもずば抜けた成績を示しました。

実際、どの尿素クリームも、あの誰もが知っていて〝お医者さまもお勧めする〟「ニベア」など問題にならないくらいの、抜群の保湿作用を発揮したのです。もっと正確に言えば、「ニベア」は調査対象に用いた七種類の保湿剤のうちの最下位で、文字どおり「なんも治療しないよりは多少はマシ」といった成績にとどまっていたのです。

たった三%の尿素を含んだだけのローションでさえ、「ニベア」よりも格段に優れた保湿性を発揮し、もう一つの油脂製ローションも、この尿素ローションと比べたらまったく勝負にはなりませんでした。

私（マーサ・クリスティー）はこれまで何度も入院し、そのたびごとに皮膚のトラブルには「ニベア」とか他の油脂製ローションなどを与えられてきたのですが、尿素ローションを与えられたことは一度もなかった。しかし尿素を使った保湿ローションは最も優れた効果が医学的に確認されているわけですから、病院などでは、患者にそれを使ったほうが優れた成果が期待できるはずです。それに尿素ローションだけなら値段も格段に安い。ならば、それを使ったほうがよほどよいのではないか。

そのとおり。尿素製の保湿剤がどんなに優れているかを、次の論文で紹介しましょう。この論文では、病院などで尿素保湿剤が使われず、わざわざ効果の低い油脂系のクスリが使われつづけている本当の理由についても、専門家の内部告発を読むことができます。

効能報告42

論文題名「活性成分として尿素を含んだ二種類のクリームの、二重盲検法を用いた効果比較研究への序説」

一九九二年、ヨルゲン・セラップ博士、コペンハーゲン大学(63)

効果的な皮膚の保湿剤をつくるには尿素の濃度をどの程度にすればよいか? この疑問に答えを出すために、セラップ(Jorgen Serup)博士は二重盲検法による厳密な実験的研究を行ないました。その研究の詳細は、この次の論文(効能報告43)に紹介されていますが、ここではその序説として書かれた論文を見ておきましょう。

セラップ博士は、この序説で、科学的にも立証されている尿素の保湿効果が、どうして世間で無視されているのか、その謎を考察しています——

現代の油脂を基剤に用いたクリームは、皮膚科学の世界に起こった〝静かな革命〟であった。なぜなら**保湿剤として油脂を使いだしたことにより、何十億ドルもの稼ぎを生み出すことができるようになったからだ**。とはいえ、皮膚科学者たちは、油脂基剤のクリームやローションが皮膚にどのような影響を及ぼすかについては、科学的な評価をしようという関心がこれまで非常に薄かった。彼らの関心はそうした方面には向かわずに、コルチコステロイド類(ホルモン類)やレチノイドなど、昨今話題の物質を使った新たな〝皮膚治療革命〟の方面にばかり向かっている。

セラップ博士が指摘しているように、科学者たちは尿素のずばぬけた保湿効果について知っていたのかもしれません……。しかし化粧品会社は、科学的に立証された尿素の保湿作用になんて関心を寄せません。尿素はタダ同然で誰でも入手でき、特許による独占もできないような物質ですから、金儲けに目がくらんだ企業にとっては魅力的ではありません。油脂を基剤に用いたり、化学物質を企業秘密的調合でつくりだしたりした保湿剤なら、特許で利益独占が図れるし金儲けをするには魅力的だというわけです。

保湿剤についての科学的知識は、主に巨大な多国籍化粧品会社が独占している状態である。これらの企業は、全世界の人々に夢を見させて収益を得る必要がある。だから企業秘密も市場競争力の一部なのである。

しかし、化粧品会社が「金儲けには向かない物質だから」といって尿素に関心を向けていないとしても、この物質が、皮膚保湿剤としては最も優れていて最も安価であるという事実は動かしがたいのです。しかも尿をじかに肌に塗ることで、誰でもタダで簡単に尿素のあらゆる恩恵を自分のものにできるのです（尿を使ったスキンケアの方法は第六章に紹介してあります）。

セラップ博士は、尿素の優秀性を次のように称（たた）えています――

尿素は皮膚科の医療において長年の実績を有している。この物質はもともとは潰瘍の治療薬として使われていた。現在では尿素は（スキンケア用の）角質溶解剤としてだけでなく、魚鱗癬（ぎょりんせん）（皮膚の異常な鱗状剥離）、乾皮症、アトピー（猛烈なかゆみをともなう皮膚の炎症）をはじめとする各種の皮膚疾患などを治療するための

皮膚保湿剤の成分として用いられている。尿素には止痒性（かゆみどめ）や抗菌性がある。（中略）

尿素を使った皮膚治療は、一九七〇年代に関心を持たれなくなった。これは恐らく、アトピー性皮膚炎に尿素クリームを使用してヒリヒリするという苦情が多数上がったからだと思われる。こうした苦情が出て、当時は尿素そのものに皮膚に対する刺激性があるのではないかと考えられていたのである。当時の尿素に関するデータは医療現場で得られたものに限られていたし、皮膚に対する刺激性についての研究は、実験方法も知識のレベルも今日ほどの水準には達していなかった。

しかし今日では、二%、五%、一〇%の尿素クリームを使った実験によって、尿素クリームのヒリヒリした感触はこの物質が有している高浸透圧（皮膚への強力な浸透力）のせいにすぎず、細胞毒性をともなうような正真正銘の〝刺激性〟とは違うことが判明している。

スカンジナビアにおいてはグンナー・スワンベック教授が尿素を現代医学の医療にとり入れ、ドイツにおいてはW・ラープ（Raab）教授がザルツブルクで国際シンポジウムを開催し（中略）、日本ではH・タガミ教授らの研究チームがアトピー疾患に対する尿素の治療効果について数多くの研究を行ない、さまざまな場所で発表している。このように尿素の皮膚科学的効用についての関心は現在、国際的に高まりつつある。尿素は皮膚科学の分野に一大ルネサンスをもたらすにちがいない。

以上のような理由から、尿素の効用は見直されてしかるべきだし、この有用物質に対して我々も認識を改めるべきなのである。

効能報告43
論文題名「活性成分として尿素を含んだ二種類のクリームに対する、二重盲検法を用いた効果の比較」
一九九二年、ヨルゲン・セラップ医学および哲学博士、コペンハーゲン大学（デンマーク）生命工学および皮膚研究所・皮膚科学部、『皮膚科学・性病学雑誌』（ストックホルム）第一七七巻付録、三四～三八頁(64)

この論文は、尿素の濃度が違う何種類かのクリームの皮膚に対する保湿効果を二重盲検法という厳密な実験手続きに従って比較検討した成果を報告したものですが、セラップ博士は論文の冒頭で、まず尿素の皮膚治療分野での利用の歴史を概観しています——

医学の分野では、尿素は創傷をはじめさまざまな疾患の治療に長年用いられてきた。すでに一九四三年にはラトナー（Rattner）が保湿促進成分として尿素をハンドクリームに添加して用いている。（中略）スワンベックは魚鱗癬への尿素を使った治療法を研究し、いわゆる「ＨＴＨ尿素・乳酸クリーム」の原型を開発した。このクリームは現在、表皮角質層の各種の疾患の治療に広く使用されている。（中略）尿素はヒトの皮膚に対して数多の効果を発揮するが、それらについては最近、本格的な見直しが進んでいる。（中略）

今回の研究の目的は、皮膚疾患の治療用に製造された一〇％の尿素を含んだクリームと、化粧品として製造された三％の尿素を含んだクリームを比較しながら、前者の効果と毒性を見定めることであった。（中略）**皮膚科学者の手によって臨床的な〝二重盲検〟試験が実施され、その結果、三％尿素クリームも一〇％尿素クリームも、いずれも同様に高い効果を発揮することが判明した。**

いずれのクリームで治療を行なっても、乾皮症の軽減効果はまったく同じであった。ただし、三％尿素クリームのほうが、皮膚を柔軟でしなやかな状態に整える効果は高かった。だから化粧品として用いる場合には三%尿素クリームのほうが望ましかろう。

皮膚に対する刺激性は、いずれの尿素クリームでもまったく確認されなかった。

結論を言えば、三%尿素クリームも一〇%尿素クリームも、どちらも効果があり、皮膚の保湿状態を改善し、鱗状剥離を防止でき、なおかつ毒性は皆無である。


この他にも、セラップ博士は尿素の効用を指摘しています。それは、この物質が単なる〝保湿剤〟にはとどまらぬいくつもの優れた効果を兼ね備えているという点です。たとえば尿素は乾皮症だけでなくさまざまな皮膚病を治す作用があります。それに皮膚の各層の水分の消失を防止しながら、水分を与えるという特性を持っています。こんな芸当は油脂製の保湿剤にはできっこないのです。

現在では完全に天然の尿素を用いた「ピュリアスキン」クリームやローションのような製品も入手できるようになっています。これは皮膚の老化や乾燥に優れた防止・治療効果を発揮しますが、尿素濃度は一〇%のものと二〇%のものがつくられており、二〇%尿素クリームは湿疹、乾癬、ひび、あかぎれなど、表皮の深刻なトラブルを治療するために用います。「ピュリアスキン」には合成添加物や保存料やアルコールが入っていないので、アレルギーも起こしにくいというメリットがあります。

ところで、天然の尿には二%の尿素が含まれていますが、尿を内服することによって尿内の尿素の濃度を上げることが可能です。三%尿素含有量でも、それ以上に高濃度の尿素製剤とまったく同じ皮膚ケア効果を発揮することは、すでにセラップ博士の研究で確認されています。オシッコを飲めば二%かそれ以上に尿の尿素濃度を上げることができるので、それをローションとして用いれば優れた皮膚のケアができるわけです。必要ならば「ピュリアスキン」のような天然尿素クリーム（またはローション）を併用してもよいでしょう。保湿効果ばかりでなく、皮膚疾患にも治療効果を発揮するはずです。

〈参考〉米国で市販されている尿素クリーム

オシッコの主要固形成分である尿素が、市販のローションや軟膏剤に含まれているなんて、たいていの人は考えたこともなかったでしょうが、現実にはいくつもの尿素製剤が市販されています。たとえば医者が使うクスリの〝トラの巻〟である『内科医療必携』[65]（一九九三年版）には尿素製剤として次のような〝処方箋不用医薬品〟が列挙されています。

「アクア・ケア・クリーム（およびローション）」（メンリー&ジェームズ社）、「カルモル10ローション」（シンテックス社）、「ユーセリン・プラス・モイスチャリング・ローション」（バイヤースドルフ社）、「ペン・ケラ・クリーム」（アッシャー社）、「ウルトラ・マイド25クリーム」（ベイカー・カミンズ社）

『内科医療必携』には、処方薬としても次のような尿素製剤が紹介してあります。

「アミノサーヴ」――分娩後の子宮頸部の裂傷や、軽症の子宮頸炎（子宮頸部の炎症が原因で起こる女性の外性器のかゆみ）などの子宮頸部の疾患のための治療用クリーム。

「アトラック・テイン」――保湿用のクリームおよびローション（皮膚の猛烈なかゆみや重症の乾皮症にも著効を発揮することが、スワンベック博士やセラップ博士などによって確認された、尿素と乳酸の混合剤である。石油精製油脂であるワセリンや、鉱物油、パラベン類、染料、香料などは添加されていない）。

「ウレアシン10（または20、40）クリーム」――それぞれの数字は尿素の含有量（%）を指す。だが尿素の薬用効果を得るにはこれほどの高濃度は必要ないし、天然の尿の尿素濃度なら皮膚を刺激することはないが、高濃度だとむしろ皮膚を刺激する恐れがある。

効能報告44
論文題名「慢性のＳＩＡＤＨ（抗利尿ホルモン分泌異常症候群）に対する、尿素の経口投与による五年間の治療実績」
一九九三年、Ｇ・ドゥコー博士ら、エラスムス大学病院（ベルギー）内科、『腎単位（ネフロン）』誌、六三巻、四六八〜四七〇頁(66)

ＳＩＡＤＨとは、またややこしい病名が出てきたものだ！　でも心配ご無用。この病名について、ごく簡単に説明いたしましょう。

人間の身体は、常に一定量の水分を保っており、体内の水分が多すぎても少なすぎても病気になってしまいます。だから、オシッコや発汗によって身体から水分が失われ、これ以上の水分喪失をくい止めたいという場合には、脳の中心部にある〝脳下垂体〟と呼ばれる組織から、「抗利尿ホルモン（Anti-Diuretic Hormone）」――略称「ＡＤＨ」――と呼ばれるホルモンが分泌され、このホルモンの作用で利尿にブレーキがかかります。

ところがなんらかの原因で、「抗利尿ホルモン」がだらだらといつまでも分泌されてしまう場合がある。そうなると、このホルモンの抗利尿作用が効きすぎて、オシッコが全然出ずに、水分が体内に溜め込まれてしまうのです。体内の水分が多すぎると、たとえば体液中のナトリウムの濃度が薄くなりすぎて、命にかかわる重大問題に発展する恐れさえある。つまり〝過ぎたるは及ばざるがごとし〟で、体内の水分が多すぎるのは、水をまったく飲まないのと同じくらい、生命にとっては危険なことなのです。

体内の水分が多すぎて、血液中のナトリウム濃度が下がってしまった状態を「低ナトリウム血症」と言いますが、「抗利尿ホルモン」の分泌過多が原因で「低ナトリウム血症」が引き起こされてしまったような状態を、医者は「抗利尿ホルモン分泌異常症候群（Syndrome of Inappropriate Secretion of Anti-Diuretic Hormone）」――略称「ＳＩＡＤＨ」――と呼んでいます。

髄膜炎や肺炎のような感染症にかかると、たいていは「ＳＩＡＤＨ」が引き起こされます。しかし通常は、感染症が治ると「ＳＩＡＤＨ」も一緒に治ってしまうのです。ところが、いまだ原因は解明されていませんが、感染症が治っても「ＳＩＡＤＨ」だけは治らずに何年も尾を引く場合があります。これが〝慢性のＳＩＡＤＨ〟です。

この論文は、慢性のＳＩＡＤＨに苦しむ女性患者を長期間にわたる尿素の経口投与でついに完治できたという感動的な臨床報告です。

患者は六三歳の女性で、低ナトリウム血症の治療のために来院した。最初のうちは厳格な摂水制限で症状を緩和することに成功していたが、翌年になると精神錯乱と重症の水分貯溜を頻繁にくり返すようになった。抗生物質のデメクロサイクリンを投与したが、胃の不調がひどかったため、数日で中断せざるをえなかった。そこで尿素を経口投与することにした。その用法および用量だが、毎食後に、一回につき一〇〇ミリリットルの水に制酸剤として尿素一五グラムを溶かして、これを患者に服用させた。患者には、一日の水分摂取量を一五〇〇ミリリットルまでに制限するよう指示した。その後一年ほどは彼女には過剰な水分貯溜がまったく起こらなかったし、副作用もまったく訴えなかった。そこで医師たちは、尿素投与を中止して栄養塩類の投与に切り換えてみた。ところが、治療を変更するや彼女は下肢に水腫が現われはじめ、胃の不調を訴えだした。それで尿素の経口投与を再開することにした。

結局この患者には尿素の経口投与が五年間続けられた。その結果、今では健康者なみに水を飲んでいるが、水分貯溜と関係があるような症状は一度も再発していない。

この患者は、我々がこれまでに低ナトリウム血症の治療のために行なった尿素の投与例としては、治療期間が最も長かった。しかし、その間、副作用はまったく認められなかったのである。

これまでに見てきた多くの研究成果からも判るように、尿と尿素は優れた〝利尿剤〟であり、処方薬や処方箋不用薬として巷に出回っている合成利尿剤なんかより、ずっと安全で効果的に体内の過剰な水分貯溜を治すことができるのです。

第四章のまとめ

ここには紹介できなかったものの、尿および尿素の医学的な重要性と効用を論じた研究文献は、他にもたくさん存在しています。しかし、ここに載ったごく一部の研究成果を読むだけでも、尿療法には途方もない医学的価値があることがはっきりと理解できるはずです。

尿療法について第一線の研究者たちがすでに一〇〇年ちかくも研究を積み重ねてきたのに、その成果は一般社会に知られずにきた……。尿療法はきわめて安価で簡単に実行でき、多くの医者が学術論文のなかで〝太鼓判〟を押しているように、実際、患者が自宅で試すだけで素晴らしい効果を上げることができる医療手段である。だからこれを実行すれば病気や死をまぬがれ得た人々が、無数にいたに違いない。なのに情報が隠されてきたばっかりに、いたずらに苦しんだ人がいかに多かったことか……。それを考えると、悔しくてなりません。

ところでこの一〇〇年間、研究者たちが尿療法に関心を向けてきたのは、たいていは尿から特定の成分を抽出して〝純正医薬品〟をつくろうと目論んできたからでした。たしかに尿の抽出物はいくつかの研究論文で紹介したように、癌の治療などに優れた効果を示すことは明らかですし、患者の自然治癒力を促進する効果を持っているわけです。しかし尿には治療や健康増進にきわめて役立つ膨大な種類の成分が含まれていることも、これまた現代医学によって立証されているわけです。だから、尿からわざわざ一種類の成分だけを抽出し、他の無数の有用成分を捨て去るのは、もったいないし馬鹿げた話である。人体の免疫システムの働きを維持増進し、尿の有用成分を最大限に活用するには、尿に工業的に手を加えるのではなく、天然の尿をまるごと利用するのが一番かしこい方法なのですから。

ただし、癌やエイズのような難治性の疾患の場合には、尿素や「抗腫瘍物質（アンチネオプラストン）」や「人尿派生物質」（ＨＵＤ）のような尿からの抽出物と、オシッコをまるごと用いた尿療法とを組み合わせれば、治療に有効な各種の尿成分が補強されたかたちで供給できるので、症状が進行してしまった難治性の疾患に対しても強力な治療効果が期待できるでしょう。

けれども私は「尿療法は難病治療には力不足である」と言っているわけではないので、誤解しないでいただきたい。エイズに関しては尿療法による治療成績がまだ出揃っていないけれども、他の難治性疾患の場合はすでに治療効果は確認されている。経口投与や注射によって尿素を補充しながら天然尿による尿療法を実行すれば、体内の――そして尿中の――尿素濃度が高まって抗ウイルス作用が高まる。それどころか、濃度を上げた尿素溶液は、それだけでウイルスを完全に破壊できる（効能報告8）。それに尿素には細菌と真菌（カビ）に対する抗菌作用があるので、感染症の予防と治療に威力を発揮できる。しかも尿素は大量に投与しても安全で無毒であることが実証ずみである（効能報告17）。だから、こうした〝尿素補充的な尿療法〟を行なえば、エイズの治療にも非常に大きな効果が発揮できると考えられます。

この一〇〇年間に尿療法の可能性を探った医者や研究者の大部分は、尿中の特定成分だけを利用しようとしてきたので、当然の結果として〝まるごとの天然尿〟が保有している無数の薬効成分を愚かにも捨て去り、治療効果をいたずらに弱めてきたのでした。医学者たちに今求められているのは、尿から〝役にたつ要素〟だけを引き出してあとは捨て去ってしまうという〝引き算の発想〟から、まるごとの尿を全面的に利用し、さらに必要なら〝役にたつ要素〟を付け加えるという〝足し算の発想〟へと、発想の転換を図ることなのです。〝足し算の発想〟でまるごとの尿と特定成分を併用しても、不利な点はなにもない。第一、天然の尿を大量に服用しても安全で無毒だということはすでに立証ずみなのです。医者や研究者、いや医学界全体が、特定成分を補強しながらまるごとの尿を用いる〝足し算〟的な尿療法の効用を正しく認識し、その研究と利用を一層進めていただきたいものだと思います。

従来の医学界には、天然の尿に無数の医学的有用物質が含まれていることは認めながらも、「オシッコをそのまま飲むだけでは有効成分の濃度がきっと薄すぎるに違いない」と余計な心配をして、はっきりした治療成果を得たければ尿からの特定の抽出物だけを濃縮精製して用いればよい、と信じている人々がまだたくさんいます。しかしすでに立証されていることですが、天然の尿やその抽出物は、わざわざ工業的な精製濃縮などの加工を施さなくても目覚ましい治療効果を発揮できるのです。その代表的な例を、ここであらためて確認しておきましょう――

(1) 一九六五年の日本の研究（効能報告16）で、尿には抗結核成分が含まれていることが判明しており、実験の結果、「これらの（尿から抽出した抗結核）物質はきわめて強力な活性を有しているので、この物質の溶液は非常に薄い状態でも結核菌の増殖を抑制できる」ことが確認されています。つまり天然の「非常に薄い状態」の尿であっても、そこに含まれている抗結核成分はきわめて効果的に結核菌の発育を阻止できるというわけですから、抗結核成分だけをわざわざ抽出して〝純正医薬品〟のかたちに変える必要なんかない。オシッコをそのまま使った尿療法でも、強力な抗結核物質の威力は発揮されるのです。

(2) 高濃度の尿素溶液に抗菌・抗ウイルス作用があることや、尿素を摂取すれば体内の尿素の濃度が高まることは、すでに実験で立証されています。「ボランティア被験者を使った実験では、尿の抗菌作用は、尿素を経口投与する前に採取した尿よりも、尿素を経口投与した後で採取した尿のほうが、明らかに増えていることが判った」（効能報告20）。

尿には尿素という強力な抗菌物質が含まれているので、尿を経口摂取（つまり飲尿）すれば体内の尿素濃度が高まり全身の抗菌活動が活発になる。この研究はそのことを明らかにしたのです。

（3）「尿中の抗体は、たとえ従来の方法では検出できないくらいにわずかな分量でも、ウイルスを検知して感染症を予防できることが判明した」（効能報告21）。つまり、天然のオシッコの中に含まれている抗体は、工業的に濃縮した状態に比べればたしかに〝まばらにしか入っていない〟ということになりますが、しかし、天然の尿の濃度においてでさえ、尿中の抗体はウイルス感染症の予防と治療に有効であることが解明されたわけです。それに、尿といえどもその一部または全部を工業的に濃縮してしまうと――そのように加工してしまったものはもはや「自然療法」とか「生薬」とは言えなくなりますが――服用した際に免疫系に負担を与えて、かえって副作用を招く恐れがある。しかし天然のオシッコを飲めば、安全な低濃度で、ありのままの状態の抗体が、威力を発揮してくれるわけです。

（4）天然尿療法を使ったアレルギー治療の研究によって、オシッコと一緒に出てきた自分の抗体を再び飲んで〝使い回し〟を図るという戦略が治療に有効だということが、くり返し立証されてきました。

現在、米国ではアレルギー治療のための簡単な方法――すなわち自家免疫尿（ＡＩＵ）療法――が急速に認知を得つつあり、未来の治療法になるのは確実な趨勢である。自家免疫尿療法の原理は、患者に本人の尿を再摂取させることにより、アレルギー反応の元凶となっているアレルゲンに対する特異抗体を含む免疫蛋白質（グロブリン）を患者の体内に送り込み、それによって病的な抗原抗体反応（アレルギー）に対する新たな免疫を患者に与えるというものである。（中略）

自家免疫尿療法は、他の諸々のアレルギー治療法と比べると多くの点で格段に優れており、ぜひとも実践する価値がある。なにしろ、アレルゲンの疑いがある物質すべてについて患者のアレルギー反応の有無をチエックするという、アレルギー診断に絶対不可欠だけれども恐ろしく退屈な単純労働を行なう必要がない。それに最小限の器材でただちに実行できる。しかも尿そのものは本来、無菌物であるから、保存剤を添加する必要がない。おまけに自家免疫尿療法では、尿投与を受けることで患者の体内の免疫系がアレルゲンの作用を抑え込み、アナフィラキシー・ショックの危険性を取り除いてしまうから、この方法は安全だ。（中略）感受性の強い患者ではアレルギー治療用の医薬品が副作用を招いてしまう恐れがあるが、自家免疫尿療法を用いれば化学療法を使う必要もないのである。（効能報告33）

つまり、医学のさまざまな分野の広範な研究によって、すでに明らかになったことですが、天然のまるごとのオシッコを使った尿療法はものすごく良く効く。そして、尿の各種の薬効成分は、天然の低濃度の状態でも効果を発揮するわけだから、尿はそのまま用いたほうが有利だということになる。なぜなら、天然の尿を用いれば、こうした薬効成分が免疫系を穏やかに刺激し、副作用の心配なく、治療を進めることができるからです。

実際、ナンシー・ダン博士とその恩師にあたるファイフ博士は、二人あわせて一〇万人以上の患者に対する経口投与および注射による天然のオシッコを使った尿療法の治療効果と安全性について絶賛しているわけですし、ダンカン博士（効能報告2）、クレプス博士（同5）、ティベリ博士（同6）、ガロテスク博士（同7）、プレッシュ博士（同13）、ウィルソン博士とルイス博士（同35）や、他の多くの研究者たちが、患者の尿やその成分を本人に再び投与することによって驚異的な治療効果が現われることを立証しつづけてきたのです。

研究者たち自身が論文のなかで述べているように、尿や尿素を使った治療法は著しく安全で、簡単で、効き目があります。だから医学界や一般社会がこの医療手段に本気で取り組んでこなかったのは、〝宝の持ちぐされ〟をしてきたとしか言いようがない。健康の維持と増進を図り、治療を行なうための手段として、より安全でより健全な方法を探究し、開発していくのが人類の良心と知恵のあかしであるのなら、今からでも遅くないから、真剣に尿療法と取り組むべきです。

本章では、尿療法の効用についての実験的・臨床的研究の歴史を一通り振り返って見たわけですが、そのまとめの意味もこめて、ドイツの産科医クルト・ヘルツ（Kurt Herz）が記した尿療法の実践記録を紹介しておきましょう。ヘルツ博士は自分の医療に尿療法を取り入れて大成功をおさめ、一九四〇年代にはヨーロッパで尿療法を普及することに力を尽くしました。一九六四年に、当時八四歳になっていたヘルツ博士はドイツの医学雑誌『郷士の医師（デア・ラントアルット）』（五月一〇日号）に「自家生産的尿療法（オートジェナス・ユーリン・セラピー）、その現状と将来の展望」と題する論文を発表し、二〇世紀の尿療法の歴史の語られざる一面を明かしました。つまり、尿療法が二〇世紀になってなぜ行なわれなくなったか、そして今日ふたたび興隆を遂げ、人々の関心を集め始めているのはなぜかを、自分の経験を踏まえて証言しています――

医学の歴史には嘆かわしい〝法則〟がある。いつの時代も、最新の治療法が出現すると人々はそれに飛びつき、実績が確立している従来からの治療法は捨ておかれるか、忘れ去られてしまうのである。〝奇跡を呼ぶクスリ〟が大はやりの昨今では、この新旧交替劇はかつてなく露骨に展開している。しかし〝最新の治療法〟なるものに飛びついてはみたが、何年もたってから、その歌い文句であったバラ色の治療効果が結局のところ過大宣伝にすぎなかったことに気づくというのが、医者たちの常であった。最新療法に飛びついてはみたが期待はずれの効果に裏切られて途方に暮れた場合、医者にはとりあえず二つの選択肢が残されている。別の〝最新の治療法〟に懲（こ）りずに飛びつくというのが一つ。もう一つは、昔ながらの、しかし確実に治療効果を上げていたかつての治療法に不承不承（ふしょうぶしょう）にすがりつくという選択肢だ。

〝自家生産的尿療法〟は、すでに二〇〇〇年にもわたって実践されてきたという実績がある。それゆえ容易に理解できることだが、いつの時代だって、医者や科学者たちはこの療法の〝効き目の秘密〟を解明するために心血を注いできた。私自身は一九二〇年代の初めから〝自家生産的尿療法〟を治療に取り入れてきた。そして、産科の領域における各種の疾病や異常の治療に著効を上げてきたばかりでなく、患者に本人の尿をまるごと投与するだけで百日咳の発作をたやすく治してしまった経験もある。ちなみに申し添えておくなら、患者本人の尿でも、その成分を分画して用いた場合には効果がなかったし、患者の兄弟の尿を投与しても効果は皆無であったのに、本人の尿をまるごと使えば効果はてきめんに現われた。

私は数百人の患者で〝自家生産的尿療法〟の効用を確認したのち、一九三一年にこの療法を紹介した最初の論文を発表した。それ以来、医学のあらゆる領域で病院や医者が〝自家生産的尿療法〟を採用するようになり、この方法で治療できると確認された疾患は、どんどん種類を増やしていった。しかし第二次世界大戦が勃発して政治的な混乱状態が続くうちに、この療法はしだいに忘れ去られていった。だから、一九四七年にJ・プレッシュ博士（ロンドン）が『尿療法』と題する報告論文を発表した時に、彼は〝自家生産的尿療法〟を「医学におけるまったく新たな研究領域」と呼ぶ過ちを犯したわけだが、当時の情勢から考えれば尿療法がまったく新奇なものに見えたとしても無理はなかったのである。私はプレッシュ博士の誤解を正す意味で、同年、ドイツの医学雑誌に〝自家生産的尿療法〟についての論文を発表し、プレッシュ博士が尿療法に着手するはるか以前から、彼の報告した用法とは違うやり方で、彼の報告よりもはるかに多様な疾患を、尿療法で上手に治してきた数多の医者たちを紹介しておいた（効能報告13に記されているように、プレッシュは自家尿を〝ワクチン〟として患者の殿筋（おしり）に注射していた）。この論文の発表がきっかけとなって、私は出版社から誘いを受けて、尿療法についての書物を著すことになった。

この本は一九五〇年に出版され、五九年には再版されるに到った。そのころになると〝自家生産的尿療法〟についての関心が再び高まってきた。「この療法のおかげで治療がうまくいったので今後も続けていく」と書かれた感謝の手紙が、ドイツじゅうの医者から届くようになった。この時代になるとウイルス感染症の診断がつくようになり、この種の感染症が尿療法の絶好の治療対象となった。そして、この療法の採用によって、迅速かつ継続的な治療効果を上げることができたという臨床報告が次々と発表されるようになった。（中略）尿療法は現在ではさまざまな国で、さまざまな方法によって実践されている。尿療法についての私の著作は目下フランス語への翻訳作業が進められており、この事実からも、尿療法は数十年前に私が初めて紹介した当時と同様の関心を、いまなお呼びつづけていることが判るのである。

第五章　尿療法の歴史

人類は大昔から尿の素晴らしい効用に関心を向けてきました。原始時代の、まだ言葉を文字で表わすことができなかった時代には、重要な物や事柄については、それを表わすための特殊な象徴記号が使われていました。興味深いことに、尿にはそれを表わす特別な記号が使われていました。つまり特定の記号をわざわざ使用する必要があるほどに、尿は当時の人々の生活にとって重要な意味を持っていたのです。

ここにそうした原始時代の〝尿を指し示す象徴記号〟を示しておきましょう。この事実から推測するに、大昔は尿が、森羅万象（しんらばんしょう）をつくっている基本物質（元素）の一つであると考えられていたのかもしれません。

二〇世紀の数多の医者や研究者が指摘しているように、尿は大昔から、さまざまな文明社会で医療に使われてきました。我々はその興味深い歴史を、知ることができます。H・スミス博士は一九五四年の『全米医師会雑誌』（第一五五巻一〇号、八九九〜九〇二頁）に発表した「オシッコ再考（デ・ウリーナ）」と題する論文でこう記しています(1)——

我々にとって興味深いのは、尿が原始時代からクスリとして使われていたという事実である。塗るもよし、飲むもよしで、尿で治せない疾患はほとんどない。

近代化学の偉大なる開拓者である一七世紀のロバート・ドイルも、次のような名言

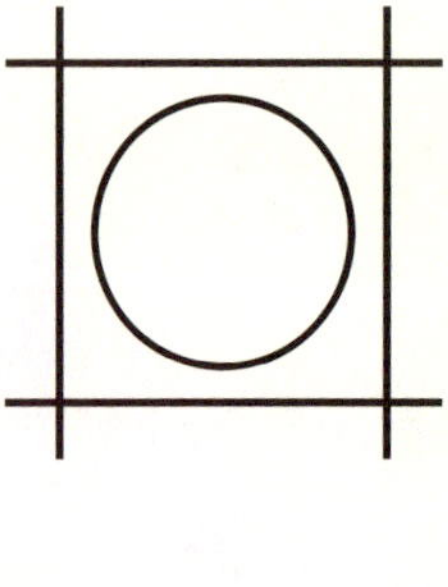

を残しているのです――

尿のクスリとしての効用を数えだしたら、数字がいくらあっても足りない。

最近では、アルバート・アインシュタイン医科大学（ニューヨーク）の泌尿器科学教授、ジョン・R・ハーマン（John Herman）医学博士が『ニューヨーク州医学雑誌』（一九八〇年六月号、一一四九～一一五四頁）に「自己尿療法」と題する尿療法の歴史を考察した論文を発表しています(2)――

> 自己尿療法――すなわち尿療法――は世界の各地で花開き、今も見事に花を咲せている。（中略）我々の大多数は知らずにいるが、今でも世界各地のさまざまな文化のなかで尿療法が実践されており、この療法がおびただしい数の効用を有していることは、入手可能な膨大な量の資料から明らかなのである。

これまでに存在してきた世界中のほとんど全ての文明は、自分の尿を使って病んだり傷ついた身体を癒すという〝自己尿療法の文化〟をつくってきました。尿療法が実際に途方もない医療的価値を有していることを、科学がようやく立証できるようになったのは、つい最近のこと。しかし人類の文明は、はるか昔から尿療法を実践してきたのです。その実例をこれから紹介していきましょう。

万古不易の尿療法――古代エジプトから開拓期のアメリカまで

尿の医療への応用は古代文明の時代から盛んに行なわれてきました。それゆえ尿療法は「世界最古の医術」と呼ばれてきたほどです。

1　古代エジプト

我々が現在目にすることのできる人類史上で最古の尿療法の記録は、古代エジプト文明がのこした古文書(パピルス)に記されています。医療関係の古文書には、飲尿や、皮膚病を治すために尿を洗浄液として用いる利用法には、途方もない治療効果があるという証言の数々が報告されています。

2　古代ローマ

古代ローマの有名な歴史家であるプリニウス（紀元二三～七九年）は、尿を用いたさまざまな治療法を記録しています。古代では、ローマばかりでなく他の文明においても、尿はクスリとして使われただけでなく、その優れた洗浄力と軟化作用を活かして、さまざまな用途に使われていました。この点については、H・スミス博士も「オシッコ再考」の中で、次のように指摘しています――

> 尿は、尿素が含まれているせいで、微弱ではあるが洗浄力を持っている。しかし尿を放置して醱酵(はっこう)させると、この洗浄力は格段に増す。それは、尿素がほぼ完全に、温和なアルカリ塩である炭酸アンモニウムへと分解[3]してしまうからだ。このような醱酵した尿は、おそらく有史以前から〝洗剤〟として使われていたであろう。

二〇世紀の尿療法実践家であるジョン・アームストロング氏（効能報告11参照）も、さまざまな種類の創傷、特に組織が死にかけたり腐敗しはじめているような傷害部位は、〝古い尿〟を使って治せば治療効果が絶大であると勧めています。彼は、〝古い尿〟が有している洗浄作用は創傷の汚れを落とし新生組織の成長をうながすのに素晴らしい効果を発揮することを多数観察し、『生命の水』の各所でこの効用を紹介しています。

3 中国

ハインリッヒ・ウォールヌーファー（Heinrich Wallnufer）氏が著した『中国の民間療法と鍼灸』（一九七四年）には、中国では古代から尿療法が行なわれていたことが紹介されています――

> 中国文明においては、香草や植物類ばかりでなく、他のさまざまな物質も薬用に使われてきた。そうした生薬のなかには、人体から得たものもある。たいていはゲテモノ料理みたいでぞっとしないが、〝馬鹿馬鹿しい〟の一言で済ませてしまうのは、早計にすぎる。実に二〇世紀の、第一次大戦と第二次大戦との戦間期においてさえ、救急医療にはオシッコが使われていたのである。つまり兵士たちは傷を負うと、消毒薬・兼・治療薬として尿を塗付していた。健康人の尿は完全なる無菌状態なのだ。
>
> なかなか治らない創傷は尿素（尿に含まれている水溶性の窒素化合物）で治療を施すと、たいていは優れた効果を示す。だから現在では科学的な医療の現場でも、この方法が使われている。これ以外の尿を用いた伝統的な中国の医術としては、肺結核の治療に男児の尿を用いていた例が挙げられる。しかしこの療法は、西洋諸国では現在においても民間療法として根強く生き残っているのである。嗄声（声枯れ）を治し、咽喉の炎症を鎮めるには、温かい尿を飲むのが有効だとも伝えられている。妊婦の血栓症に対する血栓溶解剤や、強壮剤としても、尿の使用はきわめて普及している。そういう場合には温かい尿に少量のワインを混ぜて、一日に三回服用するのである。(4)

4　インド

インドでは尿療法は大昔から行なわれており、簡単には語りきれないぐらいに豊かな歴史を有しています。この国の尿療法は、全般的に、宗教文化と密接なつながりを持ちながら発展してきたという独特の伝統を持っています。

インドの尿療法についての最も古い記録は、五〇〇〇年前にサンスクリット語で記された『ダマール・タントラ』（*Damar Tantra*）と呼ばれる宗教書にすでに現われていて、この古文書には尿のクスリとしての効用を誉め称え、尿療法の日常的実践の方法を詳しく教示した詩が一〇七篇も盛り込まれているのです。『ダマール・タントラ』では尿療法のことを、「シヴァンブー・カルプ・ヴィッディ（Shivambu Kalp Viddhi）」とか「シヴァンブー・カルパ（Shivambu Kalpa）」と呼んでいました。「シヴァンブー・カルパ」とは「シヴァ神の御水」という意味です（シヴァ神は、創造神ブラフマン、世界維持神ヴィシュヌとならぶヒンドゥー教の三主神のうちの一つで、森羅万象の破壊と再生を司る〝破壊神〟であり、ガンジス川の創造と癒しを行なったとされています）。『ダマール・タントラ』の尿療法についての歌の数々は、歴史的に見てきわめて興味深い〝尿療法の教科書〟になっているのです。この詩は、シヴァ神が奥さん（配偶神）のパールヴァティー（Parvati）に話しかけるかたちで書かれているのですが、たとえば――

◉第一～四篇

聞け、パールヴァティーよ！　オシッコは、金か銀、銅、黄銅（中略）、ガラス、あるいは土でつくった壺にいれておき、そこから注いで飲みなさい。オシッコはこうした器にいれておいて、飲むとよろしい。

◉第五篇

この方法で癒しを得ようと思ったら、辛いものや塩っぱいものを食べるのは、避けること。過労は禁物。

食事は調和のとれた軽いものを心がけること。地べたに寝て、感覚を整えなさい。

◉第七篇

オシッコは、出だしと出がらしは捨てること。出てる最中のオシッコだけを使いなさい。それが最善の選択です。

◉第九篇

オシッコは神聖なる果汁である！　オシッコは老いを追いはらい、さまざまな病気やケガを癒す力をもっているのだ。

◉第二八篇

雲母（うんも）と硫黄を煎（せん）じた汁を、オシッコを加えて薄め、これを毎日かかさず飲みなさい。水症（むくみ）（水腫）やリウマチはこれで治せる。

◉第三六篇

朝一番に、岩塩とハチミツを等量まぜた〝塩水飴〟をなめてから、オシッコを飲みなさい。これで元気に一日がすごせる。

◉第四〇篇

ハチミツと砂糖をオシッコに溶かして、これを飲んでいれば、どんな病気でも半年以内に治せる。それに、気分が晴明になり頭の回転がはやくなるし、美しい声が出るようになる。

◉第四五篇

オシッコを土鍋にいれて、量が四分の一に減るまで煮つめなさい。それを冷まして、全身の按摩（マッサージ）に用いるとよい。

◉第一〇七篇

我がいとしのパールヴァティーよ！　オシッコによる癒しの術を、こうして詳しく語ってきたが、これらはあくまでも秘術である。秘密のままで実行するのがよろしい。誰にも教えてはならない。(5)

シヴァ神がどういう理由で口外を禁じたのかは知りませんが、とにかく尿療法はインドの伝統的な医学体系であるアーユルヴェーダ医学のなかにしっかりと根を下ろし、何世紀にもわたって薬草療法とともに広く実践されつづけることになりました。

ところが、時の流れとともに〝シヴァ神の教え〟は疎んじられてしまった。ラオジバイ・パテル（Raojibhai Patel）氏はインドで出版された『マナヴ・ムートラ』（*Manav Mootra*）――これは〝自己尿療法〟という意味――という著作（一九六三年）のなかで、次のように嘆いているほどです――

> 時がたつにつれ、尿は（生薬としては）忘れ去られてしまったらしい。（中略）インド伝統医療のなかで尿が占めていた地位は、薬草だけの療法に奪われてしまった。逆症療法（合成医薬品や外科手術など）が急速に台頭して世の中にはびこっているために、今やアーユルヴェーダ（自然療法）は（中略）忘れ去られている。
>
> 当然、疑問が浮かぶ。健康にとってかくも優れている尿が、現代では何ゆえ放棄されているのか？　この問いに対しては、命の価値に対する考え方が、我々の時代になってすっかり変わってしまったのだ、というほかない。我々は自然からすっかり切り離され、自然な手段を使う知恵を失ってしまったわけである。けれども、この自然の贈物――すなわち尿――の恩恵を受けたいと望む人々が、今でもたくさんいることは事実だ。チベットのラマ僧たちは尿を自由自在に活用し（中略）、それによって一五〇歳以上も健康に長生きする術を身につけてきたのである。
>
> 故モーリス・ウィルソン閣下はラマ僧からそれを教わり、それからヒマラヤ山脈の最高峰、エベレストの

登頂に挑戦した。登山の最中、彼は飲尿と尿によるマッサージを続けたのである。(6)

インドには現在も、きわめて熱心な尿療法の擁護者たちがいて、この古来からの自力更生的な医療技術を現代社会に復興させようと積極的な啓蒙(けいもう)活動を進めています。

なにしろ尿療法は、医療専門家による医学的介入（無理な治療）など無用であり、しかもまったくタダで、自力で病気を治すことができる。だからインドでは多くの傑出した人物が——その代表格は前首相のモラジ・デサイ氏でしょう——「尿療法は、貧しくて医者の治療を受けられない数百万人のインド国民にとって、健康問題を完ぺきに解決できる福音である」と考えてきたのです。

ごく最近になって、欧米の多くのマスコミが、インドの尿療法のことを話題に取り上げるようになりました。デサイ前首相は一九七八年に米国ＣＢＳテレビの報道番組「シックスティー・ミニッツ」に出演し、インタビューに答えるかたちで尿療法の素晴らしい効用を説き明かして、疑りぶかい司会者のダン・ラザーを驚かせたわけです。

そのデサイ氏でさえ、この番組に出ていた当時は、尿の医学的効用について本書で紹介してきたような科学的研究の成果についてはご存知なかった。その意味で、彼の証言は〝科学的な説得力〟には欠けていたと言わざるをえない。しかし彼の勇気と誠意と志(こころざし)は、こうしたマスコミ登場が契機となって世界中に伝わりました。ちなみに、その番組に出てから一〇年たった一九八八年には、彼は九二歳を迎え、ますます健康な日々を送っているとの近況が伝えられました。

5　英国

英国で尿療法について論じた最初の文献は、『サーモン教授の英国内科医必携——あるいは薬剤師の調薬要領全公開』という題名の、興味深い情報を満載した一七世紀末当時の医薬品カタログでした。W・サーモン（Salmon）は一七世紀に活躍した医学教授で、この本は女王メアリー二世に捧げるかたちで一六九三年に刊行されています。教授は同書のなかで、尿のクスリとしてのさまざまな使用法と効能を随所で教示しており、尿療法に対する熱心さがうかがえます。

尿はヒトと大部分の四足動物から得られる。ヒトの尿は主に医学と化学に用いられる。その本質は、血清すなわち血液の水分にほかならない。これが濾過のために動脈から腎臓へと運ばれて、そこで分離され、この部分で醗酵して、尿へと変えられるわけである。尿は、飲用すれば、この上なく猛烈な焼けるような高熱をも冷まし、不治の病をも癒してしまう。利尿をうながして、水症（水腫）や黄疸を治し、耳に滴下すれば、耳の痛みや聴力喪失を治す。口内の潰瘍も治すと言われている。男女ともに、尿は温かく、味わってみると塩辛くて、物を溶かす優れた特性があり、洗浄力がある。腐敗を防ぐ作用があり、飲用すれば肝臓、脾臓、胆嚢の閉塞症や、水症、黄疸、女性の月経停止、腺ペストや、あらゆる種類の悪性の熱病を治すことができる。

一九六三年にインドで出版された『マナヴ・ムートラ』にも、英国の伝統的な尿の薬用使用が次のように紹介されています——

英国のアリス・バーカー（Alis Barker）医師は、尿には体内にひそむ有毒な病原菌を破壊するような成分が無数に含まれている、と述べている。同じく英国の有名な内科医T・ウィルソン・ディッチマン（Wilson Dichmann）博士はある雑誌に載せた論文のなかで次のように書いている——「尿の成分は、患者の身体状態によって、個人差がある。尿は、器質的な損傷や奇形を除いたあらゆる疾患を治すことができる最良の治療手段である。（中略）尿を治療手段に用いれば医者は不適切なクスリを選んでしまうという医療過誤を犯さずにすむ」。

シリル・スコット（Ciril Scott）は『医者、病気そして健康』と題する著書のなかで、英国北部リーズ近郊のハロゲット市で尿療法を実践していた故W・H・バクスター（Buxtor）氏の事例を、次のように紹介している——「バクスター氏は自分の尿を毎日欠かさず飲んでいた。そして尿の効用を紹介する論文を数多く執筆した。彼は尿湿布と飲尿によって悪性の癌にも打ち勝って、長生きした。（中略）彼は、飲尿は無害であるどころか健康に大いに役立つと主張し続けた」。

今日では、尿は化粧品のかたちでも利用されている。英国の化学者たちは尿から最高級の浴用石鹸とクリームをつくりだしている。つまり、人間の尿は、我々には判らないかたちですでに応用されているのである。

6　フランス

一九世紀のフランスの有名な化学者であるフルクロワ（Fourcroy）は、尿の組成について研究し、数多くの論文を発表しています。彼の論文には次のような指摘が記されています——

人尿は、動物由来の物質としては、これまでに最も化学的研究が行なわれた部類に属しており、また、尿の詳細な研究のおかげで化学にとって最も貴重な発見が多々もたらされたし、生理学への最も有用な利用法や、治療手段も生み出された。

すでに一七世紀には、フランスの裕福な女性たちは美しい肌を保つために〝オシッコ風呂〟への入浴を行なっていたと報告されています。一七〇八年に『王立科学アカデミー紀要』にM・ルムリ（Lemery）が尿についての論文を発表しています。彼はルイ一四世から特別許可を受けて、牛の尿の医用的価値と成分を調べた。当時、ドイツでは伝統的に牛の尿を医薬品として用いていることが知られており、フランスとしてもその効用を科学的に解明する必要に迫られたわけです。その結果、ルムリ博士は、牛であれば〝都会の牛〟も〝田舎の牛〟も、牛舎で飼っていても放牧していても、また、肌がどんな色の牛であっても、とにかく牛のオシッコは、黄疸やリウマチ、痛風、水症、鬱(うつ)病、座骨神経痛、喘息(ぜんそく)の予防と治療に有効だということを確認した。ところが「牛のオシッコ」を飲むというのは、やはりぞっとしない。〝医学的なありがたみ〟がないと彼は考えた。そこでルムリ博士はこの論文で次のように提唱している――「牛のオシッコ」というのではいかにも具合が悪いから、これを「千の花の水(オー・ドゥ・ミルフルール)」と呼んではどうか、と……。一八世紀のフランスでは、このルムリ博士だけでなく、歯医者たちも尿療法で歯科分野の各種の疾患を治していたことが報告されています。

7 米国

米国でも、一〇〇年以上も前から尿療法が行なわれてきました。『ニューヨーク州医学雑誌』(一九八〇年六月号)にジョン・R・ハーマン博士が発表した「自己尿療法」と題する論文には、世界各地と米国の、昔の尿療法の実践状況が、非常に詳しく紹介されています――

アメリカでも、医学の草創期には尿をクスリとして用いていた。『フィラデルフィア医学アカデミー紀要(アーカイヴズ)』(一八一〇年一〇月号)には「人尿を医療に用いた結果とその考察」と題する論文が掲載されている。執筆者は、メーン州バーウィックのリチャード・ヘイゼルティン(Richard Hazeltine)医学博士である。

そのヘイゼルティン博士の論文には、次のように書かれています――

きわめて明白な尿の優秀性を直視するなら、どんなに軽薄な観察者でも、躊躇（ちゅうちょ）なく次のような結論を得るはずだ。すなわち、尿は、直接飲みこんでも、肌に塗付しても、直腸に注入しても、計り知れない治療力があるという事実を。化学薬品を使っても、これに近い効果を上げることはできるわけだから、尿も、生体に顕著な影響を及ぼしうる医薬品の一種と見なすのが正当であろう。（中略）

私の記憶をたどってみると、実は我が家の家庭医療がすでに尿療法だったのであり、私も幼いころから時々オシッコを飲まされていた。医学生のころには、私の指導医師が時々（中略）、小児患者に対して半オンス（一五cc弱）から1オンス（三〇cc弱）の尿に糖蜜で甘味をつけたものを内服薬として処方していた。

私が幼いころには、病気をして寝込むと、発汗をうながし健康によい特製の〝バター・フリップ〟を、しばしば飲まされた。これは、寒暖の激変や足を冷やしたせいで風邪にかかり、鼻をぐすぐすさせている我が子に、当時の母親なら誰でもつくっていた家庭薬であった。この〝バター・フリップ〟は、子供から採取したばかりのオシッコにお湯を加え、ハチミツと少量のバターを溶いてつくる。これを服用すれば、鼻の粘膜炎症（カタル）はたいていは治ってしまう。

私は、かつてマサチューセッツ州リンに住んでいたというかなりの地位の老婦人から、興味深い話をきいた。この女性は看護婦としては斯界の権威者であり、その当然の結果として立派な名声を獲得した人物であるが、彼女の語るところによれば、やはりまったく同じやり方で尿を利用する習慣が彼の地にもあるというのだ。それは、やはり尿と糖蜜を混ぜてつくる飲み薬で、マサチューセッツでは土地の名前にちなんで〝セイレム・フリップ〟と呼ばれていたという。そして彼女はこの飲み薬の効果を認識し、薬としての意義を尊重していた。

こうした歴史的事実を紹介した後で、ハーマン博士は、こう問いかけている——尿療法はこれまでなぜかくも不当な差別を受けてきたのか、医学界も一般の人々も尿療法を蔑視してきた理不尽さをじっくり反省すべきではないか、と……。

これまで最も知恵と洞察力に優れた人物たちの尿療法に対する取組みを紹介してきたわけだが、彼らでさえ、飲尿については奇妙な嫌悪感を抱いていた。自分の尿についてであれ、気が進まないというのである。これはまったく不可解なことだが、言い古された「尿はただの老廃物だから」という〝理論〟では、説明にはならないのである。

現代ではほとんどの文明国で、血液とその派生物が医療に用いられている。尿療法（ユーロセラピー）はたいていは嫌悪されるというのに、血液は平気で医療に使われているのだ。赤血球や血漿（けっしょう）や白血球など、血液のさまざまな成分が分画され、袋づめされて、平気で他人に輸血されている。

しかし尿だって要するに血液からつくりだされた派生物にすぎない。だから新鮮な尿に含まれているのは、体内の循環血の化学物質や各種成分だけなのである。毒でもないし〝血液〟として扱われるかぎりは嫌がられることもない物質が、〝尿〟に含まれているというだけでなぜかくも忌（い）み嫌われるのか？

血液は〝不潔〟と考えるのが間違いだというのなら、尿だって、そう考えるのは間違いなのだ。なぜなら尿は、血液の派生物にほかならないのだから。

結論

本章ばかりでなく、これまでの各章でも見てきたように、尿療法の効用は、もはや圧倒的とも言えるほどの研究データ、個人的体験談、歴史的文献によって立証されているのです。

最も悪質で低劣な、いわれなき悪意と軽蔑にさらされてきたけれども、最もたくさんの疾病に、最も有効な治療力を発揮する自然療法――すなわち尿療法の途方もない重要性は、この自然療法の効用を称えた研究論文と個人的体験談の、その量の膨大さだけを見ても歴然としています。

新たな疾患が次から次へと出現し、医薬品の副作用で死者が相次ぎ、そして医療費が天井破りの高騰を続けている現代医療。つまり現代医療そのものが、すでに病んでいる……。そうした時代だからこそ、自然療法でありながら、確固たる医学的効果が歴史的にも科学的にも立証された尿療法を、象牙の塔の〝講壇医学〟から解き放ち、一般世間に知らしめて、実践を普及させていく必要がある。尿療法にはそれだけの価値があるし、その立証ずみの効力は、我ら一般社会の期待に応えてくれるはずです。尿療法の途方もない治療効果は、誰もがタダで簡単に享受できる。お医者さまとて尿療法の恩恵にあずかれるわけです。だからこの自然療法の優秀性は、誰にも無視はできないはずです。

自分の心身の健康管理は自分で行なわねばならない。これは道徳的な意味ばかりでなく、なによりもまず、人体に〝健康な体内環境〟を維持するためのあらゆる恒常性維持機能と、免疫系をはじめとする精妙きわまる生体防御機構が備わっており、それらが不眠不休で働いているという生理学的な事実からして明らかなことである。つまり「自分の健康は自分で守る」というのは、まさに〝自然の理(ことわり)〟なのです。それゆえに尿療法は、疾病の予防と治療を自力で行なうための比類なき医療手段だということになる。これは、誰でもタダで簡単に実践できるという実用上の利点のせいだけでなく、尿にはその人の――他の人や最新の科学技術でも絶対に真似できない――健康状態を正確に反映した〝オーダーメイドの栄養物質と治療物質〟が含まれているという生理学的な事実によるものです。

それに、尿療法を採用すれば、もう我々は〝奇跡のクスリ〟を求めてさまよい歩くようなまねをする必要はなくなるし、高価な新薬に頼って財布をスッカラカンにしてしまう心配もない。我々はただ、自分の体内から自然に湧き出てくる〝生命の泉〟を、すくって飲めばいいだけなのです。

尿は、自分自身の健康維持と疾病治療を確実に実現できる、このうえもなく貴重な〝オーダーメイド生薬〟です。それを使った尿療法は、医学的効果が確実で、副作用がなく、しかもタダで誰もが簡単に実施できる医療手段なのです。この比類なき自然療法の恩恵を、一人でも多くの人が受けられるようになればいい。そのために、尿の効用と尿療法の方法についての正しい知識を持ち、無知ゆえの誤解と偏見から自分自身を解放することができる賢明さを、一人でも多くの人に持っていただきたい。

尿の効用については前章をお読みになって理解されたことと思います。次章では尿療法の方法をお教えいたしましょう。

第六章　自分で行なう尿療法

――安全で効果的なノウハウ

尿療法にはいくつかの実施方法があります。しかし実行する前に、まず第四章の尿療法研究のレポートの数々を読んでおくことをお勧めします。第四章は若干分量が多いけれども、この章を読んでおけば「自分の病気に尿療法はどのように効くか」とか「尿はどうしてまるごと使ったほうがよいのか」など、尿療法の効果を最大限に高めるために知っておくべき情報を手に入れることができるからです。それに、尿のクスリとしての特性を理解しておけば、自分の健康状態の変化に応じて、それに最もふさわしい方法で尿療法を実践することも可能になるでしょう。

1　尿療法を始める前に

尿療法を始める前に、日々の食事と生活習慣をちょっと振り返ってみてください。どんな治療にも当てはまることですが、最善の結果を得るためには充分な休息と栄養ゆたかな食生活が不可欠なのですから。

疲れがぜんぜん抜けない場合や、不健全な食物（白砂糖、加工食品、食品添加物、化学調味料、カフェイン飲料やソーダ水、等々）を取りすぎたり市販薬を濫用（らんよう）している場合には、あなたの身体の――特に免疫系の――働きが低調になり、大病どころかささやかな健康障害であっても、それを自力では癒（いや）せない状態に陥っています。そういう場合にはどんな治療手段を用いても、健康をまともに回復するのは難しいのです。

特に尿療法について考えてみると、クスリ漬けの生活や不健全な食生活を続けていれば、尿の内容にも良い影響は与えません。良質の栄養を摂取すれば尿の生薬としての内容は改善されるので、尿療法の効果も上がるわけです。

尿は、飲食物や医薬品など、あなたが体内に取り入れている物質の内容を映しだす〝生化学的な鏡〟なのです。だから、合成添加物や保存料や、栄養が偏（かたよ）った精製小麦粉や白砂糖、あるいはカフェインやニコチンをさんざんに取り込んだ後に、排泄された尿を使うよりも、健全で良質な栄養を摂取して生み出される尿を使ったほうが、尿療法としては良い結果を期待できるわけです。

尿が体内摂取物の内容を反映した〝生化学的な鏡〟である以上、尿療法を始めたら毎日の食生活と摂取した医薬品などを日記につけることをお勧めします。この日記をつけはじめれば、食べものを変えたり医薬品を飲んだ場合の、尿の様子や自分の健康状態の変化を詳しく観察することができます。尿の状態や健康状態に現われた変化は、日記をつけていればいちはやく気づくことができますし、尿療法でそれを治しておけば、大病の前兆のような異常であっても、それを早期に治してしまうことができるでしょう。[*9]

＊9——血圧などの健康状態は自分で測定できるだろう。健康状態は尿にも現われる。尿の酸性度や糖尿などは、本章2-4（質問5）で紹介しているように、市販の尿試験紙で大雑把に知ることができるが、これに劣らず重要なのは味覚・嗅覚・視覚によって得られる尿の〝官能データ〟、すなわち色や香りや味なのである。ワインと同様、尿も色・香り・味などで、その内容や質を知ることができる。実際、飲尿を開始すれば、飲食物の内容や健康状態が尿の色や風味に敏感に反映されることが直ちにわかる。体調が良い時の尿は、色や風味に〝無理〟がなく楽に飲み干せるが、体調が悪い時には色が濃すぎたり苦すぎるなど、飲むにはちょっとつらい状態の尿が出る。もっとも、〝良薬は口に苦し〟で、そうした〝マズくて飲みずらい尿〟を我慢して飲んだ時には、体の不調が治ってしまうのも事実だが……。

家庭でできる尿療法は、大別すると尿を「内用薬」として用いる場合と「外用薬」として用いる場合の二つの方法に分けられます。それぞれの方法を、もうちょっと詳しく分類しておきましょう。

内用薬としての尿の利用法（〈　〉内は本書での説明箇所）

①口内滴下〈本章2－1－3、2－1－13－A〉

②少量（三〇～一二〇cc）の飲尿〈本章2－1－13－A〉

③飲尿断食および大量飲尿〈本章2－1－13－B、2－1－14〉

④尿や尿素のホメオパシー的使用〈本章2－1－5、2－2－2〉

⑤尿素の結晶の使用

外用薬としての尿の利用法

①皮膚マッサージ〈本章2－3－2〉

②尿湿布〈本章2－3－4〉

③尿浴（足浴および全身浴）

④耳・鼻・目への滴下〈本書2－3－5〉

⑤尿浣腸〈利用例については第七章の癌と大腸炎の項を参照〉

⑥尿素の結晶の使用

ここから先は、尿療法を自宅で行なう場合の一般的な実施法（ノウハウ）を紹介していきます。ここに紹介するのは、これまでの科学的研究の成果や尿療法体験者の手記にもとづいてまとめたものです。これらを参考にあなたに適した方法を見つけだしていけばよいでしょう。

なお、ここに紹介した方法はあくまでも一般的なもので、これまでの医者や学者たちの研究成果や多くの人々の実体験にもとづいてはいますが、あなたの健康状態に合わせて処方したものではありません。つまりこれは医者があなたに与える処方薬や生活指導とはわけが違うので、自分の判断と責任において尿療法を行なうのだという自覚を持って進めてください。

2　尿療法の一般的な実施法

2－1　内用薬としての尿の利用法

2－1－1　清潔なコップや容器に、出はじめや出がらしでなく、出ている最中の尿を採取すること

尿を採取するための容器としては、清潔なガラスかプラスチックの容器を使うとよいでしょう。尿の医学的効用を調べた研究論文を読んでみると、研究者たちは〝清潔な採尿〟に努力していることがわかります。具体的に言うと、採尿の前に外性器を洗浄しておくということです。尿そのものは生物学的には間違いなく「清潔な液体」です。しかし、どんなにキレイな水でも、水道の蛇口が汚れていれば、出口のところで汚染されてしまうわけで、そうした汚染を防止するには〝オシッコの蛇口〟である外性器を清潔にしておく必要があるわけです。これは特に女性が尿療法を行なう場合には大切なことなので、尿を採取する前には石鹸をつけて外性器を水洗いしてください（お風呂に入った時に尿療法を行なえば、面倒ではなくなります）。それから、尿は出はじめと出おわる間際のものは避けて、出ている最中のものを採取してください。

旅行先で尿療法を行なう必要がある場合には、無菌の紙タオルと清潔な容器を携帯することをお勧めします。

2－1－2　内服用の尿は、採取してすぐの新鮮なものを使うこと

尿は体外に出ると、すぐに成分の分解や醱酵（はっこう）が始まります。だから内服（飲尿）の場合には、採取した尿をた

尿も、外用には非常によく効きます。[*10] 外用に用いる場合には、新鮮さはさほど問題にはなりません。新鮮な尿だけでなく古い尿も、外用には非常によく効きます。

*10——ただし、尿は時間をおけば凄まじいアンモニア臭を発するようになるので、古い尿に外用薬としての驚異的な効果があるとしても、それを塗ったまま人前に出るわけにはいかないということを、知っておいていただきたい。

2-1-3 まずは口内滴下から始め、しだいに飲尿量を増やしていくこと

本書をひととおり読み終えて、いよいよ（生まれて初めて）尿療法を始めるという場合には、**まず一日に数滴の尿を口にふくむことから開始し、身体を徐々に尿療法に馴らしていってください。**

滴下を行なう場合には、コップなどに採取しておいた尿を、目薬や点鼻薬などの滴下用の（中身をカラにして水洗いした）容器に移し換えて、最初は一滴か二滴、口内の舌の下に垂らしてみてください。そうすれば、尿の風味にすこしずつ慣れていくことができるし、たとえ少量でも健康に好影響を与えることができるからです。これで尿の経口投与に慣れたら、すこしずつ投与量を増やして身体を馴らしていき、自分の身体に最もよく馴染む投与量を見つければよいのです。その要領を簡単にまとめておくと——

(1) 尿療法開始の初日は、朝一番で出た尿を一〜五滴、口内滴下する。
(2) 二日目には、朝一番で出た尿を五〜一〇滴、口内滴下する。
(3) 三日目には、朝一番で出た尿を五〜一〇滴、口内滴下するとともに、夜、寝る前にも同量の尿を口内滴下する。
(4) 尿療法に慣れてきたら、本格的な尿療法に必要な程度まで（つまり治療効果が現われるまで）、すこしずつ投与量を増やしていく。尿の口内投与を行なっていくうち、身体の反応を観察しながらどのぐらいの投与量が必要か、そのサジ加減がわかるようになる（用量については本章2-1-13を参照）。

2-1-4　尿を煮たり薄めたりしないこと

蛋白質やペプチドなどは熱を加えると変性してしまいますし、人体由来の酵素は通常体温で最も活発に働くようにできています。尿は高熱を加えれば、有効成分の働きが低下したり、成分そのものが破壊されてしまいます。尿を煮れば薬効成分の働きが損なわれてしまうことが、科学的研究によって立証されています。だから尿療法の内服用につかう尿は、新鮮なものを、手を加えずにまるごと利用するに限ります。

それともうひとつ。尿（や尿素）を薄めてしまうと、その抗菌作用も損なわれてしまうことは、科学的研究で立証ずみです。だから尿を経口投与する場合には、その風味を嫌って水やジュースで薄めるのは利口なやり方ではありません。薄めて使うぐらいなら、むしろ少量を、味を感じにくい舌の下に滴下したほうがましなのです。

2-1-5　子供やアレルギー体質の人には、尿ホメオパシー製剤を使うとよい

特に感染症やアレルギーなどの疾病では、急性症状が出た直後や最もひどい時期に採取した尿を治療に使うのが重要だという研究報告が出ています。なぜ、この時期の尿の治療効果が優れているかというと、こうした時期には身体の免疫系がフル稼働で疾病と戦っており、尿に含まれる抗体や各種免疫物質の量がピークに達しているからです。

ホメオパシー（同種療法）というのは、そのまま人体に投与すると何らかの病的反応を引き起こすような天然の〝毒物〟を、水で極端に薄めて〝水薬（ホメオパシー製剤）〟をつくり、これをそうした（希釈前の〝毒物〟が引き起こす）病的反応とよく似た——つまり〝同種〟の——症状を呈している患者に投与するという自然療法です。

つまり、尿を希釈してホメオパシー製剤にしてしまえば、発症直後に採取した、最も活性の高い抗体や各種免

疫物質を最も大量に含んだ尿を、品質を劣化させず保存できるわけです。したがって、この最も治療効果の高い尿を、疾病が治るまでずっと使いつづけることが可能になります。

一定の方法に従って希釈し、保存可能な状態にした尿の〝水薬〟――すなわち「尿ホメオパシー製剤」――は、子供や、アレルギー体質や、中毒などの疾患のせいで病的に外来物質への感受性が高まっている患者に対して、優れた治療効果を発揮します。こうした人々の場合は、尿を通常の濃度で使用すると、治療開始直後に効き目が強すぎる恐れがあるので、きわめて濃度を下げたホメオパシー製剤から始めたほうが身体をむやみに刺激せずによい治療成績を出せる場合があるからです。だからこうした人々には尿ホメオパシー製剤の使用を、まずお勧めします。[*11] ホメオパシー製剤の作り方は、本章2－2に紹介しておきます。

*11――前項では「尿を薄めるな」と言っておきながら、本項で希釈製剤を勧めているのは一見矛盾しているように感じるかもしれないが、ホメオパシー製剤はクスリをいたずらに薄めているわけではない。希釈には尿の保存と過敏反応対策という目的があることはすでに述べたとおりだが、同種療法（ホメオパシー）の原理は〝弱毒ワクチン〟の原理にも通じるものであり、単に〝強いクスリを薄めて飲む〟というのとはワケが違うのである。詳しくは巻末《補足解説》を参照。

2－1－6　尿のpH（酸性度）を適切な水準に保つこと

「pH」（ペーハー）というのは「水素指数（power of hydrogen）」のことで、これは専門的に言うと「溶液中の水素イオン濃度の逆数を、対数で表した」数字のことです。酸は水のような溶媒に溶かすと、溶媒中で水素イオンを生み出します。つまり、溶媒中に酸がたくさん溶けているほど――溶液の酸性度が高いほど――水素イオン濃度が高いわけです。仮に、かぎりなく強い酸が存在しているとすれば、この液体中の水素イオン濃度はかぎりなく一〇〇%に近づくことになります。だからその逆数は、かぎりなくゼロに近づくわけです。しかし化学の領分では、この水素イオン濃度を%（百分率）ではなく、対数で表わしています。そして、pH七を「中性」と決め、七よりもpH値が小さいものを「酸性」、七よりもpH値が大きいものを「アルカリ性」と呼ぶわけです。

唾液や尿のpHの値は、体内の酸とアルカリのバランスを知る目安になります。こうした体液は健康状態では弱酸性を呈していますが、尿のpH値を適正な水準に保っておくことは尿療法を効果的に進めるためには決定的に重要なことです。

朝一番のオシッコは、一般に、日中のオシッコよりも酸性度は強いのです。しかも尿のpH値は食事内容によって変動させることが可能です。たとえば、肉、コーヒー、アルコール飲料、牛乳、卵、豆などを食べると血液（や尿）は酸性に傾き、果物や野菜を食べればアルカリ性に傾きます（酸性／アルカリ食品については、巻末の一覧表を参照）。

尿のpH値をチェックする場合には、唾液のpHも一緒にチェックすることをお勧めします。この両方をチェックすることで適切な酸とアルカリのバランスを知ることができるのです。

唾液の望ましいpH値は六・四〜七・二の範囲内です（pH六・四以下だと酸性が強すぎ、七・二以上だとアルカリ性が強すぎてしまうのです）。通常、唾液は食後や菜食時にはアルカリ性に傾きます。

一方、尿の望ましいpH値はおおむね五・〇（朝一番の尿は酸性が強い）〜八・〇（夜間の尿はアルカリ性が強い）の範囲のなかを一日中、変動しています。

あなたの尿や、あるいは唾液のpH値が、もしも長期間にわたってこの正常範囲から常に逸脱しているなら、あなたの身体の働きが異常をきたしているか、食事が酸性またはアルカリ性に偏りすぎているということです。尿や唾液のpH値は、市販のpH測定用紙を使えば、自宅で簡単に測ることができます。

体液の酸性が過剰に強い状態は「酸毒症（アシドーシス）」と呼ばれていますが、これは腎臓、肝臓、副腎に障害があったり、栄養失調や飢餓（きが）、怒りや恐怖やストレス、発熱、ビタミンCやアスピリンやナイアシンの過剰摂取などの原因によって起こる場合があります。「酸毒症」の症状としては、不眠症、水腫、偏頭痛、あくびがくり返される状態、異常な低血圧、硬く乾いた大便、便秘と下痢が交互にくり返される状態、歯の感覚過敏、嚥下（えんげ）（飲み込み）困難、目の隈（くま）などがあります。

これとは逆に、体液が過剰にアルカリ性に傾いている状態は「アルカリ血症（アルカローシス）」と呼ばれており、制酸薬の過剰摂取や食餌の偏り、過食症にともなう嘔吐のしすぎ、ホルモン・バランスの失調、高コレステロール、変形性関節症、下痢などが原因で起こり、その症状としては、嗜眠（しみん）、眼球突出、関節のきしみ、筋肉痛、滑液包炎、水腫、就眠中の咳、月経困難、アレルギー、就眠中の痙攣（けいれん）、慢性の消化不良、喘息などが挙げられます。

体液のpH値の異常を治すには、まずもって休息と心身の安楽（リラクゼーション）、新鮮な空気、運動、ストレスの低減、それに食事内容の改善が必要です。体液が酸性に偏っている場合には、酸性食品の摂取を減らしてアルカリ性食品の摂取を増やしてください。逆に、体液がアルカリ性に偏っていれば、食品の傾向をアルカリ性から酸性に移していく必要があります。

尿療法を行なっている最中には、尿のpH値を注意深く見守る必要があります。なぜなら、尿がアルカリ性に偏りすぎている場合には、抗菌作用が損なわれてしまうからです。しかし、尿の酸性度が強すぎても、その尿を内服しての尿療法は身体に過剰な負担をかけることになるので問題があるのです。

そうした事態を避けるには基本的にはアルカリ性食品（アルカリ性ミネラルを多く含みそれゆえ体液のアルカリ化をうながす食品）に重点を置いた食生活をすべきでしょう。そうすれば尿療法で酸性の尿を服用しても、体液のpHバランスを健全な状態に保つことができるわけです。さらにいえば、もしもあなたが（たとえば糖尿病などで）酸毒症による深刻な症状に慢性的に悩まされているのなら、多くの尿を服用するのは避けたほうが無難なので、尿療法の一回分の服用量を数滴にとどめるか、希釈してつくった尿ホメオパシー製剤を使用すべきです（尿ホメオパシー製剤の作り方は本章2－2を参照）。

尿療法を初めて行なう場合や、集中的に行なう場合には、毎日一～二回、尿のpH値をチェックしてください。それから、pH試験紙をひたした尿は、尿療法に使ってはなりません。健康維持のために毎日少量の尿を服用するのであれば（その分量については本章２－１－13－Ａを参照していただきたいが普通は一日三〇～六〇cc、しかし五～一〇滴でも可）、尿のpH値チェックは三～五日おきに減らしてもかまわないでしょう。つまり、これぐらいのペースで体調を見ながら、食事の内容などを調整していくわけです。

尿の酸性が非常に強い場合には、重曹（ふくらし粉として使われている重炭酸ナトリウム）をひとつまみ、尿に加えて飲むとよいでしょう。そうすれば酸性度を抑えた尿を服用することができます。

２－１－７　妊婦は、医者に相談せずに勝手に尿療法を行なうのは避けたほうがいい

早朝嘔吐（モーニング・シックネス）（つわり）や水腫（むくみ）などの妊婦に特有の症状は、尿療法を行なえば軽快します。しかし妊婦の場合は、医者（尿療法を正しく理解している医者であることが大切ですが）の指導助言を得られないなら、尿療法を差し控えておいたほうが無難でしょう。

妊婦のつわりを尿療法で治して優れた成果を収めたという報告を、医者たちが行なってきたのは事実です。しかし一方で、Ｊ・プレッシュ博士（効能報告13）やナンシー・ダン博士（同33）が報告していることですが、妊婦に尿療法を施した後に自然流産してしまった例も、たったの二件とはいえ、これまでに確認されていることも事実です。自然流産の原因は、尿療法によって病気の妊婦の体内で解毒活動が急激に高まったため、それが胎児に悪影響を及ぼしたのだと推測されます。[*12]

＊12――尿療法の強力な解毒作用は妊婦の母体を救いはしても、母体の生体防御機能を活発にして、胎児という〝異物〟を排除してしまう方向に働いてしまうのかもしれない。しかし、妊婦は〝異物〟である胎児を一時的な免疫寛容によって無理やり体内にかかえている特殊な状態だということを理解していただきたい。つまり、妊婦以外の一般の患者の場合は、尿療法の解毒作用は当然、患者に有利に働く。

２－１－８　妊娠を望む女性にとって、尿療法は有効な妊娠促進手段である

尿療法は、妊娠を望んでいる女性にも有益です。排卵誘発剤「ペルゴナール」がオシッコからつくられていることは、すでに第二章で紹介しました。この他にも排卵誘発剤「ユロフォリトロピン」や女性ホルモン補充剤「プレマリン」など、女性の生理的機能を活性化させる各種の市販薬が、実際にはオシッコを原料につくられています。こうした事例ばかりか「尿療法のおかげで妊娠できた」という女性たちの体験談もあるわけです。尿の排卵誘発促進効果を利用して妊娠を成功させたい場合には、次のような方法が、最も安全で効果的でしょう――

(1) まず身体を妊娠可能な状態にもっていくために、一定期間（六か月間）尿の服用を続ける。

(2) いよいよ妊娠したいという時期になったら、（排卵後の受胎可能期間に）数日間、尿療法を中断して、懐妊のためのセックス（受精作業）を行なう。なお排卵があったかどうかは、市販の尿試験紙（排卵確認用）でチェックできる。

(3) 妊娠したかどうかは、市販の尿試験紙（妊娠確認用）でチェックできる。

2-1-9 尿療法の解毒効果

私は以前は「どのような種類であれ薬物を服用している場合や、タバコや酒（アルコール）やコーヒーや茶類（カフェイン）を大量に摂取している場合には尿療法を行なってはならない」と指導してきたのですが、最近、尿療法がこうした状態の人々にも有益な効果を及ぼすという研究結果が現われたので、若干、考え方をあらためました。

アメリカ人医師のウィリアム・ヒット（William Hitt）博士は、メキシコで尿療法クリニックを開業しており、彼の話では、二年半のあいだに、癌や喘息などのほかにも、重症のアルコール中毒や、薬物やタバコへの依存症の患者など、二万人の患者に尿の注射を行なってきたそうです。こうした毒物依存症の患者たちに尿注射を行なったり、尿注射と医薬品投与を併用した場合、まったく副作用なしに驚くほどの治療効果を上げたと、ヒット博士は私に語ってくれました。彼の尿療法では、毒物依存症の患者は尿療法を受けると解毒作用が活発化して毒を体外に排泄しはじめたわけですが、尿と一緒に排泄される毒物はきわめて微量であるため、その尿を尿療法に用いても患者には健康上の脅威はまったくない、ということが判ったのです。それどころか、患者の尿中に排泄されたごく微量の毒物は、むしろ一種の〝自家ワクチン〟として働き、毒物依存症や中毒の軽減や完治をうながしました。

これと同様の効果は、マイルズ研究所のA・H・フリーらが執筆した『臨床検査の実践における尿検査』（一九七五年）にも報告されています。同書によれば、水銀中毒がきわめて重症の患者でさえ、その尿に排泄される水銀の量はごく微少にとどまっているというのです。

毒物依存症や中毒の場合には、尿療法は、最初から多くの尿を飲むと急激な解毒作用によって激しい〝好転反応〟が起こる場合があるので（好転反応については本章2－1－11を参照）、激しい反応がでるのを避けるために最初の三～五日間は一日あたり一～五滴の口内滴下にとどめておくのが妥当でしょう。その後は体調に応じて毎日一～二滴ずつ滴下量を増やしていき、疾病治癒に必要な量まで（本章2－1－13－Bを参照）すこしずつ投与量を増やしていくとよいでしょう。

2－1－10　大量の飲尿を行なう時や飲尿断食を行なう前には、食生活の内容を改善して肉食をやめておくこと

たとえ尿療法を行なわなくても、一般論として、食事の内容は（精白していない、コメの場合は玄米のような）全粒穀物と新鮮な野菜を中心にして、脂肪分の少ない赤身の肉や魚を少なめに摂（と）るというバランスのとれたものにするのが重要です。精製された食品や白砂糖のような〝栄養失調食品〟や、炭酸飲料やコーヒーなどの〝生理機能攪乱（かくらん）食品〟を日頃から大量摂取していると、尿療法を行なってもその効用を一〇〇％引き出すことは難しく

なるのです。それに不健康な食生活を続けていると、尿療法を開始した直後に頭痛や吐き気などの不快な反応が起こる恐れもあります（もっともこうした反応は、すべて、身体が再び活発に働きはじめて体内の〝毒物〟を追い出すために起こる好転反応にすぎないので、心配するには及びません）。

尿の経口投与が一日あたりで数滴から三〇〜六〇ccとごく少量にとどまっている場合には、肉食もほどほどの量ならば問題ないので、続けてもかまわないでしょう。しかし大量の肉を食べながら、大量の尿も経口投与するとなると、体液の酸性度が高くなりすぎてしまう恐れがでてきます。だから大量の飲尿や飲尿断食を行なう際には、肉食を断つか、食べても極く少量にとどめるのが無難です。

イタリアのカルメロ・ジョルダーノ博士は、尿素の投与によって腎臓の蛋白質（たんぱくしつ）利用効率が高まることを報告しています（効能報告22）。つまり尿療法で尿素を経口投与すれば、蛋白質の利用率が高まるために、肉などの食事による蛋白質の摂取量を減らしても蛋白質欠乏症におちいる心配はないということです。この知見は、菜食主義者（ベジタリアン）にとって朗報となるはずです。なぜなら肉を食べない食生活で動物性蛋白質をまとめて大量にとる機会がなく、植物性蛋白質を比較的少量しか摂取していなくても、尿素の助けを借りて蛋白質の利用効率を上げることができるからです。

そういうわけで、大量の飲尿や飲尿断食を行なう際には、肉食をしなくても蛋白質の欠乏症にかかる心配はありません。安心して肉食断ちをしてください。

2―1―11　〝好転反応〟が出ても心配ご無用

生まれて初めて尿療法に踏み切ったという人は、最初のうちは頭痛、吐き気、下痢、脱力感、発疹などを経験するかもしれません。第四章に紹介した尿療法の研究報告でも、多くの場合は尿療法の実施直後にこうした〝症状〟が観察されています。しかしこれらの〝症状〟の正体は、実は、病気や健康障害によって身体に溜め込まれた〝毒物〟が体外に排除される時に起こる、きわめて健全な反応なのです。つまり、こうした〝症状〟は、健康状態が劇的な好転を遂げる時に現われる〝好転反応〟にほかならないのです。

尿療法にともなう〝好転反応〟は、通常は発生してから二四～三六時間以内に消えてしまいます。それに、最初から大量の尿を飲むのではなく、ごく少量の尿を口内滴下することから始めれば、激しい〝好転反応〟を経験しないですみます。最初から大量の尿を飲めば健康状態は劇的に改善されますが、〝好転反応〟もまた劇的に現われる恐れがあります。もしも不愉快な〝好転反応〟に襲われたら飲尿量を減らせばいいのです。少ない量の経口投与を続けていってください。〝好転反応〟で現われた頭痛や吐き気、下痢などは、医薬品を飲んで治そうとしてはいけません。どうしてもこれらの〝症状〟を軽減したければ、ホメオパシーや薬草（ハーブ）療法をお勧めします。これらなら尿療法と併用しても問題はないでしょう。

2－1－12　子供への尿療法は、少量の自己尿投与でもよく効く

第四章でダンカン博士（効能報告2）、クレプス博士（同5）、プレッシュ博士（同13）、ダン博士（同33）、ウィルソン博士（同35）などが報告しているように、尿療法は子供に対しても実施され、大成功をおさめています。最も簡単な小児尿療法は、患児本人の新鮮な尿を口内滴下してやることです。第四章に挙げたような臨床研究によって、たった一～一〇滴の尿を口内滴下してやるだけで、急性のインフルエンザや風邪一般、各種のウイルス感染症、麻疹（はしか）、流行性耳下腺炎（おたふくかぜ）、水痘などの治療に非常によく効くことが確認されています。

食物アレルギーや、他の原因によるアレルギーの症状が出ている場合には、毎食の前後に新鮮な尿を数滴、口内滴下すると著しい治療効果を発揮することが、科学的に立証されています。アレルギー治療のための尿療法の要領は第四章でダン博士（効能報告33）やウィルソン博士（同35）が具体的な紹介をしているので参照してください。

ダン博士は小児病全般やアレルギー発作を治すための、もうひとつの尿療法のやり方として、患児の尿を一定

の方法で希釈して〝ホメオパシー製剤〟にして利用する方法を紹介しています（効能報告33）。尿ホメオパシー製剤は疾病発症直後の尿を用いてつくりますが、その製剤方法については「ホメオパシーと尿療法」の項（本章2－2）に紹介してあります。

なお、子供に尿療法を行なった場合には、一番最初の数滴を口内滴下をした直後に（これから治そうとしている）病気の症状が一時的に勢いを増す場合があります。しかしこれは、身体の生体防御機能が尿療法によって劇的によみがえり、体内での病気に対するたたかいが活発化した徴候にほかならないのです。だから心配しないで尿療法を続けてください。この一時的な症状の〝悪化〟は、たいていは二四～四八時間以内に消え去ってしまうはずです。

子供が中耳炎のような耳の感染症にかかった時は、まだ温かく新鮮な患児本人の尿を、耳の中に数滴、滴下するとよいでしょう。たいていは、ただちに効き目が出てきます。この自己尿の耳内滴下は、必要に応じて一日に何度か行なうとよいでしょう。

2－1－13　尿内服の要領と用量

2－1－13－A　日常的な健康維持には少量で充分

日常的な健康維持には、朝一番で出た尿（ただし出はじめと出おわる間際のものは避け、出ている最中の尿を採取する）を三〇～六〇cc飲めば充分でしょう。まさに〝朝一杯のオシッコを〟ぐいっと一飲みするだけでいいのです。

しかし、心身ともに非常に快調で健康上の不安がまったくなく、これでも多すぎると感じる場合には、一～二日に一回、五～一〇滴の尿を口内滴下するだけでも充分です。「日常的に尿療法を続けていれば、活力がいつまでも衰えず、若さを保ち、病気しらずの人生が歩める」と、日常的尿療法の実践者たちは、誰もがそう証言しています。インドのデサイ前首相は、その代表格といえましょう。

2－1－13－B　重い急性および慢性の疾患には、尿の大量飲用や飲尿断食が効く

これはジョン・アームストロング氏（効能報告11）が尿療法の膨大な実践経験を踏まえて推薦している方法ですが、癌などの慢性疾患や重症疾患にかかっている場合には、二～三日でいいですから、排泄された尿をぜんぶ飲み干すか、できるだけ多くの尿を飲むことをお勧めします。しかし、こうした思いきった飲尿に踏みきれなくても心配はご無用。それよりもはるかに少ない量を服用するだけでも、治療効果はあることが、尿療法で命びろいした人々によって報告されているのですから（第七章の体験談の数々をお読みになれば判ります）。

大量の尿を服用する場合には、断食に踏みきるか固形食物の摂取量を激減させれば、腎臓への負担を減らし、ふだんなら消化活動に配分されている〝体力〟を治療のほうに集中させることができるので、治療効果はいっそう向上します。

ところでアームストロング氏が勧める飲尿断食ですが、彼は『生命の水』のなかで「私は尿と水のほか何も摂らずに四五日間絶食したのである」と証言していますし（邦訳版三三頁）、他の患者への尿療法では最長で数週間も飲尿断食を行なっています。けれども尿と水だけしか摂取しない飲尿断食は、一～三日程度の短期的なものでもかなりの治療効果が期待できますから、一回の飲尿断食はこの程度の短期間にとどめておくのが無難だと思います。これ以上の長期間にわたる飲尿断食は、私（マーサ・クリスティー）としてはお勧めできません。

それともうひとつ。夜間の就眠中は、身体も休まなければなりません。だから寝る前には飲尿を行なわないでください。朝おきてから、〝朝一番のオシッコ〟をぐいっと飲み干してください。

大量の尿を飲む必要はあるのだが断食はしたくない、という場合には、栄養バランスがとれていて胃に負担をかけない食事を少量摂るように心がけてください。できれば、新鮮な野菜を使い、可能なかぎり味つけを減らしたホームメイドの野菜スープを食するのが望ましいでしょう。

どうしても穀類が食べたいという場合は、全粒のコメまたは（キビのような）雑穀を炊いた、味付けをしていない御飯か、塩がかかっていないクラッカーをお勧めします。飲尿断食については、本章2－1－14で詳しい実施法を紹介してあります。

難治性の疾患が長期にわたって続いてきた場合には、それを治すための尿療法も、長期にわたって根気づよく継続する必要があります。私自身の経験を話すなら、難病から抜け出すために、まず大量の尿の服用（一回当たり六〇ccを一日に四～五回）を二週間ほど毎日続け、その後、すこし量を減らして（一回あたり三〇～六〇ccを一日に三～四回）これも二週間ほど毎日続け、その後は一回あたり三〇～六〇ccを一日に二回、さらにはこの一回服用量で二日に一度と、健康の回復とともに徐々に服用量を減らしていって、最終的には一日あたり五～一〇滴の口内滴下にすぎませんが、これを健康維持のため毎日継続させてきました。これはあくまでも私の場合の話です。読者の皆さんは、尿療法を行なうなかで自分の体調と〝相談〟しながら、服用量の加減をするとよいでしょう。

感染症のような急性疾患の場合には、完全な断食か、「新鮮な野菜を使い、可能なかぎり味つけを減らしたホームメイドの野菜スープ」のような栄養バランスがとれていて胃に負担をかけない食事を少量摂るにとどめ、排泄される尿を全部飲むという大量尿投与を、少なくとも丸一日間、あるいは完全に病気が回復して体調が安定するまで続けるというのが、尿療法の標準的な方法です。しかしこれで病気が治っても、すぐにたくさん食べるのは避けてください。私ばかりでなく多くの尿療法実践者が経験していることですが、ウイルスや細菌による感染症が回復した直後に食べすぎると、感染症を再発させる恐れがあるのです。食事の量を通常にもどすのは、健康状態が完全に安定してからにしてください。

それともうひとつ。これは必ず守ってほしいのですが、飲尿断食を切り上げて、食生活に復帰する際には、まずはごく軽い食事から再開すること。「新鮮な野菜を使い、可能なかぎり味つけを減らしたホームメイドの野菜スープ」から始めて、次にクラッカーなどで消化器の働きをもどしていって、それから穀物（ごはん）などに復帰するようにしてください。

2－1－13－C　休め、休め、病気が治っても存分に休め

大病から生還して健康を再び手にすることができても、健康維持量の尿の摂取を毎日継続し、栄養ゆたかな食生活を続けていく必要があります。しかしこれに劣らず重要なことがあります。それは「体力を消耗させたり過労におちいることは絶対に避けろ」ということです。常に充分な休息をとること――これは実際には、皆さんが考えているより遥かに大切なことなのです。病気が治っても、充分な休憩と心身の安楽（リラグゼーション）を確保するよう、常に気づかってください。

これまで私は、これを軽視したために再び闘病生活にもどってしまった人々をたくさん見てきました。そういう人々は、尿療法や自然療法の助けを借りて「不治の病」を克服し、何年にもわたって完全に健康な状態が続いていたのに、「もうすっかり治った」と安心しきって仕事や遊びにうちこんで、その結果、それまで続けてきた日常的養生をやめてしまったために病気がぶり返してしまうわけです。

私が知っているそうした悲劇的な例を、ここに紹介しておくのも無駄ではないでしょう。一人は、聡明で精神的にもしっかりした青年でした。この人はエイズにかかっていたのですが、尿療法によって観察可能な臨床的徴候は完全に治すことができたのです。ところが病気が軽快してからは会社の仕事に追われっぱなしになり、もう自分の健康に気づかう暇もなく、働きづめになってしまったのです。結局、彼はエイズをぶり返しました。そして今度は懸命な治療のかいもなく、二度と回復することがなかったのです。

これと対照的な経過をたどった人も、私は知っています。その人も尿療法によって重病から回復し、その後、無理がたたって病気がぶり返したのです。しかしこの人の場合は、病気が再発するや充分な休養をとった。おか

げで再び健康をとりもどすことができたのでした。

もう、おわかりでしょう。病気から回復できたといっても、身体の生体防御機能は、健康をとりもどすために働きすぎるほど働いて、もうクタクタなのです。なのに「すっかり病気が治ったので、もう無理しても大丈夫」と安心しきって身体を酷使し、疲れきった生体防御機能を破綻(はたん)させてしまうのは、なんと愚かしいことでしょうか……。

病気が治ってもねばり強く尿療法を続けてこそ、健全な生体防御力と活力を維持していくことが可能になるわけです。自分の健康を過信して不健全な生活に逆戻りするのは簡単なことだ。だけど大病から回復した人々にとっては、体力の消耗は時として〝命とり〟になるのです。だからこそ、大病から回復して〝生まれ変わったら〟新たに手に入れた健康は徹底的に大事にしなくてはいけません。そのためには充分な休息、新鮮な空気、ほどほどの運動を確保し、ストレスを最少限にとどめて、免疫系の健全な働きを保持することが絶対に必要なのです。

2－1－13－D　腎臓疾患の場合の、尿療法の心得

腎臓がなんらかの感染症にかかったことがあるか、現在かかっている人は、尿療法は最初のうちは、一回あたり一～五滴の尿の口内滴下を一日にせいぜい一～二回行なうにとどめるか、尿ホメオパシー製剤を用いたホメオパシー的尿療法を行なってください（本章2－2参照）。また、尿療法を開始する前に、肉や酸性食品の摂取を完全にやめるか、やめられないにしても減らしておくこと。そして、尿のpH値を検査紙をつかって測定し、尿の酸性レベルが通常範囲か、極度の酸性から大幅に（通常レベル程度にまで）もどったことが確認できてから、尿療法を開始してください。[*13]

＊13――腎臓疾患に関する尿療法の研究報告については第四章の効能報告3、6、11、19、22、23を参照。尿の酸性度と腎臓疾患との関係については本章のQ＆Aコーナーである2－4の質問3を参照。尿の酸性度を正常化させるための酸

性／アルカリ性食品の利用については巻末の食品一覧表を参照。

2—1—13—E　アレルギーの場合の、尿療法の心得

第四章の研究報告からも明らかなように、ダン博士（効能報告33）もウィルソン博士（同35）も、患者の口内に尿の滴下を行なうことでアレルギーへの優れた治療効果を立証しています。ここであらためて、その要領を記しておきましょう。最初は一〜二滴の尿を舌の下の部分に滴下することから始め、だんだんと滴下量を増やしていきます。ウィルソン博士が報告しているように、舌下への滴下量を徐々に増やしていき、尿の風味や温もりが刺激的に感じられなくなった時点の滴下量を「最適な滴下量」と決めることができます。もしもあなたが食物アレルギーで、アレルゲンとなっている食物もすでに判っている場合には、その食物を食べる前に「最適な滴下量」の尿を口内投与します。何がアレルゲンになっているか判らない場合には、アレルギー症状が出たらすぐに数滴の新鮮な尿を口内投与してください。そして症状が再発するたびに、この処置をくり返してください。

ダン博士が報告しているように、尿ホメオパシー製剤もアレルギーの治療には優れた効果を発揮します（効能報告33）。尿ホメオパシー製剤は、尿を一定の方法で希釈したものですが（希釈方法は本章2－2を参照）、アレルギーの症状がピークに達している時に尿を採取して、それを希釈して尿ホメオパシー製剤をつくれば、長期にわたってアレルギーの治療に用いることができます。

2—1—13—F　食中毒の場合の、尿療法の心得

第四章のいくつかの研究報告が示しているように、尿素は抗菌作用を有していますし（効能報告12、19、20など）、食中毒患者の尿中にはサルモネラ菌のような食中毒菌に対する抗体が含まれています（効能報告21）。食中毒にかかったら、最初は一〜五滴の口内滴下から尿療法を開始し、身体を馴らしながら投与量を増やしていってください。

2-1-14 飲尿断食の要領

飲尿断食は、食物を断ち、尿と水を飲むだけで日々を過ごすという方法で、特に難治性疾患や重い慢性疾患などにずばぬけた治療効果を発揮する優れた尿療法です。しかし、この方法を行なう際には、必ず守ってほしいことがあります。それは、大量の飲尿と絶食をいきなり始めてはならない、ということです。飲尿も絶食も必ず予備的期間をおいて少しずつ身体を馴らしていってから、開始してください。具体的に言えば、飲尿については最初は数滴の尿の口内滴下を二~三週間続け、次の二~三週間をかけて服用量を徐々に増やしていって一回あたり三〇~九〇ccの飲尿ができるようにし、ここまで行き着いてから、ようやくその翌週に〝排泄された尿は全部のむ〟という本格的な飲尿を開始するわけです。また、断食は、少なくとも飲尿断食を開始する三日前から肉食を完全に断ってください。

私のにがい経験をお話しておきましょう。私の場合はあまりにもたくさんの疾患を併発していたし、苦痛があまりにもひどかったので、水と尿しか口に入れないという本格的な飲尿断食をいきなり開始したのです。しかし、このように慌てなくても、少量の尿の口内滴下だけでも苦痛が劇的に軽減されることが後でわかったのでした。飲尿を始めると、頭痛、発熱、吐き気、抑鬱状態、脱力感などの好転反応が現われる場合がありますが、いきなり飲尿断食を行なうと、たいていは好転反応が激しく出てしまうのです。だから私はいきなりの飲尿断食をお勧めすることはできません。少量の尿の口内滴下から始めて毎日すこしずつ服用量を増やし、身体を徐々に尿療法に馴らしていけば、激しい好転反応は回避できるのですから。

飲尿断食の実施中には、日中は排泄されるオシッコは全部飲み干し、午後に数時間だけ排尿があっても飲まずに済ます〝昼休みの時間〟を設け、それからまた全尿飲用を再開し、夜間には飲尿量を徐々に減らしていくか、完全に休止する。そして翌朝、全尿飲用を再開するというパターンをくり返していくわけです。

尿をストレートで飲むのは気が進まない向きには、少量の冷水で〝水割り〟にするか、氷片を浮かべて〝オンザロック〟にしてもよいでしょう。のどが乾いたら水を飲んで、渇きを癒してください。ただし、大量の水を無理やりガブ飲みするのは禁物です。なぜなら第四章の研究報告（効能報告19、20）でも示されているように、そんなことをすれば尿が薄まって尿素の抗菌作用が弱まってしまう恐れがあるからです。それに飲尿を続けながら大量の水までガブ飲みすれば腎臓によけいな負担をかける恐れも出てきます。

飲尿断食の最中には、尿による皮膚マッサージを併用することをお勧めします。尿マッサージは、特に顔面、首、両足に行なうとよいでしょう。飲尿断食の実行中に尿マッサージを行なえば皮膚を通じて身体に優れた栄養を与えることができるし、好転反応として起こる頭痛や吐き気を防ぐこともできます。そうした理由でアームストロング氏はこのマッサージの併用を強く勧めているわけです（効能報告11参照）。それに尿は優れた美肌ローションなので、尿マッサージをすれば皮膚を美しくしなやかにすることもできて一石二鳥です。

飲尿断食を終える時には、いきなり固形物を口にすると健康に悪いので、まず「新鮮な野菜を使い、可能なかぎり味つけを減らしたホームメイドの野菜スープ」をすることから始めてください。このスープは、たとえば新鮮なキャベツ、ニンジン、ニラ、青ネギなどに少量のショウガを加えて煮てつくります。ただし、塩や調味料は加えず、天然のままの風味でいただくのがコツです。飲尿断食を終了させるための準備として、最初の一～二日は、このスープの汁だけをすすってください。その翌日には、野菜もほんの少し加えて、それを飲み、さらに翌日以降は少しずつ野菜の量を増やしていき、数日後にはこれにコメと雑穀のごはんを入れて、雑炊にして食べるようにします。ここまできたら、普通の食事にもどれます。

なお、短期間（一～三日間）の飲尿断食をするだけでも、体内の〝毒物〟を掃除して身体をスッキリさせ、活力をとりもどして疾病の自然治癒をうながすには抜群の効果があります。長期間にわたって飲尿断食を行なう場合には、断食によって体調を悪化させることもあるので、必ず（尿療法に理解のある）医者から健康チェックと指導を受けて、くれぐれも慎重に行なってください。

2−2　ホメオパシーと尿療法

尿療法は特にホメオパシー（同種療法）と組み合わせて使うと、きわめて治療がむずかしい頑固な慢性疾患にもずばぬけた治療効果を発揮します。私もこれは尿療法体験を通じて実感しました。慢性疾患のせいですっかり体力を消耗しきった患者は、体力のある人にとっては有益な薬草(ハーブ)やビタミンやミネラル、あるいは他の医薬品などに対しても極端な過敏反応を示すことが少なくないのです。しかしそんな患者でもホメオパシーを使えば効果的な治療を行なうことができます。

ホメオパシーがどのようなものかは、本章の2−1−5ですでに述べてあります。そのまま健康人に投与すれば何らかの症状を引き起こすような天然の〝毒物〟（植物や鉱物など）を極端に薄めて、この〝毒物〟がそのままの濃度で健康人に引き起こすのと同様の種類の症状を（何らかの病気のせいで）発症させている患者に投与すると、〝極端に薄めた毒物〟はこの患者の自然治癒力を活性化して——つまり〝毒〟ではなく〝薬〟として作用し——患者の症状を治してしまう。それが「同種療法(ホメオパシー)」の原理です。

ホメオパシーで使う〝極端に薄めた毒物〟（すなわち〝ホメオパシー製剤〟）は、基本的にはごく少量の〝毒物〟を水で極端に薄めたものにほかなりません。しかしこの薄め方にはホメオパシー医学ならではの一定のルールがあります。それは要するに、所定の〝毒物〟を真水を使って一定の倍率で希釈し（たいていは一〇〇倍ずつの希釈をくり返していく）、希釈のたびに一定回数だけ容器をよく振って中身を充分に混合するというもので、保存料として酒精(アルコール)を添加する場合もあります。ホメオパシー製剤はたいていは液剤として処方されますが、丸薬状に加工して、水で溶いて服用する場合もあります。*14

＊14――ホメオパシーについては、巻末の《補足解説》をあわせて参照されたい。

尿ホメオパシー製剤の効用

アレルギー治療の研究者であるナンシー・ダン博士は、恩師のウィリアム・ファイフ博士が尿を希釈してホメオパシー的に使用し、優れた治療効果をあげていたと報告しています（効能報告33）。この例からもわかるように、尿をホメオパシー的に希釈した液体（すなわち「尿ホメオパシー製剤」）は小児の治療に有効であり、重症の過敏症（アレルギー）にも優れた治療効果が期待できます。それともうひとつ。疾病の症状が現われた直後の尿には、その疾病を癒すために身体が生産した抗体やその他の諸々の免疫物質が最も多く含まれていることが、すでに確認されています。その時期に採取した尿から尿ホメオパシー製剤をつくれば、そうした良質で貴重な薬用物質を含んだ尿を、薬効成分を損なわないかたちで保存することもできるわけです。

〈参考〉尿ホメオパシー製剤のつくり方

ナンシー・ダン博士は、ウィリアム・ファイフ博士が治療に用いて著しい成果を上げていた尿ホメオパシー製剤の調製法を、次のように記しています（効能報告33）。

(1) 消毒ずみの瓶に蒸溜水五ccをいれ、これに新鮮な尿を一滴（〇・〇五cc程度）加える。
(2) 瓶に栓をして、勢いよく五〇回振る（第一回の希釈）。
(3) 消毒ずみの瓶に蒸溜水五ccをいれ、これに第一回希釈で得た〃尿の百倍希釈液〃からの一滴（〇・〇五cc程度）を加えて、瓶に栓をし勢いよく五〇回振る（第二回の希釈）。
(4) 消毒ずみの瓶にウォッカ（アルコール度数八〇～九〇度）五ccをいれ、これに第二回希釈で得た〃尿の一万倍希釈液〃からの一滴（〇・〇五cc程度）を加えて、瓶に栓をし勢いよく五〇回振る（第三回の希釈）。

(5) これまでの手続きによって、アルコールで防腐処理した〝尿の一〇〇万倍希釈液〟が得られた。これが〝尿ホメオパシー製剤〟である。

この〝尿ホメオパシー製剤〟を一時間ごとに一回ずつ、舌の下のところに三滴たらす。アレルギーなどの症状がある場合には、この口内滴下を行なっていると症状が一時的に増悪することがある。その時点で〝尿ホメオパシー製剤〟の口内滴下の実施間隔を、一時間ごとではなく、もっと長くする。

三日間これを続けたのち、免疫系の負担を軽減させるため、〝尿ホメオパシー製剤〟の口内滴下を一時中断して様子を見る。それでも症状がまだ増悪していたり、再発した場合には口内滴下を再開する。

ホメオパシー製剤を置いている薬局に行けば（ただし欧米の場合）、尿素ホメオパシー製剤は入手できます。しかし尿素ホメオパシー製剤には他の成分は含まれていないので、尿素だけでなく抗体や諸々の免疫物質をも含んだ〝尿ホメオパシー製剤〟の威力には及ばないでしょう。

ホメオパシーについてさらに学びたい人に

ホメオパシー製剤の種類と用法を網羅した〝ホメオパシー全書〟ともいうべき書物を「生薬学（Materia Medica）」と言い、こうした書物に記された各種ホメオパシー製剤の効能と適応症を列挙したデータ集は「効能目録（Repertory）」と呼ばれています。後者の例としては『ベーリケ（Boericke）の効能目録』とか『ケント（Kent）の効能目録』などがあり、これらの本は、ホメオパシーを学ぶには絶好のガイドブックになります。とくに『ベーリケの効能目録』はほとんどすべての疾病に対するホメオパシー製剤が詳しく網羅されていて、ホメオパシーを試みようとする人々には貴重な指導書になります。

ホメオパシーを用いて自分の健康を管理したいと思っている初心者の方々には、『一家に一冊ホメオパシー入門』（*The Family Guide to Homeopathy, Symptoms and Natural Solutions*, by Dr. Andrew Lockie; Prentice Hall Press, 1989）という本をお勧めしたい。アンドリュー・ロッキー博士が著した同書は、ホメオパシーを自分で行なうために必要な情報が網羅してあり、身体が自然治癒能力を発揮するしくみや、病気や健康障害が起こる根本的な原因やしくみ、あるいはホメオパシー医療によって身体の自然治癒力を増強させる秘訣などが、わかりやすく説き明かしてあるのです。同書は尿療法にとっても非常に参考になるし、他の文献には載っていないようなさまざまな疾患に対する薬用物質を知ることができます。

なお、ホメオパシー製剤には「X希釈効力（ポテンシー）」と「C希釈効力（ポテンシー）」という二種類の希釈効力が設定されています。「X希釈効力」のホメオパシー製剤は、薬局（ただし欧米の）で売られているものですが、「C希釈効力」のほうが市販のホメオパシー製剤よりも薬効がはっきりと現われるようなので、家庭で用いるにはこちらの希釈度のほうが適切でしょう。ホメオパシー医師の多くも、やはり「C希釈効力」の製剤を好んで用いています。

ホメオパシー医療は安全だし副作用がありません。それにホメオパシーに使われている薬剤は二〇世紀の初めには米国で広く使われていたし、FDAもこれら古くから普及してきた薬物に関してはその実績を尊重し、新薬に対する規制は、例外として適用を除外してきました。だから言ってみれば、FDAは黙認することによって、今日、ホメオパシーを事実上〝認可〟しているとも考えられます。実際、米国でも薬局ではホメオパシー製剤が市販されているし、通信販売やホメオパシー開業医を通じても入手できるわけです。

私の経験から言うと、尿療法とホメオパシーの結合は、頭痛や風邪や消化不良などのような軽い疾患はむろんのこと、きわめて多種多様な重い疾患にも驚異的な治療効果を発揮します。だから私自身もホメオパシーについて実体験にもとづいた知見やノウハウを一冊の本にまとめました。『自分で行なうホメオパシー』（*Healing Yourself with Homeopathy*, by Martha M. Christy; TriMedica）という題名で、尿療法とホメオパシーの併用法について論じているので、一読をお勧めします。

2-3 外用薬としての尿の利用法

2-3-1 皮膚疾患の治療

発疹、湿疹、乾癬、にきび（アクネ）をはじめ、およそあらゆる種類の皮膚疾患に対して、外用薬としての尿は素晴らしい治療効果を発揮します。第四章の数々の研究成果（効能報告40～44）からも明らかなように、尿に含まれている尿素だけを見ても、肌をすべすべと美しく、しなやかに保つ優れた薬効保湿成分として、化粧品にこっそりと使われているくらいなのですから。

(1) 外用薬として使う尿

皮膚の治療に使う尿は、採取したばかりの新鮮な尿でもいいし、瓶に密封して保管してある古い尿でもいい。古い尿のほうがアンモニアの含有量が多く、それだけ臭いがキツイわけですが、湿疹や乾癬をはじめとして多くの頑固な皮膚疾患に、新鮮尿よりも優れた治療効果を発揮します。[*15]

＊15——数年間保管しておいた古い尿でも、ガラス瓶に密封しておいて時々使用する程度なら腐敗することはない。訳者自身の体験を言うなら、この翻訳を行なっている最中に、尿そのものの驚異的な抗菌消毒特性について立証した本書第四章の各種研究報告やその裏づけのために大学の医学図書館で収集した尿関係の研究論文の数々と、〃古い尿〃の治療効果の優秀性についての本書およびジョン・アームストロング氏の『生命の水』の記述に勇気づけられて、以前に尿療法に試用したまま五年ほど保管してあった瓶づめの尿を、恐る恐る、湿疹と、赤く腫れて炎症を起こしたにきび、それとすり傷に塗りこみ、また眼性疲労と充血がひどくて目薬も全然効かなかったので、かなり勇気をだしてその尿で点眼も行なってみた。新鮮な尿の場合には肌に塗っても目に入れても全然刺激がなく、治療効果があることは、かねてより自分で試して知っていたが、さすがに古い——しかも〃年代もの〃の——尿を使うのは「尿はナマものだから悪くなっているのではな

いか」と、これまでは不安だった。しかし〝年代もの〟の尿はなるほど良く効くことが実感できた。古い尿は、皮膚に塗った場合も目に入れた場合も、最初だけ、多少ひりひりと痛む。しかしすぐに、そうした刺激感はやわらぎ、にきびは二、三分の尿マッサージで脂肪の排出が起こり腫れがひいてしまったし、湿疹やすり傷も急速に治りだした。尿の点眼により目の充血は二、三分で治り、眼性疲労による頑固な目の痛みも五分間ほどで消失し、まさに驚異的な効果を発揮したのである。ただし、古い尿に特有の、鼻にツーンとくるアンモニア臭は、皮膚に塗った時は数時間続いた。しかし面白いもので、このツーンとする臭いが脳の覚醒作用をうながし、スッキリした頭で翻訳作業を進めることができたのである。まあそれは余談だが……。

(2) 尿パッド（尿を含ませた当て物）

湿疹、乾癬、発疹などのような皮膚疾患を治療する際には、まず、脱脂綿やガーゼなどを丸めて当て物（パッド）をつくり、それに少量の尿を注いで、この〝尿パッド〟で患部を軽く叩いたりマッサージします。この際に、パッドにしみこませた尿で患部を充分に濡らすことが重要です。尿パッドは、次々と新しいものに取り換えながら患部への手当を行なうと効果があります。その際には、最初使った尿パッドを捨てて、新鮮な尿を含ませた尿パッドを新たにつくり、それで患部を軽く叩いて尿で充分に濡らします。この要領で、尿パッドによる手当を五～一〇分間くり返すわけですが、もっと続けたいと思ったら、それ以上、この手当てをくり返してもよいでしょう。尿パッドによる手当てをくり返すほど、治療効果は上がります。

(3) 尿湿布（尿パッドを患部に固定したもの。尿パックとも言う）

清潔な尿パッドを患部に当てて、その上から脱脂綿かガーゼをかぶせて数時間のあいだ固定します（尿湿布）。この尿湿布は、どんな虫さされや、漆（うるし）などによる皮膚かぶれにも驚異的な治療効果を発揮します（尿湿布については2－3－4を参照）。

(4) 尿スプレー

新鮮な尿、または古い尿を、清潔なプラスチック製（ガラス製ならなおよい）のスプレー容器に入れて、発疹や湿疹の患部に直接噴霧する。

2－3－2　尿マッサージ（尿の擦り込み）

尿を経口服用する際には、尿を使って顔面、首、両足をマッサージすれば、経口尿療法の効果を上げることができます。ジョン・アームストロング氏は、特に、急性疾患の治療で飲尿断食を行なう際に尿マッサージを併用するのを推賞しています（効能報告11）。彼以外にも多くの人々が尿マッサージを実践し、これを絶賛しています。尿マッサージは、身体に対して皮膚の上から活性化とリラグゼーションを行ない、尿が含んでいる身体に優しい豊富な栄養分を皮膚上から徐々に体内に浸透させる効果もあると考えられています。

尿マッサージの要領ですが、まず尿を広く浅い洗面器のような容器に入れ、そこに両手をひたして、手を尿で濡らします。洗面器から手を出して、雫（しずく）をはらい落とし、その手で（顔面、首、両足などのマッサージ範囲のうちの一部の）せまい部位を活発にマッサージします。そのマッサージ部位と手が乾いてきたら、この部位のマッサージは一応おしまいにして、ふたたび洗面器に手をひたして尿で濡らし、同じ要領で隣接するせまい範囲をマッサージし、これをくり返してマッサージ範囲の全域で尿マッサージをやり遂げるわけです。ひととおりのマッサージが終わったら、ぬるま湯でかるく洗い流してください。

ただし、尿マッサージを行なう際には、いくつか注意すべき点があります。

(1) 極端な高齢者や、病気などでひどく衰弱している人には、尿マッサージは行なわないほうが無難です。尿マッサージによって血行や自然治癒力が劇的に改善された場合、こうした人たちは、体力がその変化に追いつかず、身体的負担が大きすぎる場合もあるからです。

(2) 尿マッサージには通常の状態の尿を用いること。尿が濁っていて異常な外観を呈している場合には、そうした尿をマッサージに使うのはやめておき、とりあえず尿の経口服用を二～三日続けてみてください。濁っていて外観が異常な尿でも、口内滴下や飲尿に用いるぶんには問題はありません。だから、そうした尿でも何日か経口服用していれば、体調が改善されて排泄される尿の濁りはだんだん消えてきます。こうして尿の濁りがとれたら、それを使って尿マッサージを始めればよいでしょう。なお、尿マッサージにかぎって言えば、こうした努力をしても尿の濁りが抜けない場合には、他人の健康な尿を用いても大丈夫です。

(3) タバコをたくさん吸っている場合や、治療用であれ娯楽用であれ薬物を摂取している場合には、尿は内用も外用も差し控えてください（ただし、どうしても使いたい場合には、外用になら、ごく少量なら使うことが可能です）。

2-3-3 化粧品としての尿の利用

(1) 尿を化粧品として用いる場合には、通常の（濁っていない）尿——新鮮な尿でも一～二日保管した尿でも可——を手のひらに少量とって、肌に塗りつけ軽くマッサージします。そのマッサージ部位と手が乾いてきたら、この部位のマッサージは一応おしまいにして、ふたたび手に尿をとって、同じ要領で隣接部位をマッサージし、これをくり返してマッサージ範囲の全域の尿マッサージをやり遂げるわけです。

(2) ひととおりのマッサージが終わったら、ぬるま湯でかるく洗い流してください。しかし、この際に石鹸は使わないこと。肌は自然の状態では弱酸性を保持していますが、石鹸はアルカリ性なので、石鹸を使うと尿の保湿成分や栄養分などが洗い流されてしまうばかりでなく、肌の弱酸性の保護層が破壊されてしまうからです。

(3) 尿で肌をマッサージした後に、尿以外の保湿剤を使ってもかまいませんが、ただしその保湿剤は、アルコールやその他の化学成分を含んでいない天然物質でできたものだけにしてください。また、そうした保湿クリームであれば、使用の際に手のひらにとったクリームに尿を数滴加えてもよいでしょう。

すでに第四章の研究報告で充分に見てきたことですが（効能報告40〜44）、尿素は（水素分子と結合しやすい性質を持っているため、水分子を吸引し）皮膚に水分を補充することができます。これは、鉱物油やグリセリンを基剤にした〝保湿〟クリームやローションには到底できない芸当なのです。

尿マッサージをたった一回行なっただけでも、肌は間違いなく、うるおいと、しなやかさを取り戻し、美しくなります。ぜひ試してごらんなさい。その素晴らしい結果に、感動すること請け合いですから。

尿マッサージを行なえば皮膚の新陳代謝が活発化するので、古くなって角質化した皮膚はじきに剝がれ落ちて、赤ちゃんのような健康なピンク色の柔らかな皮膚が再生してきます。尿マッサージを日常的に行なっていれば、シワも消えていくはずです。皮膚にできる皮脂嚢腫や、拡張蛇行静脈（妊婦や長時間の立ち仕事をしている人の下脚にできやすい、静脈の永続的な拡張および蛇行）も、尿マッサージによって完全に治ったという事例が報告されています（皮脂嚢腫については第七章の体験談、拡張蛇行静脈への治療効果については同章の糖尿病の項を、それぞれ参照のこと。拡張蛇行静脈が悪化して生じる静脈瘤性潰瘍に対しては、尿素の治療効果が第四章の効能報告9で確認されています）。

2-3-4 尿湿布（尿パック）

2-3-4-A 皮膚疾患に対する尿湿布

各種の皮膚疾患（湿疹、乾癬、水虫・しらくも・いんきん・たむし等の白癬菌感染症、漆かぶれ、など）は、尿パッドで軽く叩いたりマッサージしたのち、尿湿布を行なえば、尿療法の治療効果をますます高めることができます。尿湿布の要領をここに記しておくと——

(1) ガーゼを畳んだものや脱脂綿を丸めたもの（パッド）に、尿（新鮮な尿でも古い尿でもよい）を充分に浸して、患部に当てる。

(2) 尿パッドの上からプラスチックの薄膜（サランラップなど）を当て、ガーゼの包帯を巻くなどして患部に尿パッドを固定する。これで尿湿布のできあがり。

(3) 尿湿布は、できるだけ長く、患部に当ててください。特に患部の状態がひどい場合には、長時間の湿布を行なう必要があります。湿布をしているとパッドの尿は乾いてきますが、これは二〜三時間ごとにパッドに尿を滴下して、湿らせればよいでしょう。

2-3-4-B　虫さされに対する尿湿布

尿湿布は虫さされには持ってこいの治療手段です。それは、まずもって虫さされの不快な症状に、劇的な治療効果があるからですし、どこで虫さされに遭っても、その場でオシッコを出して尿湿布を実行できるので、まさに携帯便利だからです。

私の経験をお話ししておきましょう。アリゾナに引越してきた当初のことですが、サソリに足を刺されて酷い目に遭ったことがあります。刺されたとたんに、私の足はみるみる腫れあがり、足の大きさは二倍ほどにも膨らんでしまいました。そして凄まじい激痛。私は必死の思いで家に引きかえし、尿をたっぷり染み込ませた湿布を当てました。するとどうでしょう。一五分もたたないうちに、痛みがすっかり消えてしまった……。そして腫れも見違えるほどに退いてしまったのです。その晩は尿湿布を当てたまま寝ました。で、翌朝、湿布をはがしてみると、腫れは完全に退き、充血もすっかり無くなっていたのです。

サソリの毒でさえ一晩の尿湿布で治ってしまうのですから、ハチや蚊の刺し傷なんぞ、この方法を使えば驚くほどの治療効果を期待できるわけです。

2－3－4－C　ヘビに噛まれた時の尿湿布

医者による適切な救急医療を受けられないような状況下で、毒ヘビに噛まれたら、即座に尿湿布を行なってください。

その要領ですが、まず傷口の部分に切り込みを入れて、その部分からヘビの毒をできるかぎり吸い出してください。そしてまず、その場でオシッコを出して、この新鮮尿で傷口をもみ洗いした後、できるだけ清潔な布にオシッコを充分に染み込ませて、これを傷口に当てて湿布をします。

医者にかかることができるまでは、尿湿布を続けてください。

2－3－4－D　できもの（いぼ、腫瘍、嚢腫（のうしゅ）など）に対する尿湿布

ジョン・アームストロング氏は『生命の水』のなかで、体内および体表にできた（良性および悪性の）各種の腫瘍、嚢腫（気体、液体または半固形物質を含んだ内膜を持つ異常な袋状のできもの）、いぼなどに尿湿布を行ない、自然退縮や自然消滅が観察できた多くの例を報告しています（効能報告11、『生命の水』邦訳四四～六六頁、一二四～一二五頁）。

できものに対する尿湿布の要領を記しておくと――

(1)　どのような種類のできものでも、尿療法で治す場合には、尿の内服（口内滴下または飲尿）と尿湿布を一緒に行なってください。

(2) 尿湿布に用いる当て物（パッド）は、（洗濯ずみの使い古しのTシャツなどの）厚手の清潔な綿布を折りたたんで、厚手のものをつくってください。

(3) 尿（新鮮尿でも古い尿でも可）をガラス容器に入れて、これにパッドを浸し、その状態で、尿を温めます。どのように温めるかというと、尿を湯煎（ゆせん）するわけです。つまり、尿の入った（そこに湿布用パッドも浸してある）ガラス容器を、お湯を張った洗面器や鍋に入れて、お湯の温（ぬく）もりで間接的に尿を温めるわけです。

(4) 尿湿布を患部に当てる時の要領ですが、温かい尿に充分に浸したパッドを患部に当てて、清潔なタオルを細長くたたんで帯状にした〝包帯〟でパッドを固定します。尿湿布はできるだけ長時間行なってください。また、尿湿布を行なっている最中は、横になって安静にしているのがよいでしょう。

(5) パッドが乾いてきたら、尿を吸い込ませて、常に充分な尿を含んだ状態に保っておくこと。

ところで、腫瘍のようなできものは、体内の代謝機能、ホルモン・バランス、免疫系などの働きに異常が起きているため生じる場合も多いわけです。尿湿布を行なうと、そうした内科的な障害や疾患、あるいは関節炎やリウマチの痛みなどにも治療効果があることが報告されています。

2-3-4-E　各種の創傷、火傷（やけど）、擦過傷（すりきず）に対する尿湿布

第四章で見てきたように、尿素には絶大な抗菌作用があり、しかもあらゆる種類の創傷や火傷に優れた治療効果を発揮することが、すでに数多の実験や臨床研究で確認されています。

傷口の開いた創傷を尿湿布で治療する場合には、濁りなどのない健全な尿を、新鮮なうちに使ってください。その要領は――

(1)　厚手に畳んだガーゼか、丸めた脱脂綿を湿布用のパッドとして使い、これに新鮮な尿を充分に染み込ませる。

(2)　尿を充分に含んだパッドを、創傷や火傷の部位に当てて、その上からガーゼを当て、さらにその上に（サランラップのような）プラスチック薄膜(フィルム)かタオルを当てて、パッドの尿が染み出して漏れてしまうのを防ぎます。

(3)　それでもパッドが乾いてきたら、新鮮な尿をじかにパッドに補充します（新鮮尿の補充方法としては、尿を瓶に入れておいて、必要に応じてパッドに滴下するなどのやり方があるでしょう）。

(4)　できれば、尿湿布のパッドは頻繁(ひんぱん)に取り換えたほうがよいでしょう。火傷などの傷跡は、消毒薬をあてがった程度の通常の治療だと、ケロイド状の瘢痕(はんこん)を残す場合が多いわけですが、尿療法を行なえば新しい健全な皮膚組織の再生もうながすので、瘢痕を残さずに傷を治療できることが知られています。(2)と(3)に述べたように、パッドに新鮮尿を補充しながら長時間、尿湿布を続けるか、パッドを頻繁に取り換えることによって、患部は常に充分な尿で湿布されることになるので、傷が完治するまで、こうした要領で尿湿布を続けてください。

火傷や切り傷を尿湿布で簡単に治してしまった人はざらにいます。各種の創傷も火傷も、尿湿布を当てれば直ちに痛みがとれて、醜い傷跡を残さずに急速に治すことができるのです。

2-3-5　尿の〝点眼薬〟や〝点鼻薬〟としての利用

目の炎症やかゆみ、あるいは鼻づまりなどは、尿の雫(しずく)を目や鼻の穴に滴下することで、たやすく治すことができます。これは多くの人が日常的に行なっていることです。

ただし、目や鼻に滴下する尿は、濁りのない新鮮なものを使ってください。また、このように粘膜に滴下する尿は、pH値が通常の範囲のものを使ってください（2-1-6を参照）。こうした制約をつけるのは、粘膜が刺激に弱くデリケートだからです。それともうひとつ。尿を点眼する場合には、清潔な点眼容器（目薬の容器）を用いてください。[*16]

麦粒腫（瞼にできる炎症性の腫れもの、通称「ものもらい」）のような、目のまわりの炎症などの疾患には、濁りのない新鮮な尿を使った尿湿布も、優れた治療効果を発揮します。

＊16――2-3-1ですでに述べたように、訳者は、最初はおそるおそるだったがやがて日常的に、〝五年もの〟の古い尿を〝目薬〟としてじかに目に滴下し、眼性疲労がひどい時は一〇分間隔で二、三回、点眼をくり返して、顕著な成果を得ている。つまり著者のクリスティー氏は「新鮮尿を使うべし」と制約を設けているが、古い尿も使えるし、その薬効は確かなものだといえる。だが、古い尿はアンモニアの含有量が増えて刺激性が強くなっているので、傷口に塗付する場合も点眼する場合も適用した直後は強い刺激を感じる。それゆえ古い尿を点眼する場合には、目を細めて一滴だけ点眼し、尿がすこしずつ眼球に触れるよう、瞼の開け具合で調整する必要がある。訳者は一度だけ、試しに瞼をつまみ上げて、目の奥にまで〝点眼尿〟が入っていくようにして、尿を点眼したことがあるが、これはもう飛び上がらんばかりの凄い刺激だった。だから古い尿を点眼するにしても、比較的大量の尿が一度に目に接触するような点眼のしかたはお勧めできない。もっとも、こうした点眼法を試した時でさえ、猛烈な刺激を感じたのは点眼の直後だけで、ただちに涙が出てきて尿が薄められたので、点眼から一分間ほどで刺激はほとんど消えてしまった。しかし極度の眼性疲労やシェーグレン症候群などで涙が出にくくなっている場合には、古い尿の点眼は刺激が強すぎるので、尿をそのまま点眼するのは避けたほうがいい。どうしても試してみたいなら、水で薄めて使うか、コンタクトレンズ用の〝なみだ目薬〟を涙がわりに併用する必要があるだろう。

2-4　尿療法に関するQ＆A（質疑応答）

質問1――私のかかったお医者さんが、この本に登場した多くの最先端の研究者たちみたいに、尿素を使った治療をしてくれるかどうか心配です。「尿素なんかで治療ができるわけがない」と、端からとりあってくれないのではないかと不安なのですが？

答え——尿の抽出物である尿素は、米国の薬務当局（ＦＤＡ）も認可している医薬品なので、医者が処方しても何も問題はありません。尿素の治療的使用について、本書をあなたの主治医に読ませて勉強してもらえばよいかと思います。第四章の数多の研究報告が示しているように、尿素は、体液の圧力が高まりすぎて健康に障害が生じている場合には、経口投与でも注射でもきわめて優れた治療効果を発揮しますし安全性も立証されている（効能報告18など）。それに抗菌・抗ウイルス・利尿作用があり、卓越した薬物なのです。

あなたの主治医が第四章にあるような研究報告類を読んで、尿素と尿療法について充分な認識を得ることができれば、尿素と尿療法を結合させた治療法を求めて相談してもよろしいでしょう。

質問２——尿を注射する治療法とは、どのようなものですか？

答え——私（マーサ・クリスティー）は、尿注射の効能について、これまで多くの人から質問を受けました。すでに見てきたように、第四章に紹介した尿療法の臨床治験の多くは、治療手段として尿注射を採用しています（効能報告5、6、7、13、26、29、33、34など）。しかし、緊急性の少ない疾患についてはわざわざ尿注射を用いなくても尿や尿素の投与で尿注射と同様の治療効果が得られることや、尿注射を行なうと注射部位が腫れたり発赤を呈するなどの（尿の経口投与では起こり得ないような）副作用を起こす場合があることも、医者たちによって報告されているのです。

すでに本章２－１－11で述べたように、尿療法を開始すると〝好転反応〟が現われることがあります。〝好転反応〟は、身体の解毒機能が活発に働きはじめることで現われる身体反応で、実際には健康回復に向かいだしているわけですが、見かけ上は〝病気が悪化した〟ように感じられる不愉快な症状が出る場合もあります。

尿注射に比べれば、尿の経口投与は体内に尿成分が吸収される速度が遅いし、それだけ身体も、投与された尿に対してゆっくりと適応していくことができる。だから、もし〝好転反応〟が起こっても、ごく穏やかなものにとどめておくことができるわけです。

尿注射を行なうと、強力な薬理活性物質を、身体がこの物質に適応する余裕をまったく与えぬままに、無理やり急激に体内に送り込むことになる。尿療法だけでなくどんな治療手段にも当てはまることですが、緊急事態にそうした無茶をするのは仕方ないだろうけれども、よほどのことがないかぎり、薬理活性物質を体内にこれほど無理して送りこむ必要はない。まして、栄養不良や――栄養不足だけでなく痛風や糖尿病を招くような偏った食生活や有害物質の日常的な摂取も一種の〝栄養不良〟といえる――慢性病や重い病気にかかっている場合は、身体が弱っていて体内では〝毒物〟がつくられやすくなっている（健康な状態では〝栄養〟となる物質でも、新陳代謝が不調になれば〝毒〟として働くことになるのです）。このように弱った身体に、外部から〝治療〟と称して新奇な刺激を無理やり与えると、それまで体内に溜っていた〝毒物〟を解毒・排泄しようとする働きが急激に動きだして、それが不愉快な身体反応となって現われる場合がある……。

しかし、緊急事態ではなく、ある程度余裕をもって治療に臨める場合には、尿を注射せずに経口投与するだけで、注射なみの治療効果を期待できるわけです。それに、これは尿療法を行なっている医者たち自身が認めていることですが、経口投与による尿療法ならば、患者が簡単な要領さえ覚えれば、わざわざ病院に行く必要もなく、自宅でタダで、安全に実行できるし、しかもきわめて優れた治療効果を享受できる。

このように、無茶を覚悟で緊急処置を施さねばならないほどの深刻な病態でもないかぎり、経口投与による尿療法のほうが、総合的にみて優れた治療法と言えるわけです。しかし、私は尿注射を否定しているわけではありません。緊急事態に医者が正しいやり方で、患者の病状を充分に観察しながら尿注射を行なうぶんには、問題はないでしょう。

実際、きわめて深刻な病態の場合は、尿注射が確実に優れた治療効果を上げることもある。たとえばウィリアム・ヒット（William Hitt）博士はメキシコで二か所の尿療法専門病院を運営し、すでに数えきれないほどの重病患者に尿注射を実施して著しい治療実績を上げてきたわけです。

質問3――尿療法で尿を体内に再び送りこむと、体内の尿酸や尿素の量が増えて身体に害になりませんか？

答え――第四章に紹介した数々の臨床治験の結果からも明らかなように、尿素は大量投与しても身体に無害だということが実際に確認されているのです。

たとえばウィスコンシン大学のM・ジャヴィッド博士は、患者に数日から数週間にわたって尿素を毎日投与して安全かつ有効な治療を行なったわけですが、場合によっては体重一キログラム当たり一〇〇〜六〇〇ミリグラム（体重五〇キログラムの患者なら五〜三〇グラム）というきわめて大量の尿素を数か月にわたって毎日投与した例もあったのに、副作用はまったく見いだされなかったと報告しています（効能報告17、18）。

また、ベルギーのエラスムス大学のG・ドゥコー博士らの研究チームは、水腫と低ナトリウム血症を併発している患者に毎日三〇グラムの尿素を五年間にもわたって投与しつづけ、時にはその投与量を一日当たり六〇〜九〇グラムにまで増やしてこの超大量投与を一〜二日続けることもあったのに、この長期大量投与による副作用はまったくなかったと報告しています（効能報告44）。

通常の尿には二％の尿素が含まれており、また、平均的な健康人は一日当たり二四・五グラムの尿素を排泄しています。つまり、ドゥコー博士が治療した患者と比べたら、尿に含まれている尿素の量なんて、たかが知れているわけです。ところがドゥコー博士は、あれほどの尿素を長期大量投与したけれども、患者の健康を、副作用なしに回復させることができた。つまり、たとえ一日に排泄される尿を全量飲み込んでも（それによる尿素の摂取量は二五グラム程度になるわけですが）、ドゥコー博士の患者が服用していた尿素の量には及ばないことになる。それに、すでに本章２－１－13で述べたように、健康維持のために日常的に服用すればよい尿の推奨量はせいぜい六〇cc程度だし、飲尿断食で大量飲尿を行なうにしても、これは長期にわたって続けるべきものでもない。だから飲尿で摂取する尿素の量なんてたかが知れていて、副作用の心配は無用ということになるわけです。

次に尿酸。尿酸は一般世間では「有毒な老廃物」だと信じられていますが、実はそうした通念とは正反対の効用があることが、最先端の研究者たちによってつい最近明らかになりました。

尿酸は癌や老化を防止しうる。しかも、フリーラジカルと呼ばれる生体に有害な化学物質を破壊する働きもある。フリーラジカルは食物や水や空気に含まれており、癌や免疫機能の減退を引き起こしていると考えられている。ヒトの寿命が他の哺乳類よりも長いのは、尿酸のおかげでもあると推定される。

（「尿酸は若さの源泉」『オムニ』誌、一九八二年一〇月号）

たいていの人は「痛風は尿酸のせいで起こる」と信じている。しかし本当は、痛風を起こす〝主犯〟は尿酸ではないのです。身体が健康で代謝が正常に行なわれていれば尿酸は〝有用物質〟として利用されているのですが、血液などの体内環境が全般的に酸性に偏りその異常状態が慢性的に続いていった場合は、本来は有用な尿酸でさえ〝毒物〟に一変し、尿酸ナトリウムの結晶がむざむざと結合組織や関節軟骨に沈着してしまう……。それが「痛風」の実態なのです。つまり最終的な〝症状〟となって現われる「痛風」も、その〝原因〟と見なされてきた尿酸レベルの異常な上昇も、結局は体内環境の調節がきかなくなって生じた結果なのです。ではなぜ痛風を招くような体内環境の調節異常が起きるか？　その本当の原因は、酸性食品の過剰摂取、腎臓・肝臓・副腎などの機能の低下、肥満、糖尿病、慢性的なストレス、神経性食欲不振などによる栄養不良など、多くの要因が絡み合ったものなのです。

正常な身体は不要な尿酸を適切に排泄しているので、飲尿でわずかの尿酸を摂取しても健康上の問題は何もありません。しかし体内の過剰な酸を適切なかたちで処理する能力が損なわれている場合には、尿酸とて、うまく排泄されずに〝毒物〟として働く結果となるのです。

したがって、血液などの体内環境が全般的に酸性に偏り、その状態が慢性的に続いてどんどん悪化していると感じられる場合には（自分の体内の酸性度のチェックについては本章2－1－6を参照）、**なによりもまず尿療法の実行中には肉食を減らすか、完全に中止すること。そしてアルカリ性食品の摂取量を増やすとともに、尿療法の開始前後の時期には酸性食品の摂取量を減らすこと。**体内の酸性度が正常な範囲にもどったかどうかを知るには、pH試験紙で尿のpH値を調べればよいでしょう。

なお、**慢性的な酸毒症（アシドーシス）にかかっている場合には、飲尿断食や大量の飲尿を長期間続けないこと。**こうした場合には、まず、ごく微量の尿を口内滴下することから始めてください。つまり最初は一日に一～二滴の尿を口内滴下するにとどめておき、尿の服用量と間隔をしだいに増やしていきます。これは尿のpH値と身体の調子を見ながら慎重に進めていき（酸毒症の症状については2－1－6を参照）、必要に応じて、最終的には一回につき五～一〇滴の尿を、一日に二～四回ほど口内滴下し、これを一～三週間続ければ良いかと思います。こうした口内滴下の他にも、尿を水で薄めたり、尿ホメオパシー製剤にして服用しても良いでしょう（尿ホメオパシー製剤については本章2－2を参照）。

質問4――尿療法はどの程度続けるとよいのでしょうか？

答え――尿療法が成果を出すまでの継続期間は、人によっても疾患や症状の種類によっても違うので、一概に「××日間続けなさい」とは言えません。もっとも、一般的な傾向としては、慢性の、それまで長年続いてきた頑固な疾患を治すには、尿療法も長期間にわたって継続する必要がありますが、それ以外の疾患ならば急速に治すことができる。つまり傷や病気を癒すのに必要な尿療法の継続期間は、患者の免疫機能や自然治癒能力の現状、傷や病気によって身体が受けた損傷の程度などによって、決まってくるわけです。

尿療法の継続期間について具体的な数字を示しておくと、まず注意事項ですが、大量の尿の内服を継続的に行なう場合には、一回の治療継続期間は最大でも二〜三週間にとどめておくこと。それから、尿の服用量が多くても少なくても、尿療法を開始したのち著しい治療効果が現われはじめたら、徐々に尿の内服量を減らし、服用間隔も少しずつあけていくこと。そして最終的には健康維持のための日常的服用量（本章2－1－13－Aを参照）で尿の内服を続けていくとよいでしょう。そして日常的服用量で尿療法を続けていくなかで、風邪をひいたり感染症にかかったりした場合には、また尿の服用量と服用頻度を増やして自然治癒力をアップして、病気を乗りきればよいのです。病気が治ったら、また日常的服用量にもどすという要領で、尿療法を続けてください。

健康維持のための尿の日常的服用量は、通常は、朝一杯のオシッコ（三〇〜六〇cc）を一日に一回飲むだけで充分でしょう。しかし腎臓の働きが弱っていたり酸毒症にかかっている場合には、一〜二日に一度、朝のオシッコを二〜五滴、口内滴下するだけでも健康維持には充分に有効です。

質問5――尿を使った診断が自宅で簡単にできるというのは本当ですか？

答え――本当です。近年、自宅で簡単にできる安価な尿検査の用具が次々と開発され、市販されるようになったからです。

市販の尿検査キットは、検査紙を尿に浸して、検査紙の色の変わり具合を調べるものが主流ですが、すでにこうした方法で、腎臓病や尿路の感染症、糖尿病、尿中の出血、妊娠、排卵、肝臓の働きぐあい（肝機能）などの検査が、ちょっとした病院で行なう検査なみの正確さで、簡単に自宅で行なうことができるようになったのです。

こうした尿検査キットを使えば自分の健康状態を簡単かつ安価に観察しつづけることができるので、尿療法との併用をお勧めします。つまり尿検査で健康状態を見ながら、尿の服用量を調整すれば良いでしょう（ただし、尿検査に用いた尿は、尿療法には使わないでください）。

なお、私（マーサ・クリスティー）は尿検査などの種類や方法を紹介した『自宅で簡単にできる診断検査』（*Simple Diagnostic Tests You Can Do at Home*, Martha M. Christy, TriMedica）という小冊子を作りましたので、興味のあるかたは御一読をお勧めします。同書には検査紙を使わずに、オシッコの色や外観などで健康状態を判断するための方法も紹介してあります。

質問6――人間だけでなくペットの動物も尿療法でケガや病気を治すことができますか？

答え――治せます。実際、自己尿を使った尿療法の効果の研究は、人間の患者ばかりでなく、これまでに動物に対しても実施され、優れた治療効果が確認されているのです。これまでに何人もの獣医が、健康を損ねた動物に導尿管（カテーテル）を挿入して強制的にオシッコを採取し、それをこの動物に口内滴下するという自己尿投与のテクニックを用いて、優れた治療成果を報告しているのです。[*17]

＊17――尿療法の治療効果を否定したがる人たちは、「尿療法の肯定論者は、〝尿療法は効く〟と信じ込んでいるので、自分でオシッコを飲んで〝治った気分〟になり、〝治った、治った〟と騒いでいるにすぎない。つまり自己暗示にかかっているだけで、尿療法そのものに客観的な医学的効果はない」と決めつけたがる。つまり彼らは「尿療法には客観的な効果はないが、飲んだ本人が自己暗示で治った気になり、それがある程度の〝偽薬効果（プラセボ）〟を発揮して、症状の改善にも貢献している」という〝偽薬効果〟説を信じたがるわけである。しかし第四章の研究成果の数々が示しているように、尿には実際に数多の薬理活性物質が含まれている。それに、動物にも尿療法が有効だという事実は、尿療法が客観的な治療効果を有していることの強力な証拠と言えるだろう。

3　第六章のまとめ

尿療法（特に尿の内服）の実践の要領を、簡単にまとめておきます。

まず重要なのは、必ず微量の尿の口内滴下から尿療法を開始すること。そして、服用量と服用頻度をすこしずつ増やしていき、できるだけ〝好転反応〟を抑えながら最大の治療効果が実感できる量まで服用量が増えたところで、今度は服用の量と頻度を少しずつ減らしていき、健康維持に必要な程度の日常的な服用量にまで減らして、日常的服用量での尿療法による養生を継続していくこと。

尿療法を開始して、すこしずつ尿の服用量を増やしている段階では、肉食を減らしていきながら栄養バランスのとれた食事をきちんと食べること。尿療法を行なう際には、タバコやカフェイン飲料の大量摂取や、薬物（娯楽用であれ治療用であれ）の服用を中断すること。どうしてもやめられない場合には、尿療法での尿の服用量はごく少量（一日に三〜五滴の口内滴下のみ）にとどめておく。

尿の内服量は、一日に三〇〜九〇ccを二〜三週間続けて飲めば、たいていの疾患や健康障害にきわめて優れた治療効果を期待できる。これよりも大量の尿の服用は、過去にも現在でも腎臓疾患にかかった経験がない場合に限って、必要に応じて行なうとよいが、大量飲尿の継続はせいぜい数日間にとどめておくこと。少量であれ大量であれ、飲尿によって病気の症状が改善されだしたら服用量を減らし始めること。

尿には利尿成分が含まれているので、尿療法を始めると水分の排泄量が増える。だから尿療法の実行中は、体内の水分が不足しないよう、のどが乾いたら水を飲むこと。ただし、水を無理にガブ飲みしないこと。それから、飲尿断食を長期間（三日以上）行なう場合は、かならず専門家（尿療法について正しい認識を有している医者）の指導と健康チェックを受けながら実行すること。

健康維持のための日常的な尿の服用量は、朝一番のオシッコを一日数滴から三〇～六〇cc飲めば充分であるが、体調に応じて加減するとよい。

4　尿療法（特に尿の内服）で、やって良いことと悪いこと

◎尿療法でやって良いこと

(1)　尿の内服には、新鮮な尿を用いる。

(2)　尿療法を始める前に、尿の酸性度（pH値）を測って、尿が異常なほどに酸性ではないことを（つまり病的な酸毒症ではないことを）確認する（ただし、健康な尿は弱酸性だということをお忘れなく）。

(3)　尿の内服は、微量の尿の口内滴下から始め、すこしずつ服用量を増やしていく。

(4)　尿の服用を継続している最中には、定期的に尿の酸性度を測り、体調を確認する。

×尿療法でしてはならないこと

(1)　最初から大量の尿を服用してはいけない。

(2)　飲尿断食は、数滴の尿の口内滴下から始まって九〇cc程度の尿が飲めるようになるまで、少なくとも四～六週間の準備期間（身体の飲尿断食に対する適応準備）を経てから、開始するべきである。だから、こうした準備をせずにいきなり飲尿断食をしないこと。

(3)　飲尿断食や大量の飲尿を実行している期間中は、腎臓に負担を与えないように、充分な休息と心身の安楽（リラグゼーション）が必要である。だから、この期間中は仕事はしないのが望ましい。

(4)　大量の尿を服用している期間中は、酸性の尿を飲んでいるわけだから、酸性食品の摂取は控え目にすること。

第七章　症例別・尿療法体験談

本書ではすでに具体的なケガや疾患の個々についての尿療法の治療効果を、体験談や研究報告のかたちで数多く紹介してきました。しかし本章では読者の参考になることを願って、ケガや疾患の種類ごとの、尿療法の体験談を追加しておくことにします。

これから紹介する体験談の数々は、私あてに送られてきた尿療法実践者からの手紙と、尿療法についての治療証言集――特に『尿療法の奇跡』(*The Miracles of Urine Therapy*; Margie Adelman, Beatrice Barnett) とインドで出版された『自家尿療法の実践の手引き』(*Practical Guide to Auto Urine Therapy*; Acharya Jagdish) ――から抜粋したものです。

本章では尿療法による治療成果の体験談を症例別に分類するように努めましたが、多くの患者さんは、いくつもの病気をかかえながら尿療法を行なって、それらをすべて治してきた体験者たちです。ですから読者の皆さんは、自分が探しているケガや病気が見つからなくとも、この章を通して読んでいただければ尿療法の効能がご理解できると思います。

それともうひとつ。尿療法の体験談をもっと知りたい場合にはジョン・アームストロング氏の『生命の水』(第四章、効能報告11、邦訳は論創社から出版) をぜひお読みになるとよいでしょう。同書には尿療法が驚くべき治療効果を上げた事例が満載されているからです。ただし、アームストロング氏は患者に対して、厳しい飲尿断食を場合によっては一~二か月も続けさせていましたが、長期におよぶ飲尿断食はひとりで行なうのは危険なので、これに取り組む場合には、必ず専門家 (尿療法を正しく理解した医者) からの指導と健康チェックを受けてください。

本章にはあなたの探しているケガや病気が載っていないかもしれませんが、それは尿療法で治せないからではなく、単に紙面の都合からなので安心してください。尿には自然治癒力を増進させる栄養分や生薬成分が、大部分は今もって正体さえも解明できぬままに、無数に含まれています。尿は天然の、このうえなく内容豊富な生薬をブレンドしたスープであるからこそ、飲むもよし、塗るもよし、点眼や点鼻するもよしで、あらゆるケガや病気の治療に驚異的な治療力を発揮するのです。

そして尿は、このうえなく内容豊富な〝スタミナドリンク〟でもあります。毎日一回、朝にコップ一杯のオシッコをごく少量飲むだけで、心身に活力を与えて〝元気のもと〟になる各種の栄養素やホルモン、酵素などのほか、抗癌作用・肥満抑制作用・老化抑制作用などが注目されているＤＨＥＡ（第四章、効能報告30）など各種の生理活性物質を、誰もがタダで簡単に摂取できるわけです。しかも尿には各種の抗体が含まれている。だから尿療法には疾病への予防効果もある。尿療法を日常的に続ければ、心身の健康状態を維持していくことができるのです。

尿療法で病気やケガから〝生還〟した人々の体験談

1　エイズ（後天性免疫不全症候群）

(1)　Ｂ氏――三八歳の男性。ＨＩＶ抗体検査で陽性反応あり。Ｔ４細胞数（末梢血一立方ミリメートルあたり）二一〇個。リンパ節腫脹症（リンフォアデノパシー）、軽度の疲労、背中にひどいニキビ（アクネ）があった。

尿療法を開始するや四八時間以内にリンパ腺の腫れが完全に収まった。数日のうちに疲労感も消え去った。背中のニキビは、それまでは抗生物質のテトラサイクリン（一回に五〇〇ミリグラム）を一日に四回も塗る治療を三週間にわたって続けていたがまったく効果がなかった。ところが尿を患部に塗りはじめたところ二週間ほどで劇的に消えてしまった。

しかし尿療法を二日ばかりサボったら、リンパ腺の腫脹と疲労感に再び襲われた。尿療法を再開するや体調はずっと良くなり、正常に立ち直った。尿療法以外の治療手段はまったく使っていないが、今ではすっかり元気で、この〝生命力の泉〟の恵みに心から感謝している。

(2) M氏——四六歳の男性。T4細胞数一六〇個。尿療法開始前の三か月間は、ひどい寝汗と疲労感に襲われて、あまりの疲労のため一日の睡眠時間が一八時間にもなっていたほどだった。
尿療法を始めると、一〇日もたたないうちに、これらの症状は完全に消えてしまった。また、それまでは皮膚が乾いて血の気もないほどだったが、これも尿療法で治ってしまった。尿療法開始から二週間もたたないうちに、毎日、バスケットボールを一時間もできるほどに体力がついた。尿療法以外の治療はまったく用いずに、エイズの症状を治すことができたわけである。

(3) R・B氏——三二歳の男性。T4細胞数二一〇個。T4/T8比〇・三。尿療法を始めてから一か月で軽い疲労感とめまいは解消した。一日に九五〇ccほどの尿を飲んだところ、若干の下痢と腹痛があった。そこで二四〇ccずつ八時間ごとに飲尿するようにしたところ、リンパ腺の腫脹は半分以上も減った。
尿療法を始めるまでは一年以上もひどい目のかゆみに悩まされてきたが、新鮮な尿をたったの数滴、点眼しただけで、目のかゆみはたちまち治ってしまった。以後、尿療法を日常的に続けているが、疲労感に襲われることはなくなった。

(4) L氏——エイズと診断されたが、症状はまだTリンパ球の数の低下だけにとどまっていた。尿療法を始めて四か月たった現在、T細胞の数は二八五個（前回検査）だったものが今回は四八九個にも増えている。

(5) **M氏**——エイズと診断されたが、腸内のカンジダ菌と寄生虫の感染が最大の問題だった。検便を受けたら、便から膿と、大量のカンジダ菌と若干の寄生虫が検出された。尿療法を開始したのち再び検便を受けたが、結果は完全に〝シロ〟で、今度は膿もカンジダ菌や寄生虫もまったく検出されなかった。

第四章の効能報告31には、尿中のDHEAがエイズ治療に有効かもしれないことが示されていますが、効能報告8に示したとおり、尿素には抗ウイルス作用があることが確認されています（ちなみに効能報告8で尿素が破壊作用を示したポリオウイルスと狂犬病ウイルスは、いずれもレトロウイルスではないけれども、ウイルス遺伝子がリボ核酸から成るRNAウイルスです）。尿素の投与はFDAも正式な治療手段として承認しているわけですから、尿素を投与しながら尿の内服も行なうという、尿療法と尿素投与との併用を行なえば、エイズに対する尿療法の治療効果は一層向上すると思われます。エイズに対する尿療法の治療効果を増進するために、主治医に尿素の投与——これには経口投与と注射の二つの方法があります——を相談してみる価値はあるでしょう。

尿素の抗菌・抗ウイルスおよび利尿作用はすでにくり返し立証されてきた医学的事実にほかなりません。エイズというのは、HIVの感染もさることながら、最大の問題は免疫不全になってウイルスや細菌や寄生虫による感染症、癌、そしてこうした疾患にともなう全身のさまざまな器官や組織の器質的・機能的障害が生じる点にあります。尿素の幅広い薬理作用は、こうした障害の治療に役立つはずです。

それにウィスコンシン大学医学部の神経外科医M・ジャヴィッド博士が臨床治験ではっきりと確認したことですが（第四章効能報告17〜18）、尿素は大量投与しても人体にはまったく無害だと言えるわけですから、尿療法に併用することで、エイズには優れた治療効果が期待できるでしょう。*18

＊18——エイズは新しい病気なので、尿療法の治療効果についての科学的な評価はまだ確立していないと考えるべきである。エイズ（後天性免疫不全症候群）の原因疾患はＨＩＶウイルス（白血病ウイルスの一種で、分類学的にはＲＮＡウイルスのレトロウイルス科に属する）の感染症だと考えられているが、この〝症候群〟が健康上の脅威となっているのは、免疫系（特にＴリンパ球が重要な働きをになう細胞性免疫）の働きが破綻をきたし、あらゆる感染症や癌に対して生体防御がまったくできなくなってしまうからである。

ＨＩＶの活動を阻止するために、医学界の最先端では遺伝子組換えワクチン（その正体はＨＩＶそのものを改造してつくりだしたＨＩＶ弱毒株や、ＨＩＶの一部を他のウイルスに組み込んでつくりだした遺伝子改造ウイルスに他ならない）や、化学合成の抗ウイルス剤の開発に莫大なカネと人材を投入しつづけてきた。だが手放しで喜べるような成果はこれまでのところ、ほとんど上げることができていない。抗ＨＩＶ剤としてはＡＺＴ（アジドチミジン）が有名ではあるが、これは致命的な副作用をともなうし、なによりもＨＩＶがこの化学療法にすぐ適応して薬剤耐性ＨＩＶが誕生してくるので、投薬のタイミングをはずすとクスリがまったく効かなくなる恐れがあり、現場の医者でさえ薬剤耐性ＨＩＶの蔓延を恐れてうかつにＡＺＴに手を出さなくなってきたほどなのだ。ＡＺＴ以外にも、いくつかの抗ウイルス剤を組み合わせてＨＩＶ退治にかなりの効果が上がるようになってきているが、これを化学療法の成果と信じるのは早計すぎる。エイズが見つかったばかりの一九八〇年代前半の時期に患者の致死率が一〇〇％に近かったのに、近年、致死率が下がり治療による延命効果が格段に上がってきたのは、「ＨＩＶを殺す医療」よりも、むしろ「感染症や癌などの個々の症状を確実に抑える医療」が、着実に効果を上げるようになってきたからなのだ。つまり近年のエイズ医療の進歩は「ＨＩＶを殺すための医療」から「患者を生かし、生活の質（クオリティ・オヴ・ライフ）を維持・改善するための医療」へと重点を移したことによる〝戦略の勝利〟と言えるわけである。

尿療法がＨＩＶのようなレトロウイルスに対しても抗ウイルス作用を発揮できるかどうかは、まだ科学的に確認できたとは言いがたい。だが「エイズ」という名の、免疫不全によって起こる症候群の、個々の〝症候〟に驚異的な治療効果を発揮しうることは、ここに紹介した体験談からも理解できるのである。つまり少なくとも〝症候〟のレベルでは、尿療法はエイズの治療に立派に役立つわけだ。

エイズの治療に尿療法が有効だということがさまざまな体験談から判るわけであるが、ならば尿のなかの何がエイズの治療に有効なのかを、考えてみるべきである。つまり、そうした〝有効成分〟だけを尿から抽出して〝純正医薬品〟として投与するという戦略ではなく、まるごとの天然の尿を使った尿療法を実践しながらさらに〝有効成分〟も無理のないやり方で追加的に投与すれば、尿療法の治療効果をいっそう増進できる可能性があるからだ。

第四章で紹介した効能報告のうち、尿素に関するものを、ここであらためて列挙しておきます

①尿素の抗菌作用を立証した研究成果（効能報告1、3、4、9、12、19、20、37）
②尿素の抗ウイルス作用を立証した研究成果（効能報告8）
③尿素の抗結核作用を立証した研究成果（効能報告14）
④体液の過剰貯溜による各種疾患への、尿素の治療効果を立証した研究成果（効能報告17、18）
⑤腎臓疾患の治療に対する尿素の有効性を考察した研究成果（効能報告22）
⑥皮膚の障害に対する尿素の治療効果を立証した研究成果（効能報告40〜44）

2 癌

(1) **V・P医師**――私（V・P）自身も資格を有する医師であるが、咽喉（のど）のリンパ腺が腫れ、喉頭蓋（こうとうがい）に癌ができていると診断された。そこでお決まりの化学療法と放射線療法（コバルト照射）を受け、手術を受けることが決まった。私はこの治療コースが始まった直後に尿療法を開始した。尿療法を続けて一か月が過ぎたころに、私の症状はすべて消失するに到った。おかげで私は、予定されていた癌摘出の手術を受ける必要がなくなった。今では私は完全に職に復帰し、医者として仕事を続けている。

(2) **R・R氏**――私（R・R）は二年前に胸部に腺癌ができていると診断された。しかもこの癌は左肺に浸潤（しんじゅん）している恐れもある、と言われた。この癌のせいで肺の中に血の混じった胸水が八リットルも溜まり、

その結果、呼吸困難（肺虚脱）を起こし、病院に担ぎこまれる羽目になった。入院中の私は、何としても胸水の貯溜を治さねばならぬ状況に追いやられたわけだった。おまけに私の腸は五日間も〝眠ったまま〟の状態になってしまった。そんな時に、尿療法のことをたまたま知ったのである。

私は試しに尿を飲んでみた。すると奇跡的な成果がただちに現われた。腸が活発に働きだし、五回にわたって便通があった。体調は驚くほど急速に改善され、胸水の貯溜もじきに収まった。これには主治医もただただ驚くばかりであった。もはや〝医者いらず〟の状態で私は順調に快方に向かい、胸水を排出するために差込んであったカテーテルも外されることになった。医者はお決まりの癌治療（化学療法、放射線療法、外科手術）を続けるように進言してきたが、私はこれを断って、退院した。

それから後のことは言わずもがなである。癌と診断された時、医者は私の両親に「お子さんはあと四か月しか生きられません」と宣言したのである。しかし、あれから二年たったが、私は今でもすこぶる元気だ。これまで私はいろいろな養生的医療手段（ホリステック）（結腸洗浄やハーブ療法など）を試してきたが、正直言って、唯一、尿の内服と外用塗付を実行してきたおかげで命びろいできたと思っている。望むらくは、私のこの体験談をお読みになった方は、まわりの人々にもこの話を伝えてほしい。そして、尿療法を実践して奇跡的な効果を実際に経験し、生存への希望をつかみとる人々が一人でも増えてくれれば良いと思っている。

(3)　**E夫人**——私は一九八三年の夏に「背骨に癌ができている」と診断された。放射線療法を受けて痛みがおさまったので、私は自然療法で癌とたたかっていく決心をし、自分なりに自然療法を続けた。ところが三年後に癌の症状が再発し、「肝臓に癌が転移している」と診断された。

医者は私に鎮痛剤を渡して「もはや治療は不可能です」と宣告して追い帰した。そこで別の自然療法も始めてみたが、この年（八六年）の一一月には身体の状態が顕著に悪化し、肝炎と高熱と激しい痛みに襲われた。

そこで今度は尿療法を試すことにした。私は朝一番のオシッコだけを飲んだ。飲尿の開始から五日目には身体の活力がもどってきた。一〇日目に、あの医者のところに行って診察を受けたが、彼は私がまだ生きていたことに仰天していた。朝の飲尿は毎日ずっと続けているが、八七年六月現在、肝臓はわずかに腫れているが、痛みはまったくなくなっている。

この報告は、癌の治療のために尿をどれだけ服用すればよいかを知るうえで、興味深いデータと言えるでしょう。彼女は「朝一番のオシッコだけを飲んだ」わけでしたが、肝臓はまだわずかに腫れていた。しかし、これも女性の患者ですが、子宮にもはや手術不可能な腫瘍を抱え、排泄される尿を全部飲み干すという尿療法を七日間続けた結果、腫瘍を完全に退縮させることができた事例も報告されています。これらの事例から考えると、癌のような疾患を治すには大量の飲尿が必要なのでしょう。

(4) **L氏**——カポジ肉腫（エイズ患者にしばしば観察される癌の一種）、蜂巣炎（ほうそうえん）、水腫と診断された。そこで三か月にわたって尿の内服と外用を毎日続けた。〝好転反応〟は皆無だったが、彼によれば尿療法に踏みきるまで数週間にわたって（週に一度の割合で）浣腸をしていたというから、これによってすでに解毒が進んでいたのかもしれない。尿療法の開始後、両足の水腫が解消し、両足に大きな病巣ができていたが、傷口が開いて治癒に到った。彼によれば食養生と尿療法（飲尿断食と外用）の併用を続けることで癌の緩解（かんかい）期間を長引かせる（つまり癌の進行を遅らせる）ことができているという。

もうひとつ、これは患者の尿療法体験談とは違いますが、オランダの身体生活実地医術学校（Bodylife School of Practical Healing）という代替的（オルタナティヴ）医療の専門学校が最近発表した次のメッセージも紹介しておきます。

一九八四年以来、本校では尿療法を採用し、皮膚障害から癌まで、数多の疾患の治療に有効であることを確認してきた。本校では尿療法についてさらに研究を行なっていく所存であるし、国際会議などにも参加していきたいと考えている。

3 火傷（やけど）

B夫人――ある日、家を出る前にアイロンを片付けておこうと思い、もうすっかり冷めたと思ってアイロンの底に手のひらを当てたところ、まだ熱が残っており、大火傷をしてしまった。何週間か前に尿を瓶づめにしておいたことを思い出し、その瓶の尿を手の火傷した部分に塗った。痛みはすぐおさまり、数時間後には、火傷した部分は外観も感覚も、火傷なんてまったくなかったみたいに完全に回復してしまった。水疱（みずぶくれ）も瘢痕も発赤も、まったく残らずにすんだ。

4 カンジダ症

(1) L・M婦人――尿療法で私が経験したこと。それは慢性の便秘ばかりでなく、なかなか治らなかった慢性のカンジダ症も解消することができたということだ。それに三年間も止まっていた月経が、尿療法を開始してから正常にもどった。

(2) M・G婦人――私は副鼻腔炎（ふくびくうえん）（いわゆる蓄膿症（ちくのうしょう））で、大量の抗生物質を長年使っていたが、その反動

（菌交替症）で、何年も前からひどいカンジダ症にかかっていた。これまで医者の勧めに従って、「ニゾラル」や「ナイスタチン」などの抗生物質から各種の薬草（ハーブ）にいたるまで、あらゆるクスリを試してきたが、カンジダ症がおさまる様子はまったくなく、血液検査にもこの感染症の深刻さがはっきりと現われるほどになった。

そのうちに尿療法のことを耳にする機会があって、一日に三回のペースで飲尿を開始した。二、三日のうちに劇的な成果が現われた。膣（ちつ）の焼けつくような痛みやかゆみが完全に消え去ったのだ。全身のむくみも解消し、活力がよみがえってきた。今では尿療法を時々行なうだけだが、それでも頭痛や全身のかゆみは完全になくなった。これほど優れた健康状態は長年経験したことがなかった。

5 小児疾患

M・D婦人――私は孫を育てているが、この子（女児）は生まれた時から病弱で、苦難の連続だった。この子は内耳炎をはじめ、数々の疾患にかかり〝抗生物質漬け〟にされていた。食事に注意して充分に世話をしたので、ずいぶんと健康にはなったが、それでも非常にアレルギーにかかりやすく、その症状は（ひどい発疹や皮膚がウロコ状にはがれ落ちるなど）この世のものとは思えぬほどに凄まじいものだった。二歳をすぎると常に鼻がつまり、夜はほとんど呼吸ができないようになり、この状態は四歳までずっと続いた。
先週、私は初めて、孫に尿療法を試してみた。一日に一回、本人の尿を三～五滴、口内滴下している。尿療法を開始したとたんに孫の様子はがらりと変わった。まず鼻汁が出なくなって、ちゃんと呼吸ができるようになった。信じられないことだが性格も一変した。それまではグズついてばかりいる弱々しい子供だったのに、すっかり元気になり、学校でも活発な子供になった。あんなに元気な孫の姿を見るのは初めてだ。夜も、これまでのように苦しんだりはせず、朝まですこやかに眠るようになった。

6　嚢腫（のうしゅ）

D夫人——私は顔面と首の全面にわたって皮脂嚢腫（のうしゅ）ができていた。一年以上も嚢腫を病み、多くの医者に診てもらい、ありとあらゆる医薬品やスキンクリームを試したが、まったく効果がなかった。そこで思いきって尿療法を試してみた。嚢腫の部分に尿を一週間ほど塗りつづけたところ、傷口が開いて中から液体が排出され、新しい皮膚が再生されてきた。それから三週間ほどで、皮膚は完全に健康になった。現在でも毎日、顔面への尿塗付を続けており、顔色も、これまでになく良好である。

7　大腸（結腸）炎

M氏——この一年ほどのあいだに、私は胃腸疾患のために三回入院した。この胃腸疾患はもともと肺の感染症を治療するために抗生物質の投与を受けていて、それに対する強力な反動で生じたものだった。私は抗生物質の服用を断ったが、大腸炎のせいで直腸から出血し、また、内痔核もずっと続いていた。

ある時、友人が尿療法のことを教えてくれた。彼も私と同じような症状を抱えていて、子供のころから尿を使った浣腸を行なってきたという。そこで彼にならって私も一週間にわたって毎日、尿浣腸を続けてみた。一週間続けたところ直腸からの出血は完全に止まり、それから数か月たった今でも、一滴の出血もない。

8　鬱（うつ）病、免疫不全

D氏――私は原因不明の免疫不全にかかっていた。そのため多くの皮膚疾患（発疹や潰瘍など）ができていたし、何週間も微熱が続いていた。そしていつも疲労感に苦しめられ、病的な鬱（うつ）状態におちいっていた。働くことすらできなくなって経済的にも苦しくなり、病院への支払いやクスリを買うことさえままならなくなった。

鬱状態はますます悪化して、ある晩、精神的に最悪の状態まで落ち込んだ。が、幸運にも私は、以前に尿療法の話を聞いていたのを思い出した。それまでは〝あまりにもデキすぎた話〟だと思って無視していたのだが、試してみる気になった。で、尿療法を始めるや一週間もたたないうちに私の生命力はよみがえりだした。少なくとも、健康だったころの六割くらいまでは、活力がもどった。それまで満足な食事をしていなかったせいかもしれないが、尿療法を始めた直後に〝好転反応〟を経験した。これは発疹と高熱が二～三日続くというものだった。私は慢性的な皮膚疾患をわずらってきたが、これまではずっとクスリで症状を抑えてきたのである。そのせいで長年にわたって蓄積されてきた〝毒物〟が、今回の尿療法で〝処分〟されて発疹の噴出となって現われたにちがいない――と私には実感できたのである。以来、私は尿療法を続けている。おかげで今では職場にも復帰できた。鬱病は完治し、私は文字どおり、生まれ変わったのである。

9 糖尿病

(1) 少女D――若年型糖尿病。飲尿を一か月ほど続けてみたところ、それまで絶対に必要だった夜間のインシュリン注射が必要なくなった。インシュリンを打たなくても血糖値が一定に保たれるようになったからだ。それからさらに一か月ほど後には、さらにインシュリンの投与量を減らせるようになった。飲尿ばかりでなく、尿を〝外用薬〟としても使ってみたが、拡張蛇行静脈（妊婦や立ち仕事の人がかかりやすい下肢などの静脈の永続的な拡張と蛇行）による障害が消失しはじめた。尿療法を続けてきたあいだは他の病気にかかることもなく、今ではきわめて健康である。

(2) **クンジャマ夫人**（インド、バンガロール市）――この女性はもう一二年間も糖尿病をわずらっており、肥満と、時には呼吸困難に襲われるという健康問題もかかえていた。そのうえ二、三か月ごとに高熱に襲われて、そのたびごとに入院していた。アーユルヴェーダやホメオパシーやその他の自然療法をいろいろと試したが効果はなかった。インシュリン注射は糖尿病にある程度の効果を見せたが、どんな治療を施しても尿に排泄される糖は健康人の二倍近くもあり（健康人の一日の尿中の糖の排泄量は最大でもおおむね二・八ミリモルだが、クンジャマ夫人の場合は標準値よりもさらに二・七五ミリモルも過剰であった）、これを減らすことはできなかった。

クンジャマ夫人は自分の尿を排泄された分はなるべく全部飲むようにし、水をすすって水分の補充を心がけた。飲尿だけでなく、古い尿を使ったマッサージも看護婦に行なってもらい、彼女自身も看護婦の助けを借りながら、ぬるいお湯でマッサージ部分のゆすぎを行なった。尿療法を開始してから三週間で、体重は減少し、呼吸困難はおさまった。この集中的な尿療法を終了する際に、家庭医が彼女の尿の糖のレベルを検査したが、過剰な糖の排泄が完全におさまっており、医者はこの成果に驚くばかりであった。

10 B型肝炎

R・W氏とR・T氏――我々はいずれもスイスで自然療法を行なっている治療医であるが、米国でマーサ・クリスティー女史と出会い、最近、彼女が『*Your Own Perfect Medicine*』（つまり本書）を贈ってくれた。

我々は同書に強い感銘を受けた。尿を〝生薬〟として活用する尿療法は、自然療法を実践する我々にとって目新しいものではない。（中略）実際、我々はかなり以前から「尿は生薬である」という仮説を実践で検証してきたし、患者に実際に試した結果、きわめて優れた治療実績を上げてきた。とりわけB型肝炎の治療には、尿療法は優れた成果を上げている。

11　肺疾患

N氏――胸部、肺、副鼻腔の鬱血（うっけつ）による呼吸の困難を訴えていたが、尿の内服と外用を併用した尿療法を行なったところ、二週間ほどで鬱血が解消し、らくに呼吸できるようになった。

12　多発性の難病

A・R氏――私はこれまで常に健康には気をつけてきたが、不本意にも数年前から数々の病気に徐々に蝕まれてきた。四〇代から五〇代にかけての時期に、まず原因不明の円形脱毛症にかかった。以後、慢性関節リウマチ、硬化症（神経や他の身体組織の病的硬化により運動障害をはじめ各種の症状が生ずる）、さらに全身性の硬皮症（自己免疫疾患である進行性全身性硬化症の一症状として現われる皮膚の病的肥厚）、レイノー病（手の指や足の爪先を襲う重度の血行障害）、エプスタイン・バーウイルス感染症と、次々に病気が現われた。

円形脱毛症は、最初は頭に三、四か所、小さなハゲが生じた。医者はコルチゾン（副腎皮質ホルモンの一種）を注射したが、それが災いして、まず頭髪、次に睫毛（まつげ）、鼻毛、手足の毛が全部抜けてしまった。これはもう恐怖というしかなかった。レイノー病で指は氷みたいに冷たくなってしまったのに、焼けるような痛みである。あまりの痛さに、泣きながら手足をお湯に漬けるのだが、すぐに痛みがもどってきて効き目はない。私は精神的にすっかり打ちのめされ、完全に鬱(うつ)状態に陥った。もう死んでしまいたいと思ったほどだった。

そんな時、この本（本書）と出会い、尿療法にいどむ決心をした。最初は一日一滴の口内滴下から始め、毎日一滴ずつ増やしていって、週末には服用量が一日六滴になった。この段階で、早くも指の症状が治った。尿療法を開始したのは一九九四年の一一月だったが、翌年二月までに大型の点眼容器で八本分の尿を服用し、この時点までに頭髪がちょぼちょぼと生えてきた。その後も尿療法を続け、毛髪はしだいに生え揃ってきた。九五年の五月二九日には、それまで着けていたカツラをはずすまでになった。睫毛も元どおりに生え揃った。九五年九月には尿の口内滴下量は一日二〇滴になっていたが、毛髪はふさふさと、病気をする前よりもたくさん生えている。皮膚も以前よりずっと若々しくなって、心身の状態はすこぶる良い。レイノー病も慢性の疲労も関節リウマチも、すっかり治ってしまった。九五年八月二四日に医者の診察を受けた結果、健康状態は完全に良好だという〝お墨付き〟をいただいた。尿療法に救われた！　今では毎日、神さまにこの奇跡を感謝している。世界じゅうの人々に、私の喜びを大声で知らせたい気持ちだ。

13　多発性硬化症

B・W氏――私は多くの慢性疾患をかかえていたが尿療法のおかげでそれらを追い払うことができた。この安全でタダの治療手段に心から感謝している。尿療法を始めるや、私の病気は大幅に改善された。私は慢性で進行性の多発性硬化症と診断された。しかし今では、この医者の予測はすっかりはずれ、病気は進行が止まったどころか消えてしまったのである。多発性硬化症は難病にちがいない。しかし私は尿療法を試すことで、これを難なく突破した。

14　前立腺の障害

Ｊ・Ｓ氏――病気の最初の徴候が現われたのは、私が三〇代になったばかりのころだった。オシッコが出にくくなり下腹部に痛みを感じるようになったのだ。三〇代も終わりに近づくと症状は格段にひどくなった。医者に診てもらったところ、抗生物質と鎮痛剤を処方された。だがこれらのクスリは症状を軽減させるどころか、ますます悪化させた。医者の診断では、私の症状は前立腺の疾患のせいらしい。当時、私は検査づけの状態だった。が、そんな時、友人が自己尿療法のことを教えてくれた。

尿療法は、一日に一、二回、数滴の尿を口内滴下することから始めた。しかしこれだけでも、たちまち排尿が楽になって痛みが退(ひ)きはじめた。私は少量の尿の服用を続けたが、その後、三日間だけ飲尿断食を実行した。飲尿断食の結果、症状は完全に消え去った。あれから一年以上たつが、今もって、かつてのような痛みや問題はまったく起きていない。

15　放射線療法の副作用の予防

Ｓ・Ｇ婦人――私は頭髪への尿療法を何年も前から続けている。おかげで（右まぶたの上に）放射線の照射を受けてきたが、頭髪が抜けずにすんだ。就寝前の入浴時に尿を使って頭皮のケアをするのを、一日の〝締めくくりの儀式〟として毎日続けてきた。その方法は（採取しておいた朝一番の）尿を頭に振りかけて、その上にさらにタラの肝油をかけてマッサージし、タオルをターバン巻きにして頭皮をその状態に保ったまま、風呂に漬かって全身を温めるというものだ。これが見事に効いた！

16　レイノー病

E・P婦人――七八歳だが、レイノー病（寒さや激しい情動により動脈や細動脈が収縮して起きる指の病的血行不良）で非常に苦しめられていた。症状が出てきたのは最近であるが、あまりにも激しい症状なので死を覚悟したほどだった。この本（本書）で尿療法のことを勉強した後、一週間の尿療法を実行してみた。驚いたことに、わずか一週間続けただけで、レイノー病の苦痛は半減してしまった。

17　砂漠の戦場での生存とマラリア治療

M・L大佐――第二次世界大戦中に、イギリス軍将校としてサハラ砂漠の西部に出征。戦地で尿がまさに〝生命の泉〟であることを身をもって学んだ。夜間の戦闘中に部隊からはぐれ、しかも側頭（こめかみ）に跳ね弾を受けて傷を負った。

翌朝、目が覚めたら、砂漠にひとり、とり残されていた。顔面と頭部から流れ出た血で、その部分の砂が固まっていた。水筒はほとんど空っぽだった。水がないので野たれ死ぬと思ったが、基礎訓練の時に「水が利用できない緊急事態には尿を飲めば生存できる」と教わっていたのを思い出し、そのとおり実行することにした。とりあえずオシッコを飲み、水筒にわずかに残っていた水は〝最後の最後のための蓄え〟として残しておくことにした。

オシッコは、コップ三分の二の分量を飲み、残りの量はハンカチに浸して頭の傷を湿布した。部隊の仲間たちが捜索のために戻ってきたが、彼らは砂漠のなかに私の死体が転がっているだろうと考えていたそうだ。

ところが、かなり〝日干し状態〟になってはいたが元気にたたかいつづけている男がいるのを見て、驚いていた。私は三日後には部隊に復帰して、仲間とともに戦闘にもどった。

この大戦の末ちかくには、我が部隊は極東に派遣されたが、私はそこでマラリアにかかった。これは尿と水だけを摂取する飲尿断食で、たったの三日で治った。しかもその後、マラリア再発は一度もない。

こうした経験以来、私は尿療法を続けている。あれから三五年がたち、私は五九歳になるが、健康そのものので体調はきわめて順調だし、外観も、老人特有の肥満も皮膚のたるみもなく、若々しさを保持している。

18 性病、寄生虫感染症

S氏――一か月半前に、私は淋病とヘルペスと診断された。化学療法を受けて一時的に症状が改善された。しかし二週間後にヘルペスが再発し、症状は以前よりもひどくなった。そこで尿療法を開始したところ、二、三日のうちに、その症状は完全に消失した。さらに驚いたのは、私はかなり以前から寄生虫の感染に苦しんできたのだが、ヘルペスの治療のために始めた尿療法が、いつのまにかこの寄生虫感染症までも治してしまったことである。

19 肥満

B婦人――私は体重が九〇キログラムもあった。しかも慢性関節リウマチ、慢性のひどい偏頭痛、水虫など、身体の内も外も、しつこい病気に蝕まれていた。これらを治そうとしてこれまでありとあらゆる方法を試したが、良い結果を出したものは一つもなかった。

私は尿療法のことを耳にして、さっそくオシッコを足に塗ってみることにした。水虫の治療から始めたのは、今まであらゆる〝水虫薬〟を試してきたのに、どれも全然効かなかったからだ。ところが尿を水虫の患部に一日三回塗り出して、わずか五日ですっかり治った。これは夫の目にも奇跡と映ったようで、翌日からは夫婦そろって飲尿を開始した。驚いたことに尿療法を始めたら肥満も急速に治りだした。

尿療法を始めて四か月半たった時点で私の体重は五九キログラムに減っていた。三〇キログラム以上もらくに減量することができたのだ。これまでさんざん私を苦しめてきた関節痛も頭痛も、すっかり治った。二〇歳のころにもどったみたいに、今では身も心も明るく軽やかになった。

20　百日咳

J・R氏――私は五歳か六歳の時に百日咳にかかった。医者は、私の母に、自己尿投与を行なうように指示した。そこで私は自分のオシッコを飲ませられたわけだが、二、三日で病気は完全に治った。しかも私のお腹からは寄生虫が出てきた。尿療法は百日咳の治療に役立っただけでなく、駆虫をも成し遂げたのである。

21　創傷

K氏――ある時、大きな岩が四フィート（約一・二メートル）の高さから落ちてきて、左足を直撃するという事故に遭(あ)った。あいにくサンダル履きだったので、足の中指の爪がはがれ、肉もほとんど裂けてしまった。中指だけですんだのは、むしろ幸運だったというべきだろう。

外国を旅行中だったので、医者もクスリも利用できない状況だった。とにかく私は傷口から雑菌が入って化膿しないかと、心配でしかたなかった。外傷用の軟膏を持ってきていたので、応急処置をしたが、このクスリは効かなかった。

二、三日たつと、傷を負った爪先がどす黒く腫れ上がり、なんとも言えない不吉な様相を呈しはじめた。そんな時にたまたま会った女性が、尿湿布のことを教えてくれた。それを実行したところ、驚いたことに、足の傷がたちまち治りはじめた。ピンク色の新しい皮膚が再生してきて、古い傷ついた皮膚が剥がれおち、二日ほどで左足の爪先はほぼ元どおりの外観にもどったのだ。足の尿湿布は、常に新鮮な尿を補充して乾かないように保ったが、尿を瓶に入れておいて、その古い尿もときどき湿布に含ませた。

現在では、飲尿はもう私の日常生活の一部になっている。毎朝〝生命の水〟を飲んで、日々あらたな健康と活力を享受している。

紙面の都合で紹介できませんでしたが、本書の冒頭でも述べたように、ジョン・アームストロング氏の『生命の水』（邦訳は論創社より一九九四年に刊行）とマージー・エイデルマン&ベアトリス・バーネット両女史がまとめた『尿療法の奇跡』（邦訳なし）には、もっとたくさんの尿療法の体験談が載っているので、それらを参照していただければ、尿療法の素晴らしい効果が理解できるはずです。

本書をお読みになった皆さんが、尿療法で健康をつかんだ無数の先達者たちと同様に、あなた自身の〝内なる究極の良薬〟をかしこく利用しながら健康と活力をとりもどし、愉快で元気な人生を末長く楽しまれることを、私は心から願っております。

《補足解説》ホメオパシーとは何か

佐藤雅彦

1　ホメオパシーの誕生

ホメオパシーはドイツの内科医クリスティアン・フリートリッヒ・ザムエル・ハーネマン（Christian Friedrich Samuel Hahnemann, 1755−1843）が考案した医療体系である。ハーネマンが活躍していた一八世紀後半のヨーロッパの医学は、中世の迷信的な〝医学理論〟がアカデミズム医学界をまだ支配していた時代であり、臨床的な実証が軽んじられていた。ハーネマンは実証を重視する医者だったので、迷信的〝理論〟にとらわれ危険な瀉血（しゃけつ）（「悪い体液」の放出を目的として人為的な出血を起こさせる迷信的療法）などを平気で行なってみすみす患者を死なせていた当時の医学界主流の医療に疑問を持つようになった。彼は英国の医師が著した『医薬品について』という書物をドイツ語に翻訳している最中に、この本に「（マラリアの特効薬である）キナ皮には健胃作用がある」と書いてあるくだりを見つけて、その真偽に疑問を持ち、自分で実際にキナ皮を服用してみた。すると〝健胃作用〟どころかマラリアに似た強烈な症状に襲われてしまった。マラリアの病人には治療薬として働くキナ皮が、健康人にはマラリアそっくりの症状を引き起こす。この体験からヒントを得て、ハーネマンは一七九六年に「薬用物質の治療力を見きわめるための新たな原理についての実験、および同原理についての考察」と題する論文を『臨床内科学・外科学雑誌』に発表し、この論文がホメオパシーの社会的デビューとなった。

2　西洋医学史におけるホメオパシーの位置づけ

こうした経緯から誕生したホメオパシーは、中国の漢方医学やインドのアーユルヴェーダ医学のように長い歴史を持っているわけではない。むしろ科学的な批判的実証主義が生み出したという意味では、近代西洋医学の最も純粋な原型と言ってもよいほどであり、それどころか、近代科学としての体裁が整いはじめた現代医学が（さらに詳しく言えば免疫学や臨床薬理学が）思わず知らずにホメオパシーの後追いをしているとさえ言える。

日本人は西洋医学を「科学」そのものであるかのように錯覚しているので、この指摘は意外と思われるかもしれない。だから現代の主流的な西洋医学（すなわちアカデミズム医学）が、知識社会学的な観点から、歴史のなかにどのように位置づけられるのか、簡単に補足説明をしておく必要があるだろう。

近代西洋医学の主流派であるアカデミズム医学は、本来、キリスト教教会勢力の高等教育機関であるヨーロッパの大学のなかで制度化されてきた知識実践活動であり、端的に言えば、キリスト教神学的なイデオロギーに強く感化された権威主義と机上の空論の権化にほかならない。そしてアカデミズム医学のこの体質は現代においても依然として変わっていない。白衣の〝神父(パードレ)さま〟が〝迷える小羊〟である〝受難者(ペイシェント)〟すなわち患者に対して厳(おごそ)かに疫病退散の儀式を行なうという、カトリック教会の〝厳しくも暖かいお父さま的お情け(パターナリズム)〟をそのまま治療者と被治療者の関係に置き換えたのが、西洋アカデミズム医学における〝医療実践〟の基本構造なのだから、医者の患者に対する権威主義は、これはもう西洋医学の少なくとも数百年にわたって築かれてきたあらゆる制度的骨格を根本から〝革命〟でもしないかぎり、絶対に改まることはないだろう。

机上の空論を信仰するという西洋医学の体質も、今もって改まってはいない。ザムエル・ハーネマンが闘っていたのは、カトリック教会の衒学(スコラ)的哲学に〝汚染〟されて現実無視の観念論になってしまっていた中世以来の主流的ヨーロッパ医学だった。この医学のどこが観念論だったかというと、たとえば人間の身体の働きや病気の発生メカニズムをすべて血液・粘液・黄胆液・黒胆液という四つの仮想的な〝体液〟のバランスによって統一的に説明しようとした点である。これは人間の生理現象に対する一種の原子論的な還元主義であって、時代が進んで人体を〝水圧駆動ロボット〟と見たてる人間機械論的医学が流行していた時には、四体液は〝筋と腱と神経液〟という基本要素に置き換わったし、顕微鏡が発明されて肉眼では見えなかった微小世界が観察できるようになると〝細胞〟という基本要素に、さらに二〇世紀になってX線による結晶回析で分子構造まで推定できるようになると〝分子〟という基本要素に置き換わったのだが、人体の生理的な現実と疾病現象を要素還元主義に拠って理解しようとする基本態度だけは一貫して同じである。あらゆる説明は本質的に〝仮説〟にすぎないわけだから、要素還元論そのものが悪いというわけではない。複雑な現象を理解・説明するには、それを単純な要素に分解して、要素ごとの関係を理解するという分析的なアプローチがかなり有効であることは間違いないのである。だが要素還元論はあくまでも〝便法〟にすぎず、万能の理論ではない。そこのところを理解せずに、要素還元論を〝万能かつ絶対の真理〟と信じこんでしまうと、時にとんでもない過ちをしでかすことになる。

ハーネマンの時代の瀉血医療も、そうした過ちの一種だった。かの時代においては〝四体液説〟こそ〝正しい医学理論〟だったのであり、それを無批判に信じた医学の徒たちが、病人の「四体液のバランスを是正するため」に、衰弱しきった重病人に傷をつけて、わざわざ出血を起こさせて、みすみす死に到らしめていたわけである。そうした例として歴史的に悪名高いのは、一七九二年に侍従医に〝殺された〟神聖ローマ皇帝レオポルト二世のエピソードである。この皇帝は下腹部に腫れ物ができ、高熱がでたので侍従医の治療を受けたのだが、その医者は瀉血を実施した。それでも病状は改善しなかったので結局二四時間以内に四回も瀉血を実施し、皇帝は衰弱して死んでしまった。皇帝の侍従医が行なったのは当時においては〝最も正統的な医療〟であった、が、その結果、皇帝は——現代から見れば当然の結果として——生命を奪われた。ハーネマンはこうした観念論的医学、つまり生身の患者を見ずに当世流行の医生物学的イデオロギーに患者を無理やりはめこんでしまう医学を、激しく批判したのである。

現代の主流医学のアプローチも、本質的にはレオポルト二世を殺した間抜けな瀉血医療と変わっていないところがある。たとえば臓器をまるごと入れ換えれば患者が健康になる、と信じて行なわれている〝臓器全置換術〟すなわち臓器移植は、人間を臓器の集合体と見る（「細胞説」以前のデカルトの時代の）古めかしい人間機械論のイデオロギー的遺物でしかなく、免疫抑制剤の進歩によって近年ようやく技術的に実行可能になったというだけの話であるし、マスコミが〝最先端医療〟だと言って騒いでいる「遺伝子治療」だって、細胞内での核酸分子の動態がまだほとんど解明できていないのに、「〝悪い臓器〟のかわりに〝良い臓器〟を入れてやる」というナイーヴな臓器移植の発想からまったく進歩していない「〝悪い遺伝子〟のかわりに〝良い遺伝子〟を入れてやる」という発想に駆られて、文字どおり闇雲に患者の細胞に外来DNAを注入しているにすぎないのが実態である。しかも外来DNAの注入手段として、遺伝子操作で改造した白血病ウイルスや風邪（アデノ）ウイルスなどを患者にわざわざ感染させる、という手荒な方法を使って……。現代の最先端の内科医たちが先を争って行なっている〝遺伝子治療〟は、数百年前の西洋の〝正統的〟医師たちが蛭（ヒル）に患者を襲わせて瀉血を行なっていたのと、本質的にはさほど変わっていない。

　歴史的な事実として、少なくとも西洋のアカデミズム医学は、科学史上「知の暗黒時代」と評価されてきたヨーロッパ中世の時代に〝教会勢力のエリート再生産装置〟として誕生した大学制度のなかで、〝肉体の司祭（フィジシャン）〟としての社会的役割を担うべく、神学・法学とならぶ三大柱のひとつとして、最も古くからカリキュラムが確立してきた分野にほかならない。

　日本の文化的風土というのは一千数百年来かわらず〝舶来文化のおっかけ〟を続けてきたわけだけれども、日本の主流派の医学もまた、独創的・批判的実証主義よりもむしろ模倣的・無批判的な〝追試主義〟で、中国医学・オランダ医学・ドイツ医学・米国医学と既存のすでに制度化された医学体系を輸入してきたにすぎない。現代日本のアカデミズム医学は、いまだにそういう事情を充分に自覚できないまま、目下のところは西洋医学の職能団体（ギルド）――特に最近数十年間は〝全米医師会（AMA）〟――のお墨付き発表を真に受けて、彼らの商売がたきである〝オルタナティヴ医学〟を頭ごなしに否定している。

　そうした事情で、日本にはホメオパシーの知識や情報はこれまでほとんど伝えられてこなかった。けれどもこの医療体系はハーネマンが〝反アカデミズムの自然療法〟として開発したという当初からの技術哲学が生かされて、ヨーロッパでは日本の漢方医学のように、一般民衆に広く普及してきた。ヨーロッパを旅行してみればただちに判かることだが、どこの薬局にもドイツ語圏なら「Homöopathie（ホメオパティー）」、フランス語圏なら「homéopathie（オメオパティ）」といった文字が掲げられ、「ホメオパシー製剤あります」という看板がかかっている。共産主義が華やかなりしころのソ連・東欧圏と、文化のあらゆる分野で激しい異端イジメを行なう伝統を有してきた――だからその反動として現代ではあらゆる〝差別〟に対して過敏症的な反応も生まれる――新世界のアメリカ合衆国では、ホメオパシーに対する異端排除が徹底的に行なわれてきたので、冷戦時代が終わったとはいえ今でも西欧なみにホメオパシーが社会に受容されるようになったかどうかは疑問である。だがそれにしても機械論的な発想では到底対応できないアレルギー医療の分野では、アレルゲンをきわめて薄く希釈して患者に接種してアレルギー症状を〝根治〟するという、最も手堅いアレルギー治療法である「減感作療法」などには、ホメオパシーの治療原理が思わず知らずに利用されているのである。

3　ホメオパシー製剤の希釈について

ホメオパシー製剤は、原料となる物質に水またはアルコールを加えて〝希釈用浸出原液（マザー・チンキ）〟をつくり、それをさらに一〇倍ごと、または一〇〇倍ごと、場合によっては一〇〇〇倍ごとに希釈していく。

一般の医薬品は「薬の濃度が高いほうが効き目が高い」と信じられているが、ホメオパシーの場合は薬効と濃度の関係についての考え方がこれとは正反対で、「ホメオパシー製剤は希釈度が高いほうが（つまり〝希釈用浸出原液〟の濃度が薄い製剤のほうが）治療効果がいっそう強力だ」と考えられている。つまりホメオパシー製剤は希釈度が高いほど（薄めれば薄めるほど）〝効力（ポテンシー）〟が高い。

〝希釈用浸出原液〟を一〇倍ごとに薄めた製剤の系統は、「X希釈効力（ポテンシー）」と呼ばれている。Xというのはローマ数字で一〇を意味する。〝希釈用浸出原液〟を一〇倍に薄めたものは「1X」と表わすが、これは「一〇の一乗倍の希釈」という意味である。一〇倍希釈を四回くり返せば〝希釈効力〟は「４Ｘ」になるが、これは「一〇の四乗倍の希釈」という意味だ。

同様に、〝希釈用浸出原液〟を一〇〇倍ごとに薄めた製剤の系統は、「Ｃ希釈効力（ポテンシー）」と呼ばれている。Ｃというのはローマ数字で一〇〇を意味する。〝希釈用浸出原液〟を一〇〇倍に薄めたものは「１Ｃ」と表わすが、これは「一〇〇の一乗倍の希釈」という意味である。一〇〇倍希釈を四回くり返せば〝希釈効力〟は「４Ｃ」になるが、これは「一〇〇の四乗倍の希釈」という意味だ。このほか、あまり使われないが、一〇〇〇倍ごとに希釈していく「Ｍ希釈効力（ポテンシー）」という尺度もある。Ｍはローマ数字で一〇〇〇を表わす。

ホメオパシー製剤は「６Ｃ」が低ポテンシー、「30Ｃ」が中ポテンシー、「２００Ｃ」が高ポテンシー製剤として用いられる場合が多い。これほど希釈度が高いと、理論上はたとえば〝高ポテンシー製剤〟には原液の分子がまったく含まれていない可能性もあるわけだから、それで「薬効」があるというのはナンセンスだという反論も当然出る。これを理由にホメオパシーをインチキ医療呼ばわりする批判が出るのは無理のないことであった。しかし劇的な著効を示す例もあるとして、ホメオパシーは廃れるどころかますます盛んなのである。なぜ薬効があるのか、いまだ解明されていないが、有力な理論としては「偽薬効果（プラセボ）」によって患者の自然治癒能力を引き出しているという心身相関医学仮説や、溶媒（水やアルコール）が溶質（基剤）の分子の位置情報などを〝記憶〟していると推測する未確立の物理化学的仮説などがある。

なお、ハーネマンがホメオパシーを開発する批判的動機にもなった、西洋医学史における疾病観や治療観の〝野蛮さ〟や〝非合理性〟の問題については、拙著『現代医学の大逆説』（工学社、二〇〇〇年）をお読みいただければ幸いである。

酸性／アルカリ性食品の一覧表

アルカリ性食品	酸性食品
1　野菜 アーティチョーク、アスパラガス、アボガド、タケノコ、サヤエンドウ、エンドウマメ（生）、インゲンマメ、ライマビーンマメ（生または乾燥品）、セロリ、ニンジン、キュウリ、赤キャベツ、ダイコン、トウモロコシ、フダンソウ（トウヂシャ）、ハーブ類（全部）、セイヨウワサビ、ケール、球茎カンラン（コールラビ）、ニラネギ（青ネギ、リーキ）、レタスの葉、オクラ（アオイ科の野菜）、シロウマアサツキ（チャイブ）、キクヂシャ（エンダイブ）、ニンニク、タマネギ、バラモンジン（サルシフィ）、パセリ、アマトウガラシ（シシトウガラシ、ピーマン）、アメリカボウフウ（パースニップ）、トウガラシ、ジャガイモ、サツマイモ、カボチャ、ルタバガ（スウェーデンカブ）、ザウアークラウト（ドイツの塩漬け醗酵キャベツ）、ダイズ、ホウレンソウ（生）、トマト（黄色のもの）、クレソン（オランダガラシ）、ヤムイモ（ヤマノイモ）	1　野菜 ブロッコリ、カリフラワ、アイスバーグレタス、マッシュルーム、ハツカダイコン、ホウレンソウ（加熱ずみ）、トマト、カブ
2　果実 リンゴ（ゴールデンデリシャス）、アプリコット（ホンアンズ）、ベリー（イチゴ類、熟したものはすべて）、ビ	2　果実 リンゴ（青リンゴ、赤リンゴ）、サクランボ（熟しきっていないもの）、バナナ、カランツ（干しブドウ、ジャ

ング種のチェリー（深紅色のサクランボ）、グレープフルーツ、ブドウ（赤ブドウも青ブドウも）、キンカン、レモン（熟してから収穫したもの）、マンゴー、キウイフルーツ、ビワ、ローガンベリー（キイチゴの一種）、メロン、パパイヤ、パッションフルーツ、和ナシ

3　ナッツ（堅果）類

マカデミアンナッツ、ペカンナッツ

4　でんぷん食品、砂糖菓子類

ぶちインゲンマメ、イナゴマメ、トウモロコシパン、ひきわりトウモロコシ（コーンミール、黄色）、コーンミールのシリアル食品、コーンスターチ・クラッカー（アルカリ食品または全粒と表示されているもの）、ホミニー（外皮をとったトウモロコシ）、大豆（パンおよび乾燥大豆）、スパゲッティ（麺を卵つなぎにしたもの）、ポップコーン、メイプルシロップ（一〇〇％純正品）、パンケーキ（アルカリ性強化粉）、練り粉（ペストリー、アルカリ性強化粉）、乾燥エンドウマメ、玄米（有機栽培）、野菜パスタ

ムなど）、デーツ（ナツメヤシ）、ブドウ（トムソン種すなわち黄色の種なしブドウ）、ネクタリン（ズバイモモ）、オリーブ、モモ、洋ナシ（バートレット種）、カキ、パイナップル、プラム、プルーン、ザクロ、ダイオウ（大黄）、マルメロ

3　ナッツ（堅果）類

アーモンド、ヒッコリー、松果（パインナッツ）、ピスタシオナッツ、クルミ、ピーナッツ、ココナッツ

4　でんぷん食品、砂糖菓子類

乾燥マメ（インゲン、エンドウ）、グラハム粉のパン、ライ麦パン、精白小麦粉パン、全粒パン、シリアル食品（市販の箱づめ商品）、ゆでだんご（精白粉）、ひきわりトウモロコシ（白色）、クラッカー（白色）、はちみつ、グラビーソース（肉汁）、ハバード（クリカボチャの一種）、ゼリー、ドレッシング、糖蜜、パンケーキ（精白粉）、ペストリー（パイやタルトなどの練り粉菓子）、ドーナツ、キクイモ、イモ類（皮が茶色いもの）、ジャム類（白砂糖を使ったもの）、プリン、カボチャパイ、コメ、濃いスープ、スパゲッティ（精白粉）、タピオカ、ワッフル（精白粉）、シロップ（白砂糖を使用）、バナナのでんぷん、小麦、大麦、ふすま、穀物粉（次項のリストを参照）

5　穀物粉 アーティチョーク、ヒヨコマメ、デューラム小麦、セモリナ小麦、雑穀（特にキビ）、オート麦、大豆	**5　穀物粉** 玄米、蕎麦（ソバ）、大麦、グルテン麦粉、イモ類、全粒小麦粉
6　蛋白質 アボカド（熟したもの）、ぶちインゲンマメ、バターミルク、養殖ナマズ、二枚貝（ハマグリなど）、チーズ（白色）、コーニッシュ種の鶏肉、カモ肉、魚（白身肉）、ヤギのミルク（生）、ウサギ肉、生の牛乳、モヤシ類、カメ肉、プレーンヨーグルト	**6　蛋白質** アボカド（熟してないもの）、野生ナマズ、チーズ（黄色）、コテージチーズ、卵、魚（赤身肉）、ロブスター、野生のシカ肉、子牛・牛・豚・羊の肉、オリーブ、オイスター（かき）、ピーナッツバター、松果、鶏肉、七面鳥肉、カニ、エビ、ホタテガイ、若鶏肉、牛乳（低蛋白に加工したもの）
7　その他 バター（塩気のないもの）、チョコレート（砂糖が少ないもの）、イナゴマメ、クルルフィル、ハーブ飲料、ハーブ茶、オリーブ油、コーヒーや紅茶	**7　その他** 酒類（ワインを除く）、人工甘味料、医療用および娯楽用の薬物、硬化油、コショウ、食塩（なお、缶詰食品や出来合いの食品は酸化しやすい）

(5) Swami Shankardevananda Saraswati (1978) *Amaroli*, Bihar School, pp. 8-9.
(6) Patel, Raojibhai (1963) *Manav Mootra (Auto-Urine Therapy)*, Bharat Sevak Samj Publications, Pankornaka, India.

（54）Wilson, C. W. M., and Lewis, A. (1983) "Auto-immune Therapy Against Human Allergic Disease: A Physiological Self Defense Factor," *Medical Hypothesis*, Vol. 12, p. 143.
（55）Wilson, C. W. M. (1984) "The Protective Effect of Auto-Immune Buccal Urine Therapy (AIBUT) Against the Raynaud Phenomenon," *Medical Hypothesis*, Vol. 13: pp. 99-107.
（56）Dunne, N. P. (1981) "The Use of Injected and Sublingual Urine in the Treatment of Allergies," A Preliminary Report held at Oxford Medical Symposium.
（57）Noble, R. C., et al. (1987) "Bactericidal Properties of Urine for Niesseria gonorrhoeae," *Sexually Transmitted Diseases*, Oct-Dec. 1987, Vol. 14, No. 4, pp. 221-226.
（58）Liao, Z., et al. (1984) "Identification of a Specific Interleukin 1 Inhibitor in the Urine of Febrile Patients," *Journal of Experimental Medicine*, Rockefeller University Press, VoI. 159, pp. 126-136.
（59）Mannucci, P.M. and D'Angelo, A. (1982) Urokinase, Basic and Clinical Aspects, *Serono Symposia*, Academic Press.
（60）Staff Writers (1985) "Blood Clots: Legs and Lungs", *Harvard Medical School Health Letter*, Vol. 10, No. 3, p. 5.
（61）Swanbeck, G. (1992) "Urea in the Treatment of Dry Skin", *Acta Derm Venereol* (Stockholm); Suppl. 177, pp. 7-8.
（62）Serup, Jorgen (1992) "A Three-Hour Test for Rapid Comparison of Effects of Moisturizers and Active Constituents (Urea)," *Acta Derm Venereol.*
（63）Serup, J. (1992) "Introduction to a Double-Blind Comparison of Two Creams Containing Urea As the Active Ingredient."（出典不詳）
（64）Serup, J. (1992) "A Double-blind Comparison of Two Creams Containing Urea as the Active Ingredient", *Acta Derm Venereol* (Stockholm); Sappl. 177: pp. 34-38.
（65）*Physician's Desk Reference for Non-Prescription Drugs*, Medical Economics Data Production, 1993.
（66）Decaux, G., et al. (1993) "Five Year Treatment of the Chronic Syndrome of Inappropriate Secretion of ADH with Oral Urea," *Nephron*, Vol. 63: pp. 468-470.

第五章

（1）Smith, H. (1954) "De Urina," *JAMA*, Vol. 155, pp. 899-902.
（2）Herman, J. R. (1980) "Autourotherapy," *New York State Journal of Medicine*, Vol. 80, No. 7, pp. 1149-1154.
（3）Smith, H, 前掲書.
（4）Wallnoefer, Heinrich (1965) *Chinese Folk Medicine and Acupuncture*, Crown Publishers, N. Y., p. 71.

Vol. 62, pp. 231-246.
(33) Hanson, Lars A., et al. (1965) “Characterization of Antibodies in Human Urine,” *Journal of Clinical Investigation*, Vol. 44, No. 5, pp. 703-715.
(34) Free, A. H. and Free, H. M., 前掲書, p. 32.
(35) Thompson, J. H. (1943) “H-11 For Cancer,” *British Medical Journal*, 7/31/43.
(36) Novak (1961) “Therapeutic Results of the Use of an Auto-Urine Extract on Malignant Tumors,” *Zeitschrift Innere Medizine*.
(37) Szent-Gyorgi, et al. (1963) “Preparation of Retine from Human Urine,” *Science*, 12/30/63, pp. 1571-1572.
(38) Soeda, Momoe (1968) “Treatment of Gastric Cancer with HUD, an Antigenic Substance obtained from Patient's Urine,” *Tokyo Nihon Igaku Hoshasen Gakkai*, 12/25/68, Vol. 28, pp. 1265-1278.
(39) Burzynski, S. R., et al. (1977) “Antineoplaston A in Cancer Therapy,” *Physiology, Chemistry, & Physics*, Vol. 9, p. 485.
(40) Null, Gary (1979) “The Suppression of Cancer Cures,” *Penthouse*, Oct. 1979, pp. 90-95.
(41) Beasley, 前掲書, p. 206.
(42) Armstrong J., 前掲書.
(43) Beasley, 前掲書, p. 206.
(44) McMenamin, B. (1993) “An educated consumer is the best patient,” *Forbes*, 6/21/93, p. 118.
(45) Kent, S., “DHEA: Miracle Drug?” *Geriatrics*, Vol. 37, No. 9, 1982, pp. 157-161.
(46) Farber, Celia (1988) “AIDS, Words From the Front,” *Co-Factors Magazine*, June 1988, pp. 81-82.
(47) Farber, C., and Lederer, B. (1989) “AIDS, Words From the Front,” *Spin Magazine*, June 1989, Vol. 5, No. 3, pp. 90-107.
(48) Judell, D. (1990) “HIV Urine Testing Nearing Reality,” *Bay Area Reporter*, 8/9/90, p. 1.
(49) International Immunology Institute (1982) “Immuno-Tolerance,” *Physician's Handbook*, pp. 1,16.
(50) 前掲書 pp. 1,16.
(51) Linscott, William D. (1982) “Specific Immunologic Unresponsiveness,” *Basic and Clinical Immunology*, Lange Medical Publications, 3rd Edition.
(52) Dunne, N. P., “The Use of Injected and Sublingual Urine in the Treatment of Allergies,” A Preliminary Report held at Oxford Medical Symposium, 1981.
(53) International Immunology Institute, “Immuno-Tolerance,” *Physician's Handbook*, 1982, pp. 1, 16.

Effect of Urine Extracts on Peptic Ulcer," *American Journal of Digestive Diseases*, Oct. 1941, pp. 371-382.

(16) Armstrong, J. (1944) *The Water of Life*, C. W. Daniel Publishers, 1944.（J．アームストロング『生命の水』論創社）

(17) Weinstein, L. and McDonald, A. (1946) "The action of urea and some of its derivatives on bacteria," *Journal of Immunology*, Vol. 54, pp. 117-149.

(18) "Fourth Annual Report on Carcinogens," *Journal of Advanced Cancer Research*, 1986.

(19) Plesch, J. (1947) "Urine-Therapy," *Medical Press*, London, Vol. 218, 8/6/47, pp. 371-382.

(20) Bjornesjo, K. B. (1951) "On the Effect of Human Urine on Tubercle Bacilli II: The Tuberculostatic Effect on Various Urine Constituents," *Acta Tuberc. Scandinavica*, Vol. 25, No. 5, pp. 447-455.

(21) Myrvik, Q., et al. (1954) "Studies on the Tuberculoinhibitory Properties of Ascorbic Acid Derivatives and Their Possible Role in Inhibition of Tubercle Bacilli by Urine," *American Review of Tuberculosis*, Vol. 69, No. 3, Mar. 1954, pp. 406-418.

(22) Tsuji, S., et al. (1965) "Isolation from Human Urine of a Polypeptide Having Marked Tuberculostatic Activity," *American Review of Respiratory Diseases*, Vol. 91, No. 6, pp. 832-838.

(23) Associate Press (1993) "Tuberculosis on rise in US," *Arizona Republic*, 10/8/93, Section A6.

(24) Javid, M. D., and Settlage, P. (1956) "Effect of Urea on Cerebrospinal Fluid Pressure in Human Subjects," *JAMA*, Vol. 160, No. 11, 3/17/56, pp. 943-949.

(25) Javid, M., M. D. (1957) "Urea: New Use of an Old Agent," Symposium on Surgery of the Head and Neck.

(26) Schlegel, J. U., Cueller, J., and O'Dell, R. M. (1961) "Bactericidal Effect of Urea," *Journal of Urology*, Vol. 86, No. 6, pp. 819-822.

(27) Free, A. H. and Free, H. M., 前掲書, Chap. 1, p. 13.

(28) *Handbook of Toxic and Hazardous Chemicals and Carcinogens*, 1985.

(29) Kaye, D. (1968) "Antibacterial Activity of Human Urine," *Journal of Clinical Investigation*, Vol. 47, pp. 2374-2390.

(30) Lerner, A. M., et al. (1962) "Neutralizing Antibody to Polioviruses in Normal Human Urine," *Journal of Clinical Investigation*, Vol. 41, No. 4, pp. 805-815.

(31) Berger, R., et al. (1967) "Demonstration of IgA Polioantibody in Saliva, Duodenal fluid and Urine," *Nature*, 4/22/67, Vol. 214, pp. 420-422.

(32) Giordano, C. (1963) "The Use of Exogenous and Endogenous Urea for Protein Synthesis in Normal and Uremic Subjects," *Journal of Laboratory and Clinical Medicine*,

Graf Publishers, Inc., p. 5.
(19) Beasley, 前掲書, p. 201.
(20) Bounds, W. (1993) "Sick of Skyrocketing Costs, Patients Defy Doctors and Shop for Cheaper Treatment," *Wall Street Journal*, 6/16/93.
(21) Beasley, 前掲書, p. 4.
(22) Giblin, P. (1993) "Non-traditional care becoming widely accepted," *Focus on Behavioral Health Magazine*, Phoenix, AZ, 7/9/93, p. 21.
(23) Friend, T. (1993) "National health agency to study unconventional medical treatments," *Today Newspaper*, Melbourne, Fla., Aug. 1993.

第四章

(1) Smith, H. (1954) "De Urina," *JAMA*, Vol. 155, pp. 899-902.
(2) Wilson, W. J. (1906) "Polymorphism as exhibited by bacterial growth on media containing urea," *J. Path. Bact.*, London, Vol. 11, p. 394.
(3) Spiro, Z. F. (1900) *Physiology and Chemistry*, Vol. 30, p. 182.
(4) Ramsden, W. (1902) "Some new properties of Urea," *Proceedings of the Physiological Society*, 7/5/02, p. xxiii.
(5) Peju, G., and Rajat, H. (1906) "Note sur le polymorphisme des bactéries dans l'urée," *Compt. rend. Soc. de Biol.*, Vol. 61: p. 477.
(6) Symmers, W. S. C., and Kirk, T. S. (1915) "Urea as a bactericide and its applications in the treatment of wounds," *Lancet*. Vol. 2: p. 1237.
(7) Duncan, C. H. (1918) *Autotherapy*, New York: C. H. Duncan.
(8) Foulger, J. H., and Foshay, L. (1935) "The Antiseptic and Bactericidal Action in Urea," *Journal of Laboratory and Clinical Medicine*, Vol. 20, p. 1113.
(9) Millar, W. M. (1933) "Urea Crystals in Cancer," *JAMA*, 5/27/33, p. 1684.
(10) Krebs, M. (1934) "Auto-Urine Therapy," *Society of Pediatricians*, Leipzig, pp. 442-444.
(11) Tiberi, R. (1934) "Value of Auto-Uro-Vaccine Therapy in Acute Hemorrhagic Nephritis," *La Diagnosi*, Vol. 14, 6/9/34, pp. 183-196.
(12) Garotescu, M. (1935) Treatment of Colibacillary Cystitis with Auto-Urine Therapy, Romania Medicala.(出典不詳)
(13) Mckay, E. M., and Schroeder, C. R. (1936) "Virucidal (rabies and polio) activity of aqueous urea solution," *Proc. Soc. Exper. Biol.*, 35: 74-76.
(14) Muldavis, L., and Holtsman, J. M. (1938) "Treatment of Infected Wounds with Urea," *Lancet*, 3/3/38, p. 549.
(15) Sandweiss, D. J., Sugarman, M. H., Friedman, M. H. F., and Saltzstein, H. C. (1941) "The

(15) Staff Reporter (1988) "Now Urine Business," *Hippocrates* (Magazine), May, 1988.
(16) Munk, N. (1993) "The child is the father of the man," *Forbes*, 8/16/93, pp. 88-02.
(17) Herman, J. R. (1980) "Autourotherapy," *New York State Journal of Medicine*, Vol. 80, No. 7, pp. 1149-1154.
(18) Davies, O. (1982) "Youthful Uric Acid," *Omni Magazine*, Oct. 1982, Continuum Section.
(19) Free, A. H. and Free, H. M., 前掲書, p. 1.

第三章

(1) Beasley, J. D. (1991) *The Betrayal of Health*, Times Books, pp. 191.
(2) Beasley, 前掲書.
(3) Beasley, 前掲書, pp. 191, 194.
(4) Beasley, 前掲書, pp. 195, 196.
(5) Beasley, 前掲書, pp. 200-201.
(6) Mowry, D. B. (1986) *The Scientific Validation of Herbal Medicine*, Keats Publishing.
(7) Public Citizens Health Research Group (1983) *Over the Counter Pills That Don't Work*, Pantheon Books, p. 10.
(8) Wolfe, S. M., and Coley, C. M. (1979) *Pills That Don't Work*, Farrar Straus Giroux Publishers, p. 1.
(9) Cannella, D. (1993) "Human Guinea pig says he's lucky to be alive," *The Arizona Republic*, 9/2/93, p. 1.
(10) Beasley, 前掲書, p. 199.
(11) Staff Reporter (1994), *Wall Street Journal*, 1/11/94.
(12) Staff Reporter, "Factor S: Help for fhe Wee, Wee Hours ".(出典不詳)
(13) Weil, Andrew (1983) *Health and Healing*, Houghton Mifflin Co..(アンドリュー・ワイル『人はなぜ治るのか』日本教文社)
(14) Associated Press (1994) "Tuberculosis on rise in US," *The Arizona Republic*, 10/8/94, Section A6.
(15) Phalon, R. (1993) "New support for old therapies," *Forbes*, 12/20/93, p. 254.
(16) Berger, S. M. (1988) *What Your Doctor Didn't Learn in Medical School*, Wm. Morrow Publishers, p. 16.
(17) Islander, Charles B., et al. (1988) *Medicine On Trial, The Appalling Story of Ineptitude, Malfeasance, Neglect, and Arrogance*, Prentice Hall Press, N. Y., pp. 11-12.(チャールズ・インランダー他『アメリカの医療告発——市民による医療改革案』勁草書房)
(18) Brown, E. H. and Walker, L. P. (1990) *The Informed Consumer's Pharmacy*, Carroll &

参考・引用文献

第二章

（1）Judell, B. (1990) "HIV Urine Testing Nearing Reality," *Bay Area Reporter*, 8/9/90［月／日／年の順序で日付を示す］.

（2）Burzynski, Stanislaw R., et al. (1977) "Antineoplaston A in Cancer Therapy," *Physiology, Chemistry & Physics*, Vol. 9, p. 485.

（3）MacKey, E. M. and Schroeder, C. R. (1936) "Virucidal (rabies and polio) activity of aqueous urea solution," *Proceedings of the Society of Experimental Biology*, 35: pp. 74-76.

（4）Noble, R. C., et al. (1987) "Bactericidal Properties of Urine for Neisseria gonorrhoea," *Sexually Transmitted Diseases*, Vol. 14, No. 4, pp. 221-226.

（5）Wilson, C. W. M. and Lewis, A. (1983) "Auto-Immune Therapy Against Human Allergic Disease: A Physiological Self Defence Factor" *Medical Hypotheses*, 12: pp. 143-158.

（6）Myrvik, Q., Weiser, R. S., Houglum, B. and Berger, L. R. (1954) "Studies on the Tuberculoinhibitory Properties of Ascorbic Acid Derivatives and their Possible Role in Inhibition of Tubercle Bacilli by Urine," *American Review of Tuberculosis*, Vol. 69, January-June 1954.

（7）Javid, M., M.D. (1957) "Urea: New Use of an Old Agent," Symposium on Surgery of the Head and Necks.

（8）Presch, J. (1947) "Urine-Therapy", *Medical Press,* London, Vol. 218, 8/6/47, pp. 128-133.

（9）Dunne, N. L. (1981) "The Use of Injected and Sublingual Urine in the Treatment of Allergies, A Preliminary Report," held at Oxford Medical Symposium.

（10）Hegyeli, A., McLaughlin, J. A., and Szent-Gyorgyi, A. (1963) "Preparation of Retine from Human Urine," *Science*, 12/20/63, pp. 1571-1572.

（11）Smith, H. (1954) "De Urina", *Journal of American Medical Association*［以下*JAMA*と略記する］, Vol. 155, No. 10, pp. 899-902.

（12）Kolata, G. (1988) "Surgery on Fetuses Reveals They Heal Without Scars," *New York Times*, 8/16/88, Section C, pp. 1-3.

（13）Free, A. H. and Free, H. M. (1975) *Urinalysis in Clinical and Laboratory Practice*, CRC Press, Inc. pp. 13-17.

（14）Cameron, Stewart (1986) *Kidney Disease, The Facts*, Oxford University Press, p. 3.

ヤ行

ラ行

ナ行

ハ行

マ行

サ行

タ行

病名索引

ア行

カ行

著者：マーサ・クリスティ（Martha Christy）
医療分野の調査報道にたずさわり、数々の国際的な著作を発表し、オルタナティヴ医療（侵襲的な現代医学に代わりうる自然療法）のコンサルタントとして活躍。オルタナティヴ医療の普及啓発運動には、すでに25年以上もたずさわり熱心に活動してきた。本書の他に『ストレス検査であなたもストレスの抑え方を学ぼう』『ホメオパシーで自分をなおす』『自宅で簡単にできる診断検査』『本当のあなたをつくりなおす』など国際的なベストセラーを著してきた。他にも『あなたの身体の最善の防御――なぜpHバランスを整えると老化や疾患を克服できるか』『コロイダル・シルバー――抗生物質に代わる自然薬』『ＭＳＭ――十年に一度のすばらしい栄養補助成分』などの著作がある。

訳者：佐藤雅彦（さとう・まさひこ）
翻訳者、ジャーナリスト。1957年札幌生まれ。心理学、教育学、心身障害学その他の人間諸科学を学んだ後、地方新聞の記者や雑誌編集者を経て現在は翻訳やジャーナリズムに携わる。関心分野は、科学社会学、生命工学、政治学、政治史、情報論など。主な訳書に『メディア仕掛けの選挙』（技術と人間、1988）、『代理母』（平凡社、1993）、『メディア仕掛けの政治』（現代書館、1996）、『比較「優生学」史』（現代書館、1998）、『遺伝子万能神話をぶっとばせ』（東京書籍、2000）、『シークレット・パワー――国際盗聴網エシェロンとUKUSA同盟の闇』（リベルタ出版、2003）『チョムスキー・フォー・ビギナーズ』（現代書館、2004）など、著書に『現代医学の大逆説』（工学社、2000）、編著書に『もうひとつの反戦読本』（鹿砦社、2004）などがある。

尿療法バイブル――あなた自身がつくりだす究極の良薬

2004年6月30日　初版第1刷印刷
2021年2月20日　初版第2刷発行

著者　マーサ・クリスティ
訳者　佐藤雅彦
発行者　森下紀夫
発行所　論創社
東京都千代田区神田神保町 2-23　北井ビル
tel. 03(3264)5254　fax. 03(3264)5232
振替口座 00160-1-155266
装丁　イクノグラフィア
印刷・製本　中央精版印刷

ISBN4-8460-0548-8　©2004 Printed in Japan
落丁・乱丁本はお取り替えいたします